U0251664

现代医院静脉用药
调配中心的经营管理

何金汗 李 健 李 建 主编

Operation and Management
of Pharmacy Intravenous
Admixture Service in Modern Hospital

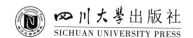
四川大学出版社
SICHUAN UNIVERSITY PRESS

图书在版编目（CIP）数据

现代医院静脉用药调配中心的经营管理 / 何金汗，
李健，李建主编 . — 成都：四川大学出版社，2022.5
ISBN 978-7-5690-5456-9

Ⅰ . ①现… Ⅱ . ①何… ②李… ③李… Ⅲ . ①静脉注
射—注射剂—卫生管理 Ⅳ . ① R944.1

中国版本图书馆 CIP 数据核字（2022）第 082327 号

书　　名：现代医院静脉用药调配中心的经营管理
　　　　　Xiandai Yiyuan Jingmai Yongyao Tiaopei Zhongxin de Jingying Guanli
主　　编：何金汗　李　健　李　建

选题策划：唐　飞
责任编辑：王心怡　唐　飞
责任校对：龚娇梅
装帧设计：墨创文化
责任印制：王　炜

出版发行：四川大学出版社有限责任公司
　　　　　地址：成都市一环路南一段 24 号（610065）
　　　　　电话：（028）85408311（发行部）、85400276（总编室）
　　　　　电子邮箱：scupress@vip.163.com
　　　　　网址：https://press.scu.edu.cn
印前制作：四川胜翔数码印务设计有限公司
印刷装订：四川盛图彩色印刷有限公司

成品尺寸：170 mm×240 mm
印　　张：18.25
字　　数：344 千字

版　　次：2022 年 7 月 第 1 版
印　　次：2022 年 7 月 第 1 次印刷
定　　价：66.00 元

本社图书如有印装质量问题，请联系发行部调换

四川大学出版社
微信公众号

《现代医院静脉用药调配中心的经营管理》编委会

许　红（西南医科大学附属中医院静脉用药调配中心）

许政坛（四川大学华西医院临床药学部）

薛　痕（雅安市人民医院肾脏内科）

尹加珍（西南医科大学附属中医院静脉用药调配中心）

赵梅欢（简阳市人民医院药学部）

郑高峰（简阳市人民医院药学部）

钟晶晶（简阳市人民医院药学部）

钟　秀（四川科伦药业股份有限公司）

朱九群（四川省人民医院药学部）

序 一

随着医药卫生体制改革的深入,公立医院药品取消加成,集采工作的推进,标志着医院的药学服务从"以药品为中心"向"以病人为中心"转变,这就使高质量的药学服务成为公立医院追求的目标。在这样一个大背景之下,静脉用药集中调配工作作为医院药学的一个业务分支,逐步体现出其重要性。属于医院药学部门统管的静脉用药调配中心就是在这样一个背景下如雨后春笋般迅速在各家医院出现;各级卫生行政主管部门与之相配套的规范、验收标准、收费项目随之而出;同时还出版了与静脉用药调配工作相关的各类实操专业书籍,但是系统涉及大型医院静脉用药调配中心经营管理方面的书籍还不多见。由四川大学华西医院牵头、四川省内各家大型医院一线药学专家共同参与编写的《现代医院静脉用药调配中心的经营管理》一书,以静脉用药调配工作的经营管理相关内容为主线,涉及医院药学、财务、人力资源、运营管理、智能设备等多维度的专业视角,力求做到理论性和应用性相互融合,确保对静脉用药调配工作的经营管理进行系统全面的专业诠释。本书不仅可以作为医院管理者了解这个领域的窗口,也可以供医院药事管理者借鉴,还可以作为医院药学、财务、院感、运营等专业管理人士的参考书和药学专业学生的教辅材料。从这个角度来说,本书无疑具有一定的管理理论价值和实用参考价值。

序 二

众所周知,医院静脉用药调配中心是药师发挥专业技术作用、体现劳动价值的新型药学技术服务部门,也是"医疗、教学和应用研究相结合的实践基地"。其发展方向就是医院临床药学学科发展的方向之一。

我国自 1998 年引入静脉用药集中调配工作模式后,在卫生部《静脉用药集中调配质量管理规范》及附件《静脉用药集中调配操作规程》的指导下,医院静脉用药调配中心得到了迅速且较规范的发展。特别是近几年,静脉用药集中调配工作模式受到各医院的广泛重视和采用,其间《静脉用药集中调配基础知识问答》《静脉用药集中调配基础操作指南》等一系列基于实践和基础的专业书籍相继出版。这使医院管理者更加清楚地认识到由医院药学专业技术人员负责的静脉用药集中调配工作模式,无疑是确保成品输液质量,促进合理用药,提升药物治疗水平的最佳工作模式。

在《静脉用药集中调配质量管理规范》的基础上,为进一步规范医院静脉用药调配中心建设,国家卫生健康委于 2021 年 12 月 10 日又发布了《静脉用药调配中心建设和管理指南(试行)》,提供了更加明确、详细的规定,引导全国静脉用药集中调配工作模式实现"规范化、标准化、同质化"建设目标。

由四川大学华西医院药学部主任何金汗教授率领专业团队主编的《现代医院静脉用药调配中心的经营管理》,从药事管理专业的角度,对现代医院静脉用药调配中心的经营管理进行全方位、系统、深入的阐述(包括中心的建设、人力资源管理、成本耗材管控、绩效考核、卫生经济学评估等);并对静脉用药调配中心的智能化管理进行了系统介绍,提出了智慧化管理的难点和前瞻性的展望;书中还对共享静脉用药调配模式进行了探索。这些内容朴实无华,系统全面,无疑是值得广大医院药学界,特别是从事静脉用药集中调配相关工作的工作人员阅读并参考的。同时,本书也是医院管理者了解这一药学新领域的一个窗口。

在此祝贺何金汗教授领衔主编的《现代医院静脉用药调配中心的经营管理》一书出版发行,希望医院药学部门相关专业同仁共同在确保静脉输液质量、促进合理用药的道路上坚定前行!

吴永佩

目　录

第一章 静脉用药调配中心建设概述

第一节 静脉用药调配中心的建设现状和发展意义

一、静脉用药与静脉用药调配中心

药物注射剂是指采用注射方式进入人体的一种药物剂型。当药物注射剂通过静脉推注或静脉滴注方式被注入人体即为静脉用药。静脉用药一般可以分为包括乳浊液和混悬液在内的粉针剂和水针剂。静脉药物治疗指将具有治疗和（或）营养支持作用的药物，如抗菌药物、抗肿瘤药物、肠外营养药物、辅助用药等通过静脉推注或加入载体输液中静脉滴注，使疾病得以痊愈、好转或缓解。它是一种重要的临床药物治疗方式，其中的静脉滴注又被称作输液。

（一）静脉药物治疗的基本特点

静脉药物治疗属于一门高度专业的技术，经历了 500 多年的发展，于 20 世纪发展出一套完整的体系，成为最直接有效的临床治疗手段之一。其具有剂量容易控制、起效快、生物利用度高等特点，在住院病人特别是重症病人的治疗中发挥重大作用。我国人口、医院数量多，接受输液的病人数及人均输液用量大。部分病人和医务人员对输液的认识存在误区，导致不合理用药现象突出。据统计数据显示，我国住院病人输液使用率为 80%～90%，日平均 3.0～4.0 袋（瓶）/人。根据药物动力学原理，静脉药物进入人体后分为三个阶段发挥其治疗作用：首先是药动学时段，即药物从人体血液中分布到各个组织及器官，在病变部位达到具有治疗作用的有效浓度并维持充分时间后消除；其次是药效动力学时段，即药物在组织内与组织细胞的受体结合，产生药理作用；

1

最后是治疗学阶段，即药物发挥药理作用对病变部位或者疾病的病理生理产生影响，将药理作用转换为治疗效果。虽然通常有药理作用的药物都能够发挥相应的治疗作用，但仍然存在使用正确药物后未取得满意治疗效果的情况，这可能与药物进入人体的三个阶段相关。例如，药物剂量不足、药物在病变部位未能达到有效浓度、未能全面评估病人病理生理过程和其动态变化、未能考虑人与人之间的个体化差异。所以为了保障药物的治疗效果，需要结合疾病、病人和药物三者关系进行适当的判断与分析，强调给药个体化。为了让静脉药物充分发挥治疗作用，需要做到：对疾病有充分的认识，对疾病变化过程及现状有准确的分析判断；掌握临床药理学知识和安全用药基本原则，了解静脉用药的药代动力学参数；结合实际病情变化及时调整给药剂量和治疗方案，建立用于监护疗效的药品不良反应的观察和实验室检查指标。要实现上述目的离不开"医—药—护"三者的紧密合作。

（二）静脉药物治疗的要求

1. 静脉药物治疗必须安全有效

医师应该结合治疗药物的药物动力学特点和临床病人的基本情况选择适当的给药途径，总的原则为：能够口服达到治疗目的的不需要注射给药；能够肌内注射给药的不选择静脉注射。治疗时需要慎重选择静脉给药方式，原因在于：静脉给药后药物直接注入血管，因为不用经过跨膜转运吸收，药物浓度可在血液中迅速达到峰值，表现出起效迅速、给药剂量准确等优势，但正是由于其起效迅速同时难以逆转，导致静脉给药不当时造成的风险相对其他给药途径高，不良反应发生率也相应增加，所以静脉药物治疗要求必须安全有效。

2. 掌握影响静脉药物治疗安全的因素

（1）病人因素：病人自身病情特点（病理生理状态）、器官功能状态（如有无肝肾功能异常）、使用治疗药物后病人的反应、病情实时变化的特点等。

（2）药物因素：药物的药理作用和药物自身的安全性、药代动力学参数、药物之间的相互作用、静脉药物之间的配伍作用、药物使用剂量、药物使用途径等。

（3）用药错误：用药错误指合格药品在临床使用全过程中出现的、任何可以防范的用药不当。在静脉药物治疗中常见的用药错误包括药物之间存在配伍禁忌、溶媒选择不当、药物浓度错误、给药方法错误等。①药物之间存在配伍禁忌：两种或两种以上不同药物及同溶媒之间，可能出现效价减弱的情况。例如，具有较强还原性的维生素 C 与维生素 K 配伍后，二者可发生氧化还原反应导致维生素 K 的药效下降。②溶媒选择不当：载体对药物稳定性会产生影响。将药物或药物制剂加入不恰当的溶媒中，会导致药物的理化性质改变。药物受到溶媒和环境影响，可能出现加速降解、失去治疗活性甚至产生有毒物质的结果。例如，电解质溶液会破坏多烯磷脂酰胆碱的稳定性，故多烯磷脂酰胆碱注射液不能用含有电解质的生理盐水、林格溶液等稀释。③药物浓度错误：容易导致药物不良反应事件的发生。例如，伏立康唑必须以不高于5 mg/mL 的浓度滴注，依托泊苷注射液浓度不能超过 0.25 mg/mL。④给药方法错误：使用部分需要药敏结果的抗菌药物，未进行药敏试验或药物过敏史询问，以及给药时间间隔不当、药品调配后放置时间过久、输液滴注速度过快等。

（4）其他因素：其他因素也可能影响静脉药物治疗安全。常见的因素有：①药物保管不当，包括存放条件（冷藏、避光）不规范、存放药品变质、存放药品过期等。②缺失医嘱审核干预工作。部分医院药师在完成医嘱调配工作过程中未充分发挥医嘱审核环节的职能，对处方用药适宜性的审核工作不足，导致用药不合理现象的发生。③药品调配方法不当。例如，粉针剂因溶媒量不足而溶解不充分，药物残余量增加；溶解抽吸过程中未注意瓶内压力变化而不慎将药液喷出流失；排气时不慎排出药液。这些不当的药物调配方法，直接导致药物在调配准备过程中的浪费而影响准确给药剂量。特别是在调配抗菌药物时，药品调配不当导致的剂量不充分可能产生耐药的严重后果。

（三）静脉用药调配中心

静脉用药调配中心（Pharmacy Intravenous Admixture Service，PIVAS，简称"静配中心"），是指在符合国际标准、依据药物特性设计的特殊操作环境中，由受过专门培训的药学专业技术人员严格按照标准操作流程，有序进行包括全静脉营养、细胞毒性药物和抗菌药物等静脉药物的调配，旨在为临床提供优质产品和药学服务的机构。静配中心本质上是将原来由各个科室护理人员独立进行的静脉用药调配工作转变为一个在药学部监督下，集中进行医嘱审核、药物调配、药物检查、药物分发的工作模式。在这种模式中，检查环节的设置更为专业、严谨，能够及早发现并纠正药物调配中可能存在的问题，大大降低静脉用药的风险，从而最大限度地保障临床用药的合理性与科学性。所以，静配中心是医疗机构为病人提供静脉用药集中调配专业技术服务的部门，其通过提供静脉用药医嘱审核干预、加药混合调配、参与静脉用药使用评估等药学服务，为临床提供优质的可直接静脉输注的成品输液。

二、静脉用药调配中心建设要求及发展现状

20世纪60年代末，美国医院药学界首次提出静脉用药集中调配工作模式。美国俄亥俄州立大学附属医院在1969年建立了第一家静配中心。其通过药学部门管理、药师负责静脉用药集中调配的工作模式，显著提高了输液质量，促进合理用药。此后，静脉用药集中调配在欧美迅速推广实行，并得到了社会各界的普遍认同。在我国，静脉用药集中调配工作模式经历了初期定位是"药品调剂"还是"药物制剂"的不同看法，最终定位其属于"医院药品调剂"范畴，是注射剂的药品调剂内容之一，属药学部门责任，是药师职责。1999年，上海市静安区中心医院成立我国第一个静配中心。经过二十多年的发展，静配中心已经成为大型综合医院现代化、智能化、信息化建设的重要组成部分。静配中心的建立和使用是管理理念和服务体系的重要变革，能极大地提高医院的医疗工作效率和服务质量，提升医院的综合实力、品牌口碑和社会影响力，有助于医院成为行业标杆。

（一）静脉用药调配中心建设要求

为指导医疗机构加强静配中心的建设与管理，规范临床静脉用药集中调配行为，保障用药安全，促进合理用药，2021年12月10日，国家卫生健康委办公厅组织制定了《静脉用药调配中心建设与管理指南（试行）》。该指南明确对静配中心项目建设提出了如下要求。

1. 场地要求

（1）选址要求：静配中心应当设于人员流动少、位置相对独立的安静区域，并便于与医护人员沟通和成品输液的运送。设置地点应远离各种污染源，以保证周围环境、路面、植被、空气等不会对静配中心和静脉用药调配过程造成污染。不宜设置在地下室和半地下室。洁净区采风口应设置在周围30 m内环境清洁、无污染地区，离地面高度不低于3 m。

（2）消防要求：静配中心设计与装修施工应符合消防要求，设有安全通道，配备消防设施设备、应急灯等。洁净区内应设烟感探测器等消防设施设备，制订消防应急预案，确保洁净区消防安全。非洁净控制区和辅助工作区应设喷淋系统、排烟系统和烟感探测器。

（3）面积要求：静配中心使用面积应与日调配工作量相适应。洁净区面积应与设置的洁净台数量相匹配。应设有综合性会议示教休息室，为工作人员提

供学习、会议与休息的场所。上述面积不包括配套的空调机房面积。

（4）布局要求：静配中心应设有洁净区、非洁净控制区、辅助工作区三个功能区。三个功能区之间的缓冲衔接和人流与物流走向合理，不得交叉。不同洁净级别区域间应当有防止交叉污染的相应设施，严格控制流程布局上的交叉污染风险。静配中心内不设置地漏。淋浴室及卫生间应设置于静配中心外附近区域，并应严格管控。其中，一次更衣室、洁净洗衣洁具间为 D 级（十万级），二次更衣室、调配操作间为 C 级（万级），生物安全柜、水平层流洁净台为 A 级（百级）。洁净区洁净标准应符合国家相关规定，经检测合格后方可投入使用。

2. 设备要求

应根据规模、任务、工作量及当地空气质量和环境状况，建立具备通风、防潮、调温、洁净等功能的空调系统，并应当符合国家或者行业标准。

（1）洁净区设施与仪器设备。

调配操作间需配置水平层流洁净台，用于调配电解质类及其他普通输液和肠外营养液等成品输液，应当采用顶进风型、操作窗无前玻璃挡板、无水龙头；配置生物安全柜，用于调配抗生素和危害药品等成品输液，应当选用 II 级 A2 型；其他设备及材质要求：药架、推车、座椅等材质应选用光洁平整、不落屑、不产尘、接缝处密封好、易清洁与消毒、耐腐蚀的不锈钢材质，推荐选用 SUS304 不锈钢材质。

一次更衣室应配备鞋柜（架）、洗手池、洗手清洁剂、干手设备及洗手消毒液等。

二次更衣室应配备更衣柜（挂衣钩）、一次性无菌物品等。

洗衣洁具间应配备清洁消毒配套用品和设备。

（2）非洁净控制区设施与仪器设备。

用药医嘱审核与输液标签打印区应配备计算机、打印机、电话机、条形码扫描设备，安装与医院信息系统联网、具有用药医嘱审核系统的软件等。

摆药贴签核对区应配备相应药架、工作台、医用冷藏柜、摆药筐、摆药车、温度计、湿度计等。

成品输液核查包装区应配备成品输液核对检查设备与包装工作台等。

药架、药车、工作台应当选用光洁平整、不落屑、不产尘、接缝处密封好、易清洁与消毒、不易腐蚀的材质，推荐选用 SUS304 不锈钢。

（3）辅助工作区及其他区域设施与仪器设备。

药品库应配备药架、医用冷藏柜及收发药品专用车等。综合性会议示教休息室应配备计算机、投影设备、桌椅等。室内还应有防鼠、防虫的设施。

3. 技术要求

抗菌药物及危害药物（包括抗肿瘤药物、免疫抑制剂等）的调配应与肠外营养药物及普通药物的调配分开。调配抗菌药物及危害药物的洁净区应具备独立全排风系统。抗菌药物和危害药物的调配需要在 BSCⅡ级生物安全柜中进行。肠道外营养药物和其他普通药物的调配需要在百级水平层流洁净台中进行，洁净区应维持一定的正压。调配抗菌药物、危害药物的洁净区相对于其相邻的区域应保持负压（5~10 Pa）。上述洁净区应配备实时监测的仪器、仪表，包括温度计、湿度计、空气压力计等。

4. 人员要求

静配中心应当按照规定，配备数量适宜、结构合理的药学专业技术人员和工勤人员，一般可按照每人每日平均调配 70~90 袋（瓶）成品输液的工作量配备药学专业技术人员。静配中心负责人应当由具有药学专业本科及以上学历、药学专业中级及以上专业技术职务任职资格、药品调剂工作经验和管理能力的药师担任。负责用药医嘱审核的人员应当具有药学专业本科及以上学历、药师及以上专业技术职务任职资格、3 年及以上门急诊或病区处方调剂工作经验，接受过处方审核相关岗位的专业知识培训并考核合格。负责摆药贴签核对、加药混合调配的人员，原则上应当具有药士及以上专业技术职务任职资格。负责成品输液核查的人员，应当具有药师及以上专业技术职务任职资格，不得由非药学专业技术人员从事此项工作。从事静脉用药集中调配工作的药学专业技术人员，均应当接受岗位专业知识和技术操作规范培训并考核合格，每年应当接受与其岗位相适应的继续教育。从事与静脉用药集中调配工作相关的人员，每年至少进行一次健康检查，建立健康档案。对患有传染性疾病或者其他可能污染药品的疾病或患有精神性疾病等不宜从事药品调配工作的人员，应当调离工作岗位。

（二）国内外静脉用药调配中心的发展情况

1. 国外动态

（1）国外静配中心建设情况。

自美国俄亥俄州立大学医院 1969 年成立世界上第一个静配中心以来，静脉用药集中调配已成为国外医院药师的重要工作内容之一。《美国药典》（U. S. Pharmacopoeia，USP）已对静脉用药调配必须达到的条件做了明确规定，如调配环境的要求、质量保证措施、人员培训等。随后，美国药剂师协会配合《美国药典》出版了相应的行业内控标准。迄今为止，在美国93％的盈利性医院、100％的非盈利性医院建立有规模不等的静配中心，西方发达国家的教学医院100％建有静配中心。英国、澳大利亚、加拿大、新加坡等国家的医院均开展了这一方面的服务。如在墨尔本的静配中心负责整个墨尔本、悉尼所有国立医院和医学院附属医院静脉用药的统一调配工作。

（2）国外静脉用药调配的趋势。

调配范围扩大化。调配范围的扩大主要表现在两方面，即服务内容扩展和应用方向拓展。在服务内容扩展方面，调配服务已从部分调配（如全静脉营养、细胞毒性药物等）发展到全面调配。此外，根据药物的特性，采取固定处方，提前调配药物，并通过适当的方法按规定储存，可保证一段时间内的安全使用，便于药物批量调配。在应用方向拓展方面，静脉用药调配开始应用于对药物耐受性低的病人。许多病人对加入药物的防腐剂或辅料过敏，或者对标准剂量的药物特别敏感，故在使用时需改变药物的作用强度、剂量，使其易被安全吸收。据《美国药典》规定，静配中心的药物包括生化制剂、诊断药物、治疗药物、营养品及放射性药物，此外还包括移植器官和组织液、吸入剂、注射液、注射用粉末、冲洗剂、定量喷雾剂，以及眼用和耳用制剂。

调配地区集中化。目前有些国家建立了区域性集中调配中心，可为诊所、社区卫生服务体系及小型医院服务，这既保证了医疗需求，又并未增加各医疗机构的工作人员，同时也减少了调配设备的重复投放和废物排放，还可通过标准化操作提高调配质量。美国Carklion调配中心为该地区3所医院和1所社区健康服务中心服务，该中心建设花费为80000美元，可调配的药物包括各种混合输液、化疗药物、全静脉营养液、儿科注射液等。1992—1994年期间共调配了70万袋药物，两年内节约的薪资、福利支出达43700美元。这表明规模较小的医院和社区健康服务中心的调配中心共享，具有较好的发展前景。

调配操作规范化。调配规范是集中调配的重要要求。20世纪90年代，美国发生过一些与静配中心有关的严重医疗事故，主要原因有调配制剂中成分错误、微生物污染、调配方法错误和药物剂量错误。1997年的一项调查发现5家美国医院在1679次静脉用药调配中，发生错误达145次（约占9％），其中多数为剂量错误，剂量错误中以全静脉营养液调配错误率最高，手工调配和部分自动调配的错误率分别为37％和22％。以上数据说明，即使建立静配中心，若不严格按照规范操作，不仅不能给病人带来好处，反而会造成严重的后果。从1990年起，美国食品药品管理局（Food and Drug Administration，FDA）明确了药师在静脉用药调配中的关键地位，他们有责任在调配工作中遵循《药品生产质量管理规范》（Good Manufacturing Practice of Medical Products，GMP）和安全包装规定。美国国家药房会员联盟（National Association of Pharmacy，NABP）还制定了静脉用药调配指南，包括以下要点：①应当制定关于调配、分发及传送无菌制剂的操作规程。②药师和辅助人员应当受过培训并掌握无菌药品的背景知识。③应对药物进行合理的储存、标注和处理。④无菌调配区域应当与其他活动区域分离。⑤无菌调配区域人员应遵循卫生学和无菌操作规程。⑥当产品超过标签注明的有效期时，应设有专门的文件对其进行解释。⑦药师应当对调配的最终产品进行检验。⑧调配记录作为质量保证程序的一部分，必须妥善保管。1992年，美国药典委员会（U. S. Pharmacopeial Convention，USP）提出了静脉无菌药物调配的指南草案，其被批准并命名为 USP＜1206＞。2004年1月，开始实行美国药典委员会颁布的 USP＜797＞，这是第一个政府强制性的无菌调配规定，其内容包括调配中新成员的责任、细菌污染危险等级、确证调配的准确性及其无菌效果、人员无菌操作技能的培训和评价、环境质量控制和控制流程、用自动调配设备（Automated Compounding Devices，ACDs）调配全静脉营养液的认证、完成调配的发放检查和检验、储存和使用、CSPs 分发后的质量控制、病人或医护人员的培训、病人监护及不良反应报告、质量保证程序等。

2. 国内动态

（1）我国静配中心的提出与建立。

2002年1月21日，由卫生部、国家中医药管理局颁布的《医疗机构药事管理暂行规定》（卫医发〔2002〕24号），首次提出了静脉用药集中调配的概念，其第二十八条规定：医疗机构要根据临床需要逐步建立全肠道外营养和肿瘤化疗药物等静脉液体配制中心（室），实行集中配制和供应。这说明建立静配中心是医院药学发展的方向之一，而且意义深远。此外，卫生部根据《中华人民共和国药品管理法》《处方管理办法》的要求，于2010年4月正式颁布了《静脉用药集中调配质量管理规范》，要求有条件的医疗机构应依据规范要求，兴建静脉用药调配中心，对肠外营养液、危害药品和其他静脉用药应当实行集中调配和供应。2011年，卫生部制定下发的《医疗机构药事管理规定》（卫医发〔2011〕11号）和《二、三级综合医院药学部门基本标准（试行）》（卫医政发〔2010〕99号）中明确规定肠外营养液及危害药品静脉用药应实行集中调配供应，医疗机构应根据临床需要建立静脉用药调配中心（室），实行静脉用药集中调配供应。近年来，随着医疗卫生事业的快速发展，人民群众用药需求不断增加，对静配中心的建设与管理提出了新要求。2021年12月20日，国家卫健委颁布《静脉用药调配中心建设与管理指南（试行）》，进一步加强了医疗机构静配中心的建设与管理，保障用药安全，促进合理用药。

（2）我国静配中心建设情况。

1999年，我国第一所静配中心在上海市静安区中心医院建成并投入使用，虽然规模不大，但上海多家医院都相继开展静配中心的筹建工作。目前，在二、三级医疗机构中建立静配中心的城市里上海数量较多，且多数静配中心建设较规范。广东、湖北、江苏、山东、河南、安徽、云南等省建立的静配中心也较多。其中，云南是我国最早组织专家对静配中心建设进行督导评估的省份，也是最早解决静脉用药集中调配药师服务收费问题的省份。早在2006年4月，云南省便设置了静配中心收费项目和收费标准，使得静配中心工作人员的劳动价值得以体现。

（3）我国静配中心自动化、智能化设备的发展前景。

近年来，机械化、自动化、智能化技术越来越多地应用到静配中心的各项业务中。静配中心自动化、智能化设备主要包括智能针剂库、统排机、盘点机、贴签机、半自动配液机、全自动配液机器人、成品输液自动分拣机等。其优势在于减少静脉用药调配成本，包括人员投资成本和场地成本等；减轻工作人员的负担；增强工作人员的安全性；减少静脉用药调配差错率等。随着国内医院静配中心的不断发展壮大，对自动化调配设备的需求大大增加，其供应量也将会不断增多。目前，此类设备在静配中心实践运用中的安全性和准确性已经得到多数医务工作者的肯定。由此可见，自动化调配设备将会取代一部分静配中心工作人员的日常工作。该设备目前仍存在一些缺点，如价格昂贵；不同类型药物需要在不同设备上调配；自动化配液机器人对不同非整支药品调配有局限性，调配速度有限，不能完全替代熟练的调配工作人员等。但相信随着科学技术的发展，在不久的将来此类设备会不断更新，使得成本降低，投资回报得以提升，为医疗单位创造更高的社会经济效益，同时也发挥其更大的临床应用价值。

（4）我国静配中心相关学术研究。

静配中心人员始终在不断探索适合我国医疗现状的静配中心管理和工作模式，近年来在医院药学服务及相关学术研究上取得了较大成就，出版了关于静配中心建设和调配技术指南培训的相关教材，以及基础知识问答、工作模式优化及验收等方面的相关书籍，如吴永佩等主编的《临床静脉用药调配与使用指南》《全国静脉用药集中调配工作模式与验收管理培训教材》，刘新春等主编的《静脉药物配置中心临床服务与疑难精解》《静脉用药调配中心（室）教程》，米文杰等主编的《静脉用药集中调配基础知识问答》等。相关人员也发表了大量关于静配中心的研究文章,在静配中心管理模式及成效、静配中心人力利用和素质培养、静配中心职业防护和继续教育、静配中心药学服务和合理用药等方面进行相关研究。这些都为我国静配中心的建设和发展提供了一定的管理依据和理论参考。

三、静脉用药调配中心的发展意义

(一)显著促进临床工作

1. 保障药物质量,促进合理用药

安全用药需要遵循5R原则,即正确病人、正确药品、正确剂量、正确给药途径、正确给药时间。静脉用药正确、及时不仅可以促进病人康复,而且能发挥挽救生命的重要作用。但若错误使用必将给病人带来不利影响,甚至危及病人的生命安全。传统的静脉用药调配由护理人员在环境相对洁净的治疗室中暴露进行,易受细菌和微粒的影响,很难确保调配质量。集中调配静脉药物可充分体现"精心调配,安全用药,服务群众"的药学服务宗旨。首先,在万级环境下,局部百级的洁净台上操作,统一集中调配,静脉输液质量大大提高,为用药安全奠定了基础。其次,不断健全和完善专业管理技术规范。调配软件与硬件管理日益规范完备,从审方到送药、调配操作记录,静配中心的软件管理不断强化,在实践过程中能够精准进行各项操作,极大地提高调配质量,避免不良输液情况。再次,药师可充分保障用药安全。审方药师可从药物的稳定性与相容性方面进行审核,确保合理用药,促进药物治疗有效性的显著提高。药师根据自身专业知识,及时指出医嘱中的不合理之处,积极与医师进行沟通与交流,制订合理化建议,真正体现出"以病人为中心"的药事服务精神。随着医疗技术的发展与进步,临床上越来越重视合理用药,合理用药已逐渐成为重点研究课题,合理用药的实践推广也越发重要。最后,静配中心建立了一个多重核对的系统,整个使用过程经过药师和护理人员的多重核对,提供统一的打印标签,这将显著降低调配错误发生率,最大限度地保证病人的用药安全。

2. 优化调配力度,便捷工作流程

静配中心设置的岗位均有对应的职责、注意事项。每一步操作都必须严格规范地执行,每个环节均需要前后复核,尤其在关键环节,要求双人查对复核签字。按工作环节设岗，工作环节大致分为管理、审方、排药、待配药查对、调配、成品输液核对及标识制作复核、药管、耗材管理等。从排药至调配成成品输液至少要经过 5 次核对。每个人所做的事都留有可查的痕迹标识，这提高了个人工作责任心，搭建了团队风险屏蔽网。同时，院内局域网办公快捷、高效，建立了 3 个互动工作平台，包括医师工作平台、药师工作平台、护理人员工作平台。用这 3 个平台把医师、药师和护理人员整合成一体，上下既联动又制约，克服了空间、时间、人员转换给工作带来的巨大不便，实现了相关工作者之间高效的业务处理和业务对接，真正意义上实现了传统静配向现代静配的转变，工作便捷度得以大大提升。

3. "解放" 科室护理人员，提升护理质量

静配中心现代化的流水作业代替传统护理常规技术操作，由药师进行静脉用药的调配，大大节约了护理人员分散式输液前取药、药品准备及调配等耗用的时间，科室内的护理人员被 "解放" 出来，拥有更多的时间进行医疗服务，有利于提高护理服务的质量。相关研究的调查结果显示，在进入静配中心前后各病区每天的直接配液护理工时由（6.41 ± 0.27）h 节省到（3.37 ± 0.28）h，平均每个病区节约直接配液护理工时 3.04 h/d，显著提高了临床护理人员的工作效率。以传统方式调配成品输液花费了大量的人力和时间，85% 的护理人员用于输液的时间超过总工作时间的 75%，而真正用于临床护理的人力及时间相对较少，严重影响了临床护理质量，降低了医院整体的护理水平。静脉用药集中调配将节省的护理人力还给了病人，相当于增加了 36.8% 的人力用于临床护理，使护理人员有更多的时间投入护理工作中。这也可以使护理人员重新分配，节约的时间和多余的护理人员可以用来加强危重病人的护理，让病人和护理人员有更多的时间进行交流、沟通，也方便护理人员为病人提供更专业的护理服务，从而有助于促进医院临床护理服务质量的显著提高。

4. 防止职业暴露，避免环境污染

药物调配过程中产生的微粒、粉末会散布在环境中，长期吸入这些微粒会对护理人员的身心健康造成严重危害。有研究指出，从事肿瘤专业的医务人员会伴有白细胞减少、脱发等症状，且接触抗肿瘤药物时间越长，症状越明显。在既往的药物调配工作中，由于缺乏统一的场所与工作人员，在基本防护设备的配置上存在一定的难度，从而增加了工作人员的职业风险，尤其是调配一些不常见且具有刺激性的药物或肿瘤化疗药物、细胞毒性药物等风险性较高的药物时，工作人员暴露于职业环境中，容易出现胃肠道反应、药物过敏反应等不

良反应。静配中心成立以后，建有专门的药物调配环境，房间中设置有水平层流洁净工作台、紫外线灯、生物安全柜、过滤和通风系统、自动消毒机、中央控制空调等全套清洁消毒的防护设施设备，在药物调配时，良好的过滤、通风系统，最大限度地降低了空气中残留药物的微粒、粉尘及气味等，确保空气中无药品残留。同时，静配中心还会给工作人员提供专业防护设备，最大限度地保护医务人员的身体健康。

综上所述，静配中心的规范建设和运行在现代医院建设中意义重大，顺应了医院药学部从传统的"药品供应"模式转变为"以病人为中心"模式的发展趋向，在对病人和医务人员提供安全保护的同时，大大提高了静脉用药的安全性和精准度，有效节约人力和物力成本，全面提升了临床医疗及护理质量，提高了医院的社会效益和经济效益。

（二）推动医院药学发展

1. 开拓新的药事服务空间

以往医疗机构重医轻药，随着医院的现代化水平不断提高，药学部的工作也要重新定位。医疗体制改革的深化与药品"零差率"政策的实施，极大地改变了我国医院的药事服务模式。药学部的药事服务从之前的药品供应逐渐向"面向病人，以病人为中心"转变，为广大病人全心全意地提供安全有效的药事服务。药师审核临床处方是对安全用药的保障，还直接反映药师在整个医疗体系中对药物使用方面的控制能力，从根本上体现了药师对病人的关怀和责任。

2. 增强药学从业人员的责任意识

静配中心的药学服务对许多药学人员是一项新课题，要求药师必须具有扎实的专业知识和相关的技能储备，并且要与时俱进，在实践中不断丰富和完善自我，持续提升在控制药物合理使用方面的能力。例如，临床医师在使用药物时较多考虑疗效而忽视药物的配伍、药物使用合理性等方面的问题，处方中易出现不合理现象。静配中心的药学人员在审方过程中应充分了解临床用药情况，精心地设计药物相容性与配伍、给药时间与途径、药物输注速度等；高度重视那些极易被忽视的问题，如给药间隔时间与顺序等。同时，药学人员要将实验研究和合理用药工作有机结合起来，采取有效措施解决药物的稳定性、相容性问题。医院信息系统已经在静配中心中获得广泛应用，有利于药学人员高效收集信息，积极地研究药物利用的合理性、安全性与经济性，最大限度地优化配置药物资源，充分发挥药学部门在医疗服务中的应有作用。

3. 提供临床药学实践平台

每个医嘱在调配前已由临床药师运用专业知识进行了合理性设计和审核，使临床用药的准确性、安全性大幅提高，减少了因药物治疗效果不佳引起的不必要的医疗纠纷。直接对医嘱的审核建立了药师与临床医师之间的密切联系，为探讨合理用药提供了较好的环境和"沃土"。

4. 促进科研教学融合

静配中心是集临床应用与科研为一体的新型项目，最大限度地保证病人用药安全，是开展临床药学服务的重要场所，对提高医疗质量和管理水平具有积极的作用和意义。静配中心的建立为科研工作开辟了新的方向，如监测药物安全性、分析药物相容性与稳定性、判断静脉营养处方的合理性等。同时，可以为本科生或研究生提供教学场所，学生可对处方进行分析，做合理用药的探讨，讨论配伍禁忌及原因、药物间相互作用等常见问题。

总而言之，静配中心的成功建设和运行对于现代医院建设、医院药学发展具有重要意义。但是静配中心在我国尚处于发展阶段，可借鉴的经验较少，而且由于传统工作模式的延续性较强，在具体实践中还有一部分医院对静配中心建设不够重视。静调中心工作的缺失，可能会降低用药的安全性，增加医疗纠纷的发生率。针对此类情况，在实际工作中，应从加强对静配中心的认知着手，让更多医疗工作者特别是管理者意识到静配中心对整个医疗体系的重要性；针对实践中存在的问题，从人员素养、科室环境、制度调整等多个方面提出质量控制策略，注意先进信息系统的支持和电力系统的保障，提高医院静配中心的管理水平，改进医疗服务质量。

第二节　新医改形势下静脉用药调配中心发展的 SWOT 分析

一、新医改形势下医院药学背景及医院静脉用药调配中心面临的困难与挑战

（一）新医改形势下医院药学背景

随着我国医药卫生体制改革的深入发展，药品改革的工作重点由原来的破

除以药补医机制，取消药品加成政策，合理提高医疗服务价格等，转变为鼓励研发创新，开展仿制药疗效一致性评价，加强短缺药品、低价药品和儿童用药的供应保障，公立医院改革试点药品购销两票制。传统的医院药学服务重点以药品为中心，采取经营思路，医院药师的工作也仅局限于药工。公立医院实施药品零加成政策后，医院药品的销售从收入来源转变为成本，医院从关注创收变为如何有效控制成本。在上一轮医改中，已经基本确立临床药学服务在医院的基本地位，从调剂工作转变为处方审核，用药交代。在药事服务费尚未合理收取的当下，静脉用药调配费短期内将成为药学部窗口单位唯一合法的收入来源。

（二）医院静脉用药调配中心面临的困难与挑战

1. 缺乏政策硬性支持力度，投资回报缺乏支持

2021 年，国家卫健委发布了《静脉用药调配中心建设与管理指南》（试行），规范了静配中心的建设与管理。目前，国家没有明确的收费制度（如静脉调配收费制度）来保障、支持静配中心的投资回报，仅部分省市出台医疗收费标准，导致没有医疗收费标准的部分大型医院投入与产出严重倒挂，极大地挫伤了医院的积极性，阻碍了静配中心的发展，延缓了其与国际接轨的步伐。

2. 信息化建设相对滞后

目前静配中心在国内还是新兴项目，其应用软件的开发还比较滞后，同时还存在购买软件与医院应用软件不兼容的问题，而自主开发也存在功能、成本及时效性等问题。配套信息系统的应用对静配中心的顺利运行起着非常关键的作用。近年来，随着国家计算机及人工智能系统的不断发展，这些问题有望得到改善。

3. 调配时间对药物稳定性及效价有一定影响

药物调配完成后至病人输液之间的放置时间，会对药物的稳定性及效价产生一定的影响。如何尽可能地缩短这一时间，实现集中调配、高效运作，需要临床医师、护理人员、药师之间的有效协调、合作。

静配中心采用的是一种先进的静脉用药调配模式，它强调职业分工，强调安全、有效、合理、经济用药的人性化全程药学技术服务，有助于提高医院的管理水平和医疗护理水平，值得推广。然而，鉴于静配中心的特点，它不可能覆盖所有的院内静脉用药，如医院急诊、ICU 的静脉用药等。静配中心的物流传输过程也可能带来一些问题，如无法做到及时给药，对于一些在水溶液中性

质极不稳定的药物无法保障其质量；发送过程中由于发送人员的失误可能出现发药差错。在组织管理方面，部分医院静配中心由药学部与护理部共同管理，容易出现分工不明、责任不清的问题。由于建立静配中心的投入成本较高，而目前对收取调配费尚无明确规定，这也会影响此项工作的进一步推进。

通过建设静配中心，不仅可使医院药师积极参与临床用药管理，还可最大限度地维护病人利益；同时静配中心的建设适应我国医药卫生体制改革的需要，有利于提高医院药学技术水平，为我国医院药学事业尽快与国际接轨奠定坚实的基础。

在医改的新阶段，药学部通过静配中心参与临床实践，在低成本的背景下获得一些收益，维持药学部的基本运转；同时能有效控制药物不良事件，强化了临床药物的应用研究，为科研提供了新方向，给病人提供了更为优质的药学服务，推动了药学部的可持续发展。

二、基于 SWOT 分析的静脉用药调配中心在医院的发展策略

SWOT 分析又称态势分析，是通过对组织内部的优势（Strengths，S）和劣势（Weaknesses，W），以及外部环境的机会（Opportunities，O）和威胁（Threats，T）进行动态综合分析，来确定组织的生存和发展战略的一种简单有效的决策分析方法。通过 SWOT 分析与我国静脉用药集中调配工作密切相关的各种因素，可以提出静配中心在医院的发展策略。

（一）SWOT 分析

1. 优势因素（S）

（1）药师具有静脉用药安全调配专业优势。

临床治疗团队由医师、药师、护理人员组成。医师的工作主要为临床诊断和治疗，由于所学专业不同，医师对药代动力学、药效学及药物等了解不深，相对缺乏必要的静脉输液配伍知识，在明确诊断后，有时难以做到合理用药；护理人员缺乏药物稳定性和相互作用方面的知识，仅能根据医嘱或凭经验调配，导致不合理用药现象难以控制；药师熟悉药物特性，可通过发挥药学专业优势，参与制订静脉输液治疗方案，通过审核医师处方，规范临床静脉用药，确保病人用药安全，减少药品使用不良事件的发生。

（2）输液调配人员的职业防护和环境得到保障。

在传统的调配环境中，调配人员易受到危害药物的伤害，同时危害药物对

环境也会造成污染。在静配中心调配此类药物时，因采用了生物安全柜，调配人员防护到位，可以减少职业暴露；通过隔离的环境和严格的操作规程，可以对危害药物的储存、调配、运送、废弃物处理等诸多环节进行控制，减少其对环境的污染。

（3）提高医院信誉度。

建立静配中心，将原来的分散式静脉用药调配转化为集中调配模式，减少给药错误，降低输液污染危险，提高了静脉用药的调配质量，同时也提高了临床静脉药物的合理应用水平，从而真正体现"以病人为中心"的服务理念，具有明显的社会效益与经济效益。

2. 劣势因素（W）

（1）临床药师数量少且临床实践经验有待提高。

目前，我国的药学教育是以化学模式为主，与医学相关的基础课程较少，药师缺乏临床药物使用知识，以及对药物治疗结果预测、分析和评估的能力，对药品不良反应的处理能力等。新药的不断上市和药学研究的不断进展，对药师的知识更新形成挑战。

（2）药师的专业能力有待进一步提升。

静配中心带来了新的药学服务模式，"医—药—护"相结合的模式决定了静配中心的工作特点：与病人无缝隙、零距离接触，调配的点滴液体直接汇入每位病人的静脉之中；放射性服务，服务于全院所有的临床科室；双重性服务，不仅服务于病人，还服务于临床；特别强调时间性，在单位时间内调配完药品，在集中的时间内运送到临床，在准确的时间内给病人用药；工作人员需掌握全科知识、临床知识和药学知识。其工作特点体现或决定了静配中心高强度、高风险、高压力的工作性质。

（3）静配中心建设投资大。

建设一个符合《静脉用药调配中心建设与管理指南（试行）》要求的静配中心，投入资金少则几百万，甚至上千万。静配中心后期的软件硬件维护、耗材、消毒、净化机组维护、水电费用，加上人工费、设备与房屋折旧等费用，运行成本非常高。目前，虽有部分省市有了静脉用药集中调配收费项目，但国家层面还未实行静脉调配收费制度，导致医院投入与产出严重倒挂，极大地挫伤了医院的积极性，阻碍了静配中心的发展。

3. 机遇因素（O）

（1）静脉输液不良反应与不合理用药现象严重。

随着药物治疗方案的增多，选择范围越来越大，导致临床医师选用药物的风险随之增加，药物误用、滥用和过量使用等引起的药源性疾病及不良反应等的发生率越来越高。不合理用药既浪费资源，也损害医疗机构和医务人员的声誉，同时严重危害病人的生命健康。

（2）开展"优质护理服务"的刚性需求。

"优质护理服务"是指以病人为中心，强化基础护理，全面落实护理责任制，深化护理专业内涵，整体提升护理服务水平。为持续开展"优质护理服务"，国家卫生计生委、国家中医药管理局发布通知，要求持续改善护理服务态度，杜绝态度不热情、解释没耐心、服务不到位等现象。护理人员医疗服务中态度不热情、解释没耐心、服务不到位的主要原因之一是工作负荷太大。建立静配中心后，护理人员可以从繁重的配液工作中解脱出来，把时间还给病人，有利于"优质护理服务"的持续开展。

（3）减少医患纠纷。

静配中心操作人员在万级、局部百级的洁净层流台环境中，严格按照无菌调配技术调配药物，可减少微粒对输液的污染，保证输液的质量，实现安全用药，从而可以减少由输液反应引起的医疗事故甚至法律纠纷。

（4）降低医疗成本。

随着医疗改革的不断推进，降低医疗费用不仅是病人的迫切需求，同时也是医院的迫切需求。静配中心的建立可使医疗资源和人力资源相对集中，可显著降低医疗成本。通过集中化和标准化静脉输液混合药物方案，静配中心可实现药品集中储存和管理，防止药品丢失、变质失效和过期，从而减少药品浪费。

4. 威胁因素（T）

（1）医院管理层对静配中心的重视程度不够。

目前部分医院管理层对静配中心的概念不清楚，对其工作性质、内容等了解不多，并未意识到静配中心在医疗活动中的重要性，简单认为静配中心没有多少技术含量，只是一个配药部门。此种认识会制约静配中心的发展。

（2）与临床医师沟通不畅。

沟通是事业成功的重要基石，与临床医师的有效沟通是静配中心长足发展的关键因素。一方面，长期以来，只见物不见人的工作环境使得专业药学人员临床知识匮乏，长期处于脱离临床实际的工作模式；另一方面，由于专业的原因，临床医师对药品的信息了解不够，特别是对药物的理化性质和配伍效果缺乏深入了解，个别医师凭经验用药，加上长期以来医院重医轻药，往往使得药师对不合格处方干预方案的依从性差，制约了临床的合理用药。

（3）静配中心的职业风险。

静配中心的工作具有高强度、高风险、高压力的特点。所调配的药物直接进入病人的静脉之中。每一个调配差错对于病人都可能是致命的，静配中心的工作人员也要承担由此造成的法律责任。此外，静配中心的工作环境是一个相对封闭的净化区域，如果净化机组维护不到位而出现问题，会对在封闭区域内的操作人员产生职业暴露，特别是在调配危害药物时。

（二）发展策略

1. 立足优势因素、抓住机遇因素的发展策略（SO）

静配中心工作人员应认真贯彻执行《静脉用药集中调配质量管理规范》，做好静配中心服务临床的各项工作。2010 年 4 月，卫生部颁布的《静脉用药集中调配质量管理规范》是规范医院静配中心建设的指导性文件。2021 年 12 月 20日，国家卫健委颁布《静脉用药调配中心建设与管理指南（试行）》，进一步加强了医疗机构静配中心的建设与管理，保障用药安全，促进合理用药。静配中心工作人员应严格按照规范和行业标准的要求认真做好静配中心的每一项工作，以规范化、标准化、同质化服务为目标，为临床静脉输液安全、病人安全用药提供有力保障。

充分发挥药师的作用。药师在提升自身能力的同时，要充分发挥自己的专业特长，认真把好处方审核关，严格按照无菌操作技术调配药品；积极参与制订临床静脉药物治疗方案，严谨干预，杜绝临床不合理用药现象；及时搜集临床静脉用药的不良反应；充分利用药物经济学，在实现病人安全用药的同时努力降低医疗费用。

2. 依靠优势因素、规避威胁因素的发展策略（ST）

利用各种媒体特别是新媒体加强沟通和宣传，提高社会对静配中心的认知度。静配中心要积极主动服务临床，与临床进行有效沟通。为进一步提升服务水平，完善服务流程，静配中心应每天派遣临床调研员深入临床，追踪药品调配质量，开展宣教，以普及规范用药知识；每月征求临床意见或建议，及时处理其反馈的问题并记录在案，提升临床满意度。只有工作做到位，才能得到社会的认可。山东大学齐鲁医院静配中心通过十几年的探索实践，达到国际先进水平，其中与临床有效沟通是其成功的原因之一。品管圈活动报告经验，积极向临床展示，并获得全国医院品管圈大赛优秀奖。其是国内静配中心发展的典范。

加强对工作人员的规范化培训，降低职业风险。在开展工作前就应建立行之有效的培训计划，所有人员均经培训合格后上岗。工作中也应建立连续性的培训体系，采用多种形式不断提高工作人员的实际操作能力。通过实践进行检验和修正，达到持续、可行、有效的目的。

3. 抓住机遇因素、克服劣势因素的发展策略（WO）

努力提高静配中心工作人员的业务水平。基于不良反应与不合理用药现象，静配中心药师在所受临床知识教育与临床实践有差距的情况下，要结合工作实际自我补充知识，多向医护人员学习，多参加医院的各种培训与专业学术会议，努力提升业务水平，努力缩小与临床医师的差距。

加强科室内部管理，提高科室凝聚力。静配中心管理人员要加强科室人员的内部管理，组成静配中心单位的药学专业人员，要相互学习、相互包容、共同进步。通过组织各类比赛及各项有益活动来消除内耗，提升科室的凝聚力。

落实全成本核算，积极提出合理的集中调配收费建议。建立符合标准的静配中心，前期投入成本巨大，开展工作后的运行成本也很大，再加上设备与房屋折旧等，成本回收问题需引起重视。政府在保证病人用药安全的情况下，也要考虑医疗成本。国家相关部门需尽快出台静配中心统一的规范细则及收费标准，既不损害病人利益，也不损害医院利益。

4. 克服劣势因素、抵御威胁因素的发展策略（WT）

推行药师下临床并积极参与静脉药物治疗工作是大势所趋。静配中心药师通过下临床参与静脉药物治疗，解决临床与静脉用药相关的各种问题，对于与临床有效沟通及提高社会对静配中心的认知具有重要意义。

静配中心在中国起步较晚，如何更好地做到"以病人为中心"，发展和壮大静配中心事业，需要静配中心药师在个人素质上全面发展，同时也需要静配中心药师更好地融入临床工作中去。

第三节　静脉用药调配中心建设策划书的撰写

一、静脉用药调配中心平面设计方案

（一）设计原则

方案设计原则：基于美观、实用、安全、信息化、节能化及个性化等设计理念，在符合规范要求的前提下，充分考虑用户工作量、工作模式、工作流程和场地现状等，最大化满足医院整体的使用要求。通过合理化的布局和操作流程，最大限度地提升工作效率，降低工作强度，实现运行中人力资源优化，达到最佳使用效果。

（二）设计标准

按照以下国际和国内现行标准进行方案设计：《静脉用药集中调配质量管理规范》《医药工业洁净厂房设计标准》《洁净室施工及验收规范》《给水排水管道工程施工质量验收规范》《通风与空调工程施工质量验收规范》《建筑设计防火规范》《静脉用药调配中心建设与管理指南（试行）》。

（三）平面方案设计

设计静配中心区域可用面积，需要根据医院床位数、每日调配工作量需求，并结合现有场地面积及条件进行预算。同时，该方案需要在保障核心功能区面积的情况下，设计配备相应数量和宽度的双人操作的水平层流台，用于调配普通药品及肠外营养液。静配中心整体布局、各功能区的设置和面积应当符合相关规定，与其工作量相适应，并能保证洁净区、非洁净控制区和辅助工作区的合理划分与缓冲衔接。配备相应数量的双人操作的 A2 型生物安全柜，用于调配抗菌药物、危害药品，并形成静配中心平面布局图。

1. 人员生活及办公区域

设置值班室、办公室等。具体要求：独立的人流入口；区域内设置开放明窗，提升内部使用空间舒适感。

2. 人员辅助工作区

分为普通更衣、更鞋区/室和用药医嘱审核区/室。具体要求：审方室设置开放明窗，提升内部使用空间舒适感。

3. 药品及耗材存放区域

设置常温库、阴凉库、冷库、脱包间、杂物间等，面积根据各医院具体业务量决定，保证空间功能满足静配中心药品及耗材管理需求。

4. 贴签摆药准备区

贴签摆药准备区要靠近人员办公区及药品存放区，区域方正，障碍物少，可放置货架、摆药桌或推车，满足静配中心日常贴签摆药功能的使用需求。

5. 洁净区

普通药物与肠外营养液洁净区，分布在成品抗生素及危害药品洁净区输液核对包装区两侧，面积适宜。

6. 成品输液核对包装区

调配后的药品出仓后，通过传递门/窗传出，转移至本区域打包桌分科打包处理。区域方正，设计适宜，工作流程更加顺畅。

7. 清洁间

清洁间用于清洗、晾晒使用过的摆药筐，同时用于非洁净控制区的日常清洁及消毒工作。

8. 外送缓冲间

设置外送缓冲间，满足成品输液发放需求。

9. 空调机房及室外机区域

空调机房靠近外墙体，便于取风；靠近洁净区及室外机放置区域，可减少能耗折损；同时远离核心办公区，可降低噪声影响。

二、静脉用药调配中心基础建设方案

（一）墙面/吊顶

静配中心墙面及吊顶整体宜采用面层钢板不低于 0.476 mm 厚 50 型玻镁岩棉彩钢板，所有转角均采用净化铝型材，圆弧过渡，板材接缝均填涂密封胶。静配中心洁净区吊顶高度设置应不低于 2.5 m。

（二）地面

地面材料宜采用厚度不低于 2.0 mm 进口品牌抗菌、防火、防静电、耐磨的同质透心 PVC 卷材，圆弧过渡，靠墙设置 200 mm 宽同地面材料镶边。

（三）门/窗

门板为 1.0 mm 厚钢板，芯材为优质铝蜂窝材质内夹铝蜂窝，带 90 度稳固闭门器（洁净区），钢制门框，门体下沿配有可升降的密封条。采用双层隔热中空成品窗。

（四）灯具

宜全部采用吸顶式 LED 净化灯具，满足相应区域照度要求（≥300 Lx）。

（五）给排水

宜采用下给水方式，管道在用水点下方，提高整体美观性，下水管应设置 U 型存水弯。

（六）弱电

全套网络、电话接线，满足各工程区域人员使用需求。配置可视门禁系统（支持密码、刷脸、刷卡等多种识别技术，同时带有高清屏幕显示，实施一键开锁）、监控系统（支持数字高清彩色摄像头，适时监控核心区域情况）。

（七）消防

静配中心的设计和装修施工应符合消防要求，设有安全通道，配备消防设施设备、应急灯等。洁净区内设置烟感探测器，不设置喷淋系统。非洁净控制区和辅助工作区设置烟感探测器、喷淋系统、排烟系统。

（八）洁净区净化空调系统

静配中心洁净区空调系统采用顶送下侧排/回的形式，通过高效送风口送风。采用恒温恒湿控制技术，应满足洁净区内温度 18~26 ℃、相对湿度 35%~75% 的使用要求。根据洁净区域划分，采用两套独立恒温恒湿洁净空调系统，其中抗菌药物及危害药物调配间采用全送全排系统。采用国际知名、专业的洁净空调品牌，加入最新的更符合洁净区使用要求的净化处理技术，实现系统的高效、节能管理。采用 LED 触摸屏显示的一键式启动控制，清晰显示系统工作流程与运行状态，一键式启停控制，美观大方。采用压差集中显示，直观且方便记录。采用操作台紫外线自控技术，减少人员工作量。采用高效吸附的可抽取式活性炭过滤器处理装置，对抗菌药物及细胞毒性药物调配排风进行处理，满足环保、可持续的使用要求。

三、静脉用药调配中心设备配置方案

设备设施配置需具备安全、实用、美观、易维护的特点。设备配置数量满足静配中心的服务规模，同时需根据静配中心运行的不同阶段，适时调整，以充分满足医院的实际使用需求。

静配中心的工作环境调配设备分为两种：水平层流洁净台和生物安全柜。在调配药物之前应该提前30分钟打开调配操作间净化系统以及水平层流洁净台和生物安全柜，使用75%乙醇溶液从上到下、从里到外对水平层流洁净台和生物安全柜的内部进行擦拭。在调配静脉药物的过程中，要防止任何液体溅入高效过滤器，一旦高效过滤器被污染，很容易产生霉菌，所以要明确规定超净台的正确操作流程，工作人员要完全掌握操作方法。如不能阻碍超净台台面气流，因为工作人员在调配药品时会产生气流，如果气流上方发生污染，下方也必然会被污染。所以为了保障气流流向一致且保持流速，就要严格遵守规章制度，将物品及时放置在水平层流工作台或生物安全柜内。在完成药物调配之后，及时清除操作台上的物品，防止操作台上的玻璃碎片划伤台面或者划伤工作人员的手，然后用适宜的清洁剂擦拭照明灯开关、工作台顶部，从上到下、从内到外清洁台面的两壁及台面，最后用纯化清水擦洗干净。至少每三个月定期对水平层流洁净台、生物安全柜进行沉降菌检测，每年定期对生物安全柜进行检测，记录检测报告，以保障生物安全柜使用达标。

（一）洁净配液操作台

危害药物调配间的设备为生物安全柜，垂直层流，相对负压，100%全排风；普通药物及肠外营养液调配间的设备为水平层流工作台，相对正压，部分排风。

（二）药品专用冷藏柜

药品专用冷藏柜可实现温湿度精准控制及显示、箱内温度均匀、多种故障报警形式和大容量存储。冷藏柜柜门为中空隔热透明玻璃，使用很方便，外表更美观。

（三）标签打印机

审方室配置工业级的标签打印机，其打印速度快，将大大提高标签打印效率，设备小巧美观，不占空间，性能稳定，易于后期维护。

（四）不锈钢传递门/窗

采用304及以上不锈钢风淋传递门及传递窗，用于不同阶段的药品传递。传递窗细节打磨处理精细，内胆圆滑，外角平整无毛刺，金属光泽度高；传递门设置风淋系统，特定风向、风速，可快速清洁货物推车，缓解大批量药品传输压力。

四、静脉用药调配中心软件配置方案

软件系统是静配中心建设的另外一个核心部分。医院需要配置静配中心专业软件系统，并配有专业的软件工程师负责安装，这样应答效率更高。静配中心工作流程介绍见图1-3-1。

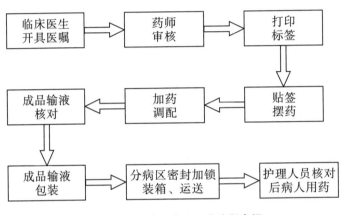

图1-3-1　静配中心工作流程介绍

静配中心软件能与多种医院信息系统连接，全程采用条形码技术，提高工作效率，避免纰漏；可与科室护士站相连接，便于临床及时了解药品调配情况，双重审核数据库，有效提升审方质量，设置仓内扫描模块，方便退药，同时记录配液人员工作量。

五、静脉用药调配中心人员配置建议方案

根据《静脉用药调配中心建设与管理指南（试行）》的要求，静配中心所需人员应在药学部门编制8%以外另行增加配置。以床位数约1500张、日均配液量约4500袋为例计划人员配置建议方案，并以静配中心满负荷且考虑人员换休为前提。据此，最终设置双人配液操作台共计13台，预计工作人员35～40人（排除工勤人员和维护人员），日人均调配量70～90袋。具体人员组成及计算方

式参考表1-3-1。

表1-3-1　具体人员组成及计算方式

岗位	人数	岗位要求	岗位职责	工作情况
中心负责人	1人	应当由具有药学专业本科及以上学历、药学专业中级及以上药学专业技术职务任职资格、药学调剂工作经验和管理能力的药师担任	中心日常管理和人员安排	专职人员,可兼任
审方岗位	4人及以上	应当具有药学专业本科及以上学历、药师及以上药学专业技术职务任职资格,具有3年及以上静脉用药集中调配工作经验,接受过处方审核岗位专业知识培训并考核合格	医嘱审核及成品复核、参与药品调配及管理工作	专职人员
摆药贴签核对、加药混合调配岗位	27人及以上	负责摆药贴签核对、加药混合调配的人员,应当具有药士及以上专业技术职务任职资格;负责成品输液核对的人员,应当具有药师及以上专业技术职务任职资格。负责调配工作的药学专业技术人员,均应当经岗位专业知识和技术操作规范培训并考核合格,每年应当接受与其岗位相适应的继续医学教育	摆药、调配	专职人员
成品输液核对岗位	3人及以上	经过培训的药学专业技术人员,应当具有药师及以上专业技术职务任职资格	成品输液出仓复核	可由审方药师负责
工勤人员	4人及以上	经过培训后的后勤服务部门工人,吃苦耐劳,有责任心,时间观念强	执行清洁、包装、运送等非技术工作	可兼职
设备维护人员	2人	了解净化空调系统基本维护知识、静配中心内相关设备的操作和基本维护知识及水、电方面的维护知识	定期维护设备	专职人员
软件维护人员	1人	了解医院信息系统软件和静配中心软件的操作流程,能做基本的操作和数据维护工作	软件清理和维护	专职人员

六、静脉用药调配中心重要管理架构体系

医院静配中心承担了医院大部分临床病人使用的静脉药物的调配工作,是成品药与输液混合调配的专门机构,为临床病人提供由静脉途径给药的成品药物。

临床病人的静脉给药,过去通常是由分散在各病房的临床护理人员手工将

药物与输液混合，缺少专业审方及操作，容易导致操作上的差错，还容易造成药品及耗材的浪费。而且护理人员还因进行输液调配减少了护理病人的时间。更为严重的是，缺少净化环境易造成药品污染。

鉴于过去成品输液分散调配的诸多弊端，将成品输液集中调配的工作模式应运而生，国内医院陆续建立了静配中心，将药品与输液集中统一调配。这种模式不仅有效保证了静脉输注药品调配管理工作的有序进行，有效防止了差错的发生，而且还较大幅度地节约了医院在调配方面的药品及耗材的使用和管理成本，同时还将临床护理人员从繁重的输液调配工作中解放出来，让他们有更多的时间管理病人。静配中心在医院临床中的作用和地位日益突显出来。

然而，有了静配中心这个专门机构并不等于就能做好静脉用药调配工作。若没有一个科学的管理体系覆盖静配中心方方面面的工作，静配中心的工作质量同样得不到保证。

这个管理架构体系由静配中心方方面面的工作管理制度构成，贯彻执行国家及卫生行政管理部门和其他相关部门对药品和医院静脉用药集中调配管理的法律法规，并将相关法律法规具体落实到静配中心的各项管理中，使静配中心的管理工作既具有可遵循性又具有可操作性。

随着静配中心工作的发展，管理者将适时地对其管理架构体系进行修订，以符合相关法律法规和工作实践的要求。

（一）院感管控管理制度

医院感染（简称"院感"）的管控，是静配中心一项十分重要的工作，不仅关系到静配中心工作人员的职业健康，而且关系到成品输液的质量安全保障。

静配中心院感管控管理，要重点突出对静配中心医疗废物、职业暴露、细胞毒性药物溢出的管控，对其他的院感因素也要严加防范。

第一条　对静配中心医疗废物的处理

静配中心产生的医疗废物应做好严格的分类和处理。

用过的一次性防护衣、鞋套、口罩、帽子、手套等物品，应当按照医疗废物管理规定，在调配操作间内放入黄色医疗废物包装袋扎紧，注明警示标识，带出操作间交医疗机构统一处理。包装袋达到四分之三时，应当使用有效的封口方式扎紧。

危害药品废物分别包扎处理，应在危害药品调配操作间内进行。成品输液进行双人核对后，废针头、空安瓿丢入利器盒；其他废物用黄色医疗废物包装袋单独包装扎紧，注明危害药品废物标识，按规定交由医疗机构统一处理。

普通药品废物处理，应在成品输液核查后进行，废弃针头丢入利器盒；其他废物用黄色医疗废物包装袋包装扎紧，按规定交由医疗机构统一处理。

第二条　静配中心工作人员无菌操作前的要求

静配中心工作人员应按照操作规程洗手更衣，进入调配操作间。按要求使用个人防护用品，包括洁净区专用鞋、洁净隔离服、一次性口罩与帽子、无粉灭菌乳胶（丁基）手套等。

调配危害药品时，应按照操作规程洗手更衣，戴医用外科口罩、一次性帽子、穿鞋套和连体洁净服，防止皮肤与头发暴露，可在洁净服外再穿一次性防护衣。戴双层无粉无菌乳胶手套或者丁基乳胶手套，内层手套应戴在防护衣袖口内，外层手套应戴在防护衣袖口外，确保手套和防护衣之间没有手腕皮肤暴露。连续工作时每30分钟应更换手套。操作过程中，出现手套破损或一次性防护衣被污染时，应立即更换。

第三条　对静配中心工作人员发生职业暴露时的处理要求

发生职业暴露时，暴露者先要按照"一挤、二冲、三消毒"的要求，即由近心端向远心端轻轻挤压伤口、生理盐水冲洗伤口、安尔碘等消毒液消毒伤口，及时进行紧急处理。再由本人或静配中心其他工作人员及时上报科室感控兼职护士和科室负责人，填报职业暴露登记表，交医院感染管理部门或职工保健办公室等相关管理部门，对暴露者进行后续追踪等处理。

第四条　细胞毒药物溢出发生时要执行的要求

静配中心若发生细胞毒药物溢出事件，应严格按照国家卫健委制定的《静脉用药调配中心建设与管理指南（试行）》中附件3《静脉用药集中调配技术操作规范》的相关要求执行。

第五条　危害药品溢出应急预案

（1）危害药品溢出，一般可分为注射用药液或粉末溢出。

（2）静配中心应配备溢出处理包，由专人负责、定期检查维护、便于随时取用。溢出处理包应备有纱布、无纺布、吸水纸巾、海绵、一次性防护服、工作鞋、手套、一次性口罩、护目镜、专用垃圾袋、小铲子、镊子、剪刀、75％乙醇、含氯消毒液等。

（3）溢出处置操作。

评估药液或药品粉末溢出的污染程度和范围，包括人员、场地、设施设备。溢出严重的应张贴警示标识，限制他人接近泄露区域。

溢出物对人员污染。脱去被污染的防护服，置于危害药品垃圾桶内；被污染的皮肤区域，应用肥皂和清水彻底冲洗，如有皮肤被划破，除冲洗外应控制出血，并及时接受治疗处理；如药液喷溅到眼睛，应先用0.9％氯化钠溶液或清水冲洗，并及时接受治疗处理；清理溢出物时，应防止皮肤划破；事后应做好记录及上报工作。

溢出物处理。药液危害药品溢出，依据溢出量，采用相应的物品吸附与控制溢出液；粉末状危害药品应用湿布覆盖，用小铲收集，再用纱布轻轻擦拭；用小铲或镊子将玻璃碎片收集后放入利器盒中。

清洁消毒。根据被污染区域和溢出量情况，应先用水擦洗或冲洗，再用清洁剂擦拭，最后用含氯消毒溶液消毒；如果是吸附性较强的危害药品，应选用适宜的溶剂再次擦拭消毒处理。

被污染物的处理。反复使用的物品用清洁剂擦拭，再用水清洗并消毒；处理溢出物的一次性耗材与物品，应放置于黄色医疗废物包装袋中，并标注警示标记，交由医院统一烧毁。

对危害药品溢出的药品名称、溢出量、处理过程、原因分析，溢出物对操作人员与环境的影响程度等，做好记录归档工作。

（4）生物安全柜内危害药品溢出处理。

在生物安全柜内发生的危害药品输液袋（瓶）破裂，按溢出处置操作流程处理。

应重视以下环节的处置。认真擦拭、消毒生物安全柜内表面，特别是凹槽处；如果高效过滤器被污染，应依据污染的程度，采用擦洗消毒或更换过滤器。

（二）工作流程管理制度

要保证静配中心的工作有条不紊地进行，必须使工作流程化。工作流程管理对静配中心具有特别重要的意义。

工作流程，包括实际工作过程中的工作环节、步骤和顺序。静配中心的工作中，审方、贴签、排药、调配等工作，都属于工作流程的组成部分。

第一条　审方工作流程

药师进入静配中心信息系统，在处方审核界面，按科室逐一调阅医嘱单，查看病人姓名、年龄、药品规格、剂型、剂量、配伍禁忌、用药合理性、诊断、溶媒品种及规格等。对审核通过的医嘱，按科室汇总排药；对审核发现有问题的医嘱，药师要告知开具问题医嘱的临床医师，并要求医师做医嘱修正。

第二条　贴签工作流程

条码机按照临床科室顺序打印出条码，各临床科室的输液袋由静配中心工作人员逐一对号贴条码签。排药时由工作人员对药袋及其上面的条码逐一核对。

第三条　排药工作流程

按照不同临床科室不同颜色药品筐进行排药，一律严格遵循"一医嘱一袋一筐"的原则，对一袋溶媒配伍多种药品的医嘱，该医嘱的所有药品，都置于同一药品筐内。

第四条　调配扫描进仓工作流程

调配前对各临床科室要调配的药品，用二维扫描枪逐一扫描各输液袋，以复核确认医嘱状态，将复核确认后的待配药品全部置于待配仓内。

第五条　药品调配及复核工作流程

调配操作前 30 分钟按操作规程启动净化系统和洁净工作台，并确认其处于正常工作状态。调配操作人员在加药调配前首先用蘸有 75% 酒精的无纺布从上到下、从内到外擦拭洁净操作台内部，按输液标签核对药品名称、规格、数量、有效期等的准确性和药品完好性，确认无误后扫描医嘱标签，确认医嘱为调配状态后进入加药混合调配操作环节。调配全流程应严格遵守无菌操作，不得交叉调配。调配结束后，调配操作人员应将成品输液和空瓶放在药框的相应位置，传出调配操作间复核，其中危害药品成品输液须在调配操作间完成复核。

第六条　医疗废物的处理工作流程

成品输液调配完成后，操作人员对医疗废物袋进行扎口，然后套一层外包装，由污物出口移出净化间，并沿指定路线运送静配中心室内医疗废物垃圾桶内，并上盖、签字。

当日由医院医疗废物专管人员对当日静配中心的医疗废物进行称重、登记、签字后，运送至医院指定地点，统一处理。

第七条　调配筐清洗工作流程

已使用过的调配筐按照指定路线放于清洗槽内，先逐筐用清水冲洗，再用 250 mg/L 含氯消毒溶液浸泡 30 分钟，然后用水冲洗干净，自然晾干后备用。危害药品摆药专用筐单独浸泡冲洗。

第八条　药品领用工作流程

由领药员打印本部门空白药品目录清单，对静配中心二级库房药架上快要短缺的药品进行标记，按照静配中心药品领用高低限，对即将短缺的药品填写领取数量，一式两份，交由药库，打印出库清单，发放至静配中心，由指定人员按照出库单逐一清点，在出库单上签字，并请药库管理人员上账。领用药品按照要求脱包、装盒、上架、备用。

第九条　耗材领用工作流程

由耗材管理员根据耗材出库情况及时补充耗材，在医院信息系统耗材领用项下逐一填写领用数量，并确认提交。耗材送至静配中心后，耗材管理员逐一清点、签字，物资入耗材库，放置指定位置。

第十条 每日盘点工作流程

由值日药师在医院信息系统药品管理项下调出每日药品盘点单并打印出来，由值日药师按照纸质盘点表对照药架实际数量进行药品实数盘点，及时记录盘涨、盘亏数量。对账目不符的，即有盘涨、盘亏现象的品种，进行复查；无误后，对误差药品及时查找原因并做记录。对盘点有较大出入的药品，要及时报告组长。

第十一条 月盘点工作流程

由部门组长或指定人员在医院信息系统药品盘点管理项下生成药品盘存电子报表，并根据实盘数量录入、复核，生成盘存记录表、结存记录表，最后生成盘点报表。待计算机中心确认后，打开结存报表，根据报表显示数据，填写药品盘点纸质报表，一式三份，同时填写纸质药品盘差明细报表，注明盘差原因。所有报表由组长、药学部分管负责人签字后，交医院财务。医院财务确认签字并留存一份，其余两份分别由药库和静配中心留存、备案。

第十二条 记录性文件管理工作流程

由文件管理员在每月最后一天，对所有记录性文件进行收集和查看，对缺项、漏项的进行补记，并分门别类地放置于不同文件袋内，将文件袋放置于文件整理箱内备查。同时打印出空白记录表格，放置于指定位置，供大家记录。

（三）信息系统管理制度

静配中心的信息系统是静配中心开展工作的信息通道，必须保障工作信息的通畅。如遇信息通道出现障碍，则要及时启用应急预案，以保障工作的正常进行。

静配中心的信息系统应是一个开放的系统。开放的信息系统，既包含静配中心与临床科室及医院相关机构的信息交流，也包含静配中心与卫生行政管理部门等的信息流通。只有这样开放的信息系统，才能保障静配中心既能按照临床科室的需要开展工作，又能及时了解卫生行政管理部门对药品及静配工作的新规定、新要求，使静配中心的工作能够实时调整。

第一条 临床用药信息的采集及医嘱审核

（1）医师在医师工作站开具长期或临时医嘱。医师根据病人治疗的需要，开具病人用药的电子处方。

（2）静配中心药师在药师工作站接收医嘱，并按"四查十对"内容进行医嘱审核，即查处方，对科别、姓名、年龄；查药品，对药名、剂型、规格、数量；查配伍禁忌，对药品性状、用法用量；查用药合理性，对临床诊断。

（3）审方药师医嘱审核完毕后，合格医嘱打印条码标签，然后打印科室药品汇总单。

第二条　静配中心对打印条码进行扫描、复核

调配药师对已贴在输液袋上的条码标签进行扫描，确认是否已停医嘱或需要进行成品调配。

第三条　接收临床科室反馈送达的成品输液信息

临床科室总务护理人员整理收到的成品输液情况，通过信息系统反馈给静配中心，静配中心值日药师查看确认。若遇静配中心发出的成品输液袋数与临床科室收到的袋数不相符，由值日药师追踪处理，并将结果报告静配中心负责人。

第四条　信息系统应急预案

（1）如遇医院信息系统及其计算机硬件设备故障，静配中心负责人应第一时间通知计算机管理员，了解修复故障的时间及有无开启计算机应急系统。

（2）若短时间无法修复故障和无法开启计算机应急系统，应立即通知相关护理单元的护士长，请相关护理单元的护理人员向病人及时做好解释工作。

（3）在上午十点后，如果信息系统仍然无法启用，应与护理单元联系排除当天出院病人，并先用应急记录本手工登记病人信息及用药信息，做好记录工作。然后根据应急记录本上的药品汇总信息取出药品，由配送中心工作人员把写在胶带上的病人信息贴在输液袋上后，进仓进行手工调配，待第二天系统恢复后补计费。

（4）在静配中心能够开启计算机应急系统的情况下，静配中心负责人应尽快与计算机管理员联系，将应急服务器和其他工作站连成应急网络，启动应急程序，为静配中心准备好登录界面，以便开展工作。

（5）静配中心的指定人员通过互联网日常采集卫生行政管理部门的法律法规等信息，及时提供给静配中心相关人员。

（四）职业风险防控管理制度

职业风险一般是指在执业过程中，具有一定发生频率并由该职业者承受的风险，包括经济风险、法律风险和人身风险等。因职业暴露产生的各种职业损伤、高负荷工作带来的精神压力、工作过失导致的法律责任等，都属于职业风险的范畴。

静配中心的职业风险防控，从静配中心的工作职责和工作对象来界定，应该涉及以下几个方面：一是静配中心工作人员的自我身体防护，二是保障成品输液的质量和安全性，三是及时掌握国家相关药品安全信息并及时处理。

根据上述静配中心职业风险防控的要素，制定静配中心职业风险防控的具体规定。

第一条　做好静配中心工作人员的自我身体防护

按照相关规定，要切实做到有效避免针刺伤、玻璃划伤、风机等设备带来的噪声、长期使用酒精等消毒剂带来的对身体的伤害、密闭穿戴带来的身体不适和长期接触细胞毒性药物带来的危害。

第二条　确保成品输液的质量和安全性

（1）切实保障成品输液的质量。

工作人员必须严格按照《静脉用药调配中心建设与管理指南（试行）》的要求，进行规范化、标准化、同质化操作，以保证成品输液的质量。

（2）确保成品输液的安全性。

复核是确保成品输液安全的有效监督方式，要严格做到在排药、扫描、调配三个环节对药品的复核，调配完成后出仓时对药品外观的复核，以及临床对成品输液数量的复核。

（3）及时掌握国家相关药品安全信息并及时处理。

静配中心接到国家相关部门关于问题药品停用通知的信息后，要在第一时间告知各临床科室，并立即停止问题药品的成品输液调配，已发放临床科室的成品输液要立即悉数收回。

（五）人员基本要求及培训管理制度

静配中心是一个专业性很强的机构，对工作人员专业素质和其他素质的要求必须与实际工作要求相符合，才能保障静配中心的工作得以高质量开展。对工作人员素质的基本要求，体现在门槛设置和经常化的培训及考核，鼓励工作人员提高学历。据此，对静配中心工作人员的基本要求做出以下规定。

第一条　招人的门槛设置

静配中心招收的工作人员必须是具有不低于大专药学学历的人员。

第二条　对员工要进行经常化的培训

（1）培训内容。

培训内容包括《处方管理办法》《麻精药品管理办法》等相关法律法规，以及医院内制度如《静配中心各项管理制度》《静配中心各项标准操作规程》

《药理学》《药物配伍禁忌》《所配品种最大剂量表》《所配品种溶媒匹配表》《所配品种配伍禁忌》等相关专业内容。

（2）培训基本要求。

培训方式：可采取静配中心自己培训和外派参加培训两种方式。静配中心自己开展的培训，根据需要，授课人员可以是静配中心的内部人员，也可以聘请院内相关科室人员及其他单位人员主讲。静配中心根据需要安排员工参加院内相关部门组织的培训和院外组织的培训。

培训时间和培训计划：培训时间和培训计划根据需要确定，培训时间可分为定期和不定期。

培训的考核：培训要进行考核，凡要求工作人员必须掌握的培训内容，应根据需要在培训中或培训内容结束时进行考核。

第三条　要求员工的专业水平不断提高

静配中心要创造条件，让员工的专业水平不断提高；同时，要鼓励员工提高学历。

（1）要创造条件提高员工的专业水平。

没有区别的管理是失败的管理，竞争是鼓励工作人员不断提高专业技术水平的有效措施。在静配中心，要设置不同等级的岗位，以此来鼓励员工提高专业技术水平。对不同等级的工作岗位，要在奖金的分配上拉开差距。

（2）要鼓励员工提升学历。

静配中心要鼓励员工提升自己的学历，支持他们参加学历学习。

（六）实习带教管理制度

静配中心承担了部分医科院校药学专业学生的实习带教工作。静配中心要严格按照教学规定的内容，对学生做好实习带教工作。为了保证实习带教工作质量，特做以下规定。

第一条　向学生介绍本院静配工作情况

要把本院静配工作的基本情况向学生做系统性的介绍，内容包括静配中心的基本情况、医院信息系统管理情况、院感管控情况、职业防护的基本要求、工作环节及其操作关键点、药品临床试验调配情况、医疗废物的处置情况、药品的保管养护要求、职业风险防控情况、成本控制管理、设备设施建设及其管理等。

第二条　指导学生操作

组织学生对静配中心各工作环节逐一进行操作，每个环节的静配中心工作人员对学生的操作，既要给予指导，又要防止出现差错。

第三条 对实习生进行考核

对实习生的考核，分为操作考核和书面考核。

（1）操作考核。

静配中心由专人对实习生应该掌握的操作进行考核。

（2）书面考核。

书面考核主要考核药物的配伍禁忌、每个药物所需溶媒、七步洗手法、院感防控要求等。

第四条 对实习生进行评价

静配中心对每一位实习生的实习情况，要做出公正客观的评价，并将书面评价交给学生所在学校。

（七）科研和教学管理制度

静配中心与其他医技部门一样，除了做好日常工作外，还要围绕静配中心的工作开展科研活动。只有这样，才能提升静配中心的工作质量和工作能力，才能提升静配中心的学术水平。

静配中心的教学活动主要是指医科院校药学专业的实习带教、网络医院的远程教学、省内学术机构委托的教学活动，以及本院安排的其他教学活动等。

为使科研和教学活动有序开展，规范管理，特制定以下规定。

第一条 科研管理要求

（1）项目的申请。

静配中心的科研项目申请分两种情况：一是以静配中心工作人员个人名义提交的项目申请，二是以静配中心机构名义提交的项目申请。

以静配中心工作人员个人名义提交的项目申请，按照医院要求和申请受理单位的要求，由项目申请人完成项目申请。

以静配中心机构名义提交的项目申请，由静配中心负责人安排人员，按照医院要求和申请受理单位的要求，完成项目申请。

（2）项目的实施和结题。

不论是以静配中心工作人员个人名义申请获得的项目，还是以静配中心机构名义申请获得的项目，项目审批下达以后，项目负责人和项目参加人员都要按照项目书的计划实施项目的研究工作，并按照项目书的计划时间结题。

第二条 教学管理要求

不同的教学类别有相应的管理要求。

（1）医科院校药学专业的实习带教。

按照静配中心制定的《实习带教管理制度》执行。

（2）远程网络的教学。

每次教学内容由静配中心报本院远程教学中心批准下达后，在安排的时间内完成教学任务。

（3）省内学术机构委托的教学活动。

这类教学活动是由专业学术团体如协会、学会等机构提出，内容和时间都由委托方确定。静配中心按照委托方的要求做好教学工作。

（4）本院安排的其他教学活动。

静配中心承担的本院安排的其他教学活动，教学内容和教学时间都按照安排进行。

（八）成本控制管理制度

静配中心是一个投入产出的机构，因此必须进行成本核算，按照医药经济学的原则，要实现投入产出的最优化。

静配中心的投入，主要是指工作场地的占用、设备设施的购置及其使用和折旧、工作人员的薪酬、使用的耗材等。静配中心的产出就是各类静脉药品的成品输液。

要实现静配中心的投入产出最优化，就要紧紧围绕成本管理精打细算。在静配中心投入方面，有的是不可降低成本的，如工作场地的占用，有的是能够控制成本的，为此有以下规定。

第一条　设备设施的规范使用和精心维护保养

设备设施不按规范来使用或对其不精心维护保养，必然会缩短其使用寿命，增大成本。工作人员必须规范使用设备，并对设备精心维护保养。

第二条　工作人员的薪酬

严格控制人工成本，要以人均成品输液产出的数量作为降低人工成本的参照系，逐步增加人均产出的数量，作为人工成本控制考核的目标要求。

第三条　耗材的使用

耗材的使用是一个可变性较大的问题，因此必须严格控制耗材的使用。对每种耗材的使用，在满足工作需要的前提下，必须厉行节约，反对浪费。如注射器的使用，对所配品相同品种进行集中调配就可节约多套注射器。

（九）设备设施管理制度

设备设施的管理是静配中心的重要管理内容之一。因为这项管理与静配中心的投入产出关系很大，其关系到静配中心工作能否正常运行，关系到成品输液质量是否得到保障等。总而言之，对设备设施的管理是静配中心的管理之重。

对设备设施的管理应重点抓住以下三个方面：一是对设备设施使用的管理，二是对设备设施维护保养的管理，三是对设备设施出现故障的应急管理。据此，特做以下规定。

第一条　设备设施规范使用的管理

静配中心的设备设施是为调配成品输液所用，都有规范的使用要求，这些使用要求是科学的，具有权威性，因此必须严格执行。

（1）合格的操作人员才能上岗。

要求设备设施的操作人员必须全面掌握设备设施的使用规范，未掌握者不得使用设备设施。

（2）错误操作的赔偿。

设备设施的操作人员因不规范操作造成的设备设施损坏，应酌情给予赔偿。

第二条　设备设施维护保养的管理

设备设施的维护保养是维持设备设施正常运行和实现额定寿命的重要措施。设备设施的维护保养是有规范的，必须按照规范对设备设施进行维护保养。

（1）设备设施的规范维护保养。

设备设施的操作人员必须掌握设备设施维护保养的规范要求，严格按照规范要求对设备设施适时进行维护保养。

（2）对保养不当造成损失的赔偿。

设备设施的操作人员因未按照规范适时对设备设施进行保养，对设备设施造成了损坏的，应酌情给予赔偿。

（3）设备设施出现故障的应急管理。

设备设施一旦出现故障，操作人员应及时上报配送中心负责人，由配送中心负责人根据故障的具体情况，采取处理措施。

（十）创新管理制度

创新是提升静配中心工作水平和工作质量的必然途径。创新在管理工作中的内涵，就是由经验型转变为科学型，由经验管理转变为科学管理。静配中心的创新主要体现在管理理念的创新、管理工作的创新、设备设施的改进等方面。创新不是抽象的，而是具体的，要落实到具体方面。唯有让创新落地，创新在工作中才会体现实际意义，而不是悬在半空，成为空中楼阁。为使创新工作有序有效地进行，特做以下规定。

第一条　积极支持和吸收创新理念

（1）创新必须突破理念上的障碍。

摒弃阻碍创新的理念，对创新理念要积极支持并合理吸收，在静配中心形成良好的创新氛围。

（2）全员参加创新。

静配中心负责人和业务骨干要带头创新，要鼓励一般工作人员积极创新。

第二条　管理工作创新

（1）要审视管理工作。

要对静配中心现有管理工作情况进行自我审视，发现存在管理上不利于工作开展和提高工作效率的地方，要实时进行合理调整。

（2）要肯定并采纳合理意见和建议。

要积极鼓励员工对管理工作提出改进意见和建议。对合理的意见和建议，要给予肯定并采纳。

（3）要消化吸收先进的管理方法。

要积极引进吸收国内外先进的管理方法，可通过各种途径获得先进管理方法的信息，对这些信息进行消化吸收，形成符合静配中心实际的管理方法。

第三条　设备设施的改进

静配中心的设备设施，其先进性的提升空间很大，不能满足于现状，必须整合资源进行创新。

（1）从提高设备设施的工作效率方面进行创新。

医院成品输液调配现状：目前大部分医院都是手工作业，工作效率低下，每天每人只能配几十袋细胞毒性药物。若全院各临床科室都使用成品输液，这样的调配效率是远远不能满足临床需要的。成品输液调配是在洁净环境下进行的密集手工劳动，没有实现在无人环境下的自动化操作。

国内医院静配中心设备设施改进概况：国内已有医院对静配中心的设备设施进行了改进。从改进的情况来看，有的医院虽采用了智能化的设备设施调配成品输液，但调配效率很低下，甚至比人工操作还慢。

静配中心设备设施改进目标分析：设备设施改进的目标要求，一是提高成品输液的调配效率，二是实现自动化的无人操作。

　　静配中心设备设施改进途径：静配中心设备设施的改进不涉及通用设备设施，是针对静配中心调配成品输液的专用设备设施而言。而专用设备设施的使用及工作要求，唯有静配中心的工作人员知晓。专用设备设施的制造商对专用设备设施参数是无法自行确定的。因此，既能满足成品输液的调配效率要求，又能实现自动化无人操作的设备设施，必须由静配中心工作人员和临床护理人员与制造商的研发人员协同完成研发。

　　静配中心设备设施改进的经济预期：对有条件的医院来说，医院与静配中心的设备设施制造商共同研发出既能满足成品输液调配效率要求，又能实现自动化无人操作的设备设施，不仅能满足医院静配中心的工作需要，而且还能有效进行面上推广，由此给医院带来的经济效益是十分可观的。这样做不仅具有经济效益，同时还能较大地提升医院在成品输液设备设施方面的研发能力，为医院的创新能力增加一个新的亮点。

　　(2) 静配中心要充分发挥设备设施创新的主观能动性。

　　改进成品输液设备设施是静配中心工作职能的要求和责任。静配中心要拟定设备设施改进的方案和目标，并积极地向药学部领导和医院领导汇报，以期取得支持。

　　静配中心要安排工作人员对改进的设备设施的参数要求进行研究，并提出初步意见，做好与制造商协调研发的准备工作。

第二章　静脉用药调配中心的人力资源管理

第一节　静脉用药调配中心人力资源管理概述

一、人力资源管理定义及概述

人力资源（Human Resource，HR）这一概念起源于 20 世纪 20 年代，主要是指在一个国家和地区中，所有具有劳动能力的人口之和。人力资源管理（Human Resource Management，HRM）是通过多种多样的管理形式对组织的人力资源进行合理有效运用，保证组织目标实现及成员发展最大化的一系列活动的总称。人力资源管理与其他管理学分支一样，是管理学领域中不可或缺的重要组成部分。随着社会的发展和进步，人在推动生产力发展和生产关系变革中发挥着越来越重要的作用，人力资源管理也成为管理工作中最受重视的领域之一。科学地从事人力资源管理工作，有效地履行人力资源开发职能，是每一个单位管理者必须具备的职业素质。

人力资源管理发展与社会经济环境的变化联系紧密，并且发展迅猛，主要受到国家政策环境、外部市场环境、组织自身等因素的影响。在漫长的历史长河中，人力资源管理逐步从雏形走向相对成熟的阶段。在人性假设正式被提出之前，人力资源管理首先是以劳动管理的形式存在的，从最初的简单协作到有限劳动分工，体现了人力资源管理的前身。人性假设正式提出后，在人性假设的指导下，各个阶段呈现出的人力资源管理模式各不相同。第一次工业革命催生出了最早的标准化人力资源管理，即当时流行的机械化人力资源管理模式。但机械化人力资源管理模式过分严苛，促使劳资矛盾越发尖锐。管理者意识到问题后，开始注重员工与同事、组织之间的关系，即在社会人假设的指导下实行适度人性化人力资源管理模式。该模式虽然缓和了组织内部矛盾，但由于过分强调非正式组织的作用，忽视了正式组织的功能。有学者指出，应该考虑组织和环境因素，从多个角度研究员工不同阶段不同层次的需求，由此产生了自主化人力资源管理模式。20 世纪，西方的人力资源管理理论随着国外企业陆续进入国内，并结合中国本土的一些管理实践问题，逐步形成了适合中国国情的人力资源管理模式。从计划经济到市场经济，从一开始引进和学习西方的管理理论到不断探索适合中国国情的管理方式，我国的人力资源管理模式也发生了重要的变化，从起步、成长到不断成熟。在如今快速发展的时代，人力资源管理的内涵与我国传统的"以人为本"思想不谋而合，其实质是要在体现经济效益和人文关怀的基础上，实现人力资源的最大化利用。人力资源管理既要考虑组织目标的实现，又要考虑员工个人的发展，强调在实现组织目标的同时实现个人的全面发展。

　　人力资源管理的具体内容可分为六大模块，即人力资源规划、招聘与配置、培训与开发、绩效管理、薪酬福利管理、劳动关系管理。人力资源规划即人力资源计划，指为实施发展战略，完成生产经营目标，根据内外环境和条件的变化，对未来人力资源的需要和供给状况进行分析和估计，运用科学的方法组织设计，制订组织人力资源供需平衡计划，以确保组织在需要的时间和需要的岗位上，获得各种必需的人力资源，实现人力资源与其他资源的合理配置，有效地激励员工。招聘与配置是组织为了发展的需要，根据人力资源规划和工作分析的要求，把优秀、合适的人招聘进单位，把合适的人放在合适的岗位。常见的招聘方法包括招聘面试、情景模拟、心理测试、劳动技能测试等。而配置的形式又包含了人岗关系型、移动配置型、流动配置型、个人—岗位动态匹配型及个人与组织发展的匹配型。培训与开发是通过组织学习、训练等手段提高员工的工作能力、知识水平以发挥其潜能，最大限度地使员工的个人素质和工作需求相匹配，进而提高员工现在和将来的工作能力。所谓绩效管理是指管理者和员工之间就目标和如何实现目标达成共识，激励和帮助员工取得优异成绩的管理办法。薪酬福利管理主要是为了进一步拓展员工职业上升通道，建立相对密闭、循环、科学、合理的薪酬体系，增强员工归属感，提高员工的满意度及对公司的认同度。劳动关系管理是为了规范劳动合同管理工作，保护单位与员工的合法权益，根据《中华人民共和国劳动法》和有关法律法规，结合自身实际情况所制定的制度。这几大模块诠释了人力资源管理的核心思想，可以帮助单位管理人员掌握人力资源管理的本质。

二、静脉用药调配中心的四种人力资源管理模式比较

在现代医院中，静脉用药集中调配已成为药品调剂的重要组成部分，集中调配的工作模式逐渐替代静脉药物在各病区分散调配的工作模式，提供了一种更高效、更安全的静脉用药治疗服务。从某种意义上来说，静配中心是医院中集知识密集型与劳动密集型为一体的业务部门，其工作质量与工作效率与人员结构和能力直接相关，因此人力资源管理在静配中心的运营管理中占据着重要地位。根据人员构成及管理部门的差异，国内静配中心主要存在全药管理型、药护分管型、以药为主型及独立建制型四种人力资源管理模式。

（一）全药管理型

由药学部全方位统筹管理各类资源，所有人员全部由药学专业人员组成。该模式有利于在日常工作中对所有人员进行合理的排班、培训、沟通等，也便于药学部全方位管理，能有效地进行统筹计划。在该管理模式下，药学人员能够在医嘱审核、批次排定、贴签摆药核对、药品调配及核对等环节充分发挥其专业技术能力。但该管理模式也存在许多不足，例如，药学人员对加药混合调配过程不熟练，新进的人员培训周期较长。

（二）药护分管型

管理人员由药学人员与护理人员组成，药学部与护理部沟通协调管理。该模式的优点是药学和护理人员分工明确，对各自岗位熟练程度高，对于每一个人来说工作流程都相对简单，上岗培训周期短。但由于药学部和护理部属于工作性质完全不同的部门，着重点不同，关心的问题也不同，在静配中心的工作中容易产生分歧。该管理模式对部门协调性要求高，管理精力投入也较多，工作人员磨合过程较长。

（三）以药为主型

此种模式介于全药管理型和药护分管型之间，由药学人员及小部分固定护理人员组成，药学部负责管理，是向全方位管理模式转化前的过渡形式。该管理模式是由药学部统筹管理各类资源，静配中心负责人由药学人员担任。该模式可保证整体工作和谐统一，全局观增强。但由于该模式过分强调药学人员的作用，以及相关负责人欠缺护理知识，容易忽视护理人员业务上的提高，同时

遗留下护理人员如何晋升及药品调配技术准入等问题。

（四）独立建制型

此种管理模式由药学人员组成管理团队，静配中心为独立科室。独立建制型的最大创新性及优点在于垂直管理，便于协同各科室顺利开展工作。该模式打破了原有的工作模式，直接创建新型科室，有利于科室自身的发展。同时独立建制也便于实现服务模式的转变。该模式有利于学科建设，可促进科室全面发展，提高科室在医院的话语权，有利于静配中心更加全面、高质、高效地服务于临床。但由于是新型独立科室，工作范围和其他药学部门存在一定的交叉，容易出现重复劳动、药学处理结果不一致等问题。

第二节　静脉用药调配中心人力资源配置

一、人力资源配置的影响因素

人力资源配置是指在具体的组织中，为提高工作效率、实现人力资源的最优化而对组织或企业人力资源进行的科学、合理的配置。人力资源管理要做到人尽其才，才尽其用，人事相宜，最大限度地发挥人力资源的作用，首先就要实现人力资源科学合理的配置。人力资源配置要求遵循能级对应、优势定位、动态调节、内部为主等基本原则，同时还需满足公正、先公后私、尊重员工及诚信与信任等基本道德准则。从实际表现来看，人力资源配置的主要形式包括人岗关系型、移动配置型及流动配置型。人岗关系型主要是通过人力资源管理过程中的各个环节来保证组织内各部门各岗位的人力资源质量。它是根据员工与岗位的对应关系进行配置的一种形式。就组织内部来说，这种类型中的员工配置方式大体有招聘、轮换、试用、竞争上岗、末位淘汰及双向选择。移动配置型是一种从员工相对岗位移动进行配置的类型。它通过人员相对上下左右岗位的移动来保证组织内的每个岗位人力资源的质量。这种配置具体表现为晋升、降职和调动三种形式。流动配置型是一种从员工相对岗位的流动进行配置的类型。它通过人员相对单位的内外流动来保证组织内每个部门与岗位人力资源的质量。这种配置具体包括安置、调整和辞退三种形式。在实际人力资源配置的实践中，除了遵照基本原则和基本准则外，由于人力资源配置的复杂性，其还会受到诸多因素的影响，管理者需要认真分析各类影响因素，综合考量，选择最有效的人力资源配置形式和模型。

（一）组织的内部因素

组织通过考核、选拔、录用和培训，把符合自身发展需要的各类人才及时、合理地安排在所需要的岗位上，使之与其他经济资源相结合，使得人尽其才，提高人力资源生产率，最大限度地为组织创造更多的经济效益与社会效益。在人力资源配置过程中，组织处于主导地位。高层管理人员掌握着决策权，而不同的人对于市场的评估也有所不同，这会直接导致他们对人力资源配置战略的设定有偏差。组织的经营目标会对经营活动起指导作用，这也就意味着员工的所有工作都是围绕着经营目标而进行的。经营目标可以引导组织未来的发展方向，因此经营活动离不开人力资源管理工作，人力资源管理工作实质上就是对人力资源进行整合，根据不同的情况来使人力资源配置达到最优化，从而不断发掘人力价值并持续朝着经营目标前进。所以想要对人力资源价值进行充分利用和发掘，就必须要按照经营目标来制订出完善的人力资源配置方案。此外，不同职能部门的分类和规划不同，不同的部门具有不同的工作任务及工作性质，员工所肩负的责任和工作目标也是不同的，并且不同部门和岗位的培训、绩效考核、员工激励、职业生涯管理和薪资管理等也存在差异，这些都是组织内部影响人力资源配置的重要因素。

（二）外界环境因素

人力资源配置与企业的生存和发展密切相关，而企业的生存和发展受到政治法律、社会行业发展、社会环境中的文化要素及科技要素等的影响。对于某些特殊行业，国家有相关人力资源配置的法律或文件规定，这是必须要考虑的。此外，人才聚集之处便是劳动力市场，劳动力素质及劳动力市场人力结构的不断变化，也会对人力资源配置产生较大影响。组织经营水平在一定程度上取决于人力资源素质。组织所追求的人力资源配置还会随着环境的改变而不断变化。环境指的就是行业未来的发展情况，组织的发展需要依靠一定的环境，这其中既包括行业的发展状况，也包括单位的发展背景。倘若行业发展停滞，不仅经营成本会持续升高，而且市场中的机会也会逐渐减少。基于此类情况，一般需要做出相应的规划来扭转这一局面，一部分组织会缩小规模、节约开支并精简人员。如果组织未来的发展前景较好，那么其所需人员也会持续增加。除此之外，政府在人力资源配置中也会起到一定的作用，例如，一旦市场失灵,那么政府将会制定出有关政策来调节市场。如果政府出台的政策有利于经营,那么管理者便会想方设法抓住这一机遇来谋求发展。但是,如果政府出台的有关政策不利于未来的发展和经营,那么人力资源配置计划将会朝着尽量避免损失的方向发展。因此,政治法律、政府政策、社会行业发展、社会文化要素等都会影响人力资源的配置。

(三)个人因素

人力资源配置既是人力资源管理的起点,又是人力资源管理的终点,其最终目的是要达到个人与岗位的高度匹配。不同的工作所需要的知识水平、技能水平和工作态度等要素各不相同。不同类型的人选择职业的类型、个人工作的目标和方向、强度和耐力及其潜在能力也都各不相同。因此,职业倾向、工作能力、工作意愿和发展潜能等个人因素也是影响人力资源配置的重要因素。例如,企业在招聘时会加入职业倾向测评,以便提高个人与岗位的匹配度,优化人力资源配置。

(四)其他因素

当前,国内静配中心处于高速发展阶段,每家医疗机构发展模式和资源配置的差异较大,尚未实现同质化管理,因此,影响静配中心人力资源配置的具体因素还有很多。一般来说,初期设计的日均成品输液的调配量决定着人力资源配置数量,而医院床位数量决定了调配数量上限。床位越多,调配的需求量相对越多;医院规划的静配中心建设用地面积越大,每日调配能力也相对越大。同时,国内静配中心的调配服务范围各有不同,大致可分为仅调配危害药品和肠外营养液、仅调配长期医嘱、白班全医嘱调配、全天全医嘱调配几种模式,需要的人力资源也依次递增。药品管理方面,大多数静配中心仅调配需要加入溶媒的药品,但也有少数静配中心纳入无需调配的含药注射剂,增加打包的工作量。调配方面存在两种主要模式:单组和统排统配模式。两种调配模式各有优缺点,工作效率与静配中心资源配置和内部管理有很大关系,客观上也对人力资源配置有不一样的需求。

另外,静配中心智慧化发展呈现出高速、智能和不可逆趋势,特别是近几年来,涌现出大量的智慧化辅助设备,包括摆药机、贴签机、分拣机、智能配液系统和轨道物流系统等,且不断更新换代,这些智能化设备客观上提高了静配中心工作效率,改变了传统工作模式,减少了静配中心对人力资源的需求。如智能配液系统,大幅度提高了加药调配环节的工作效率,降低了调配操作人员的劳动强度，调配工作量不变的情况下，对参与调配的人员数量需求必然减少。轨道物流系统的投用，实现了分科分批的运送和交接，不需由人工集中统一运送，客观上减少了对运送岗位工勤人员的需求。

二、国内静脉用药调配中心的人力资源配置

医院人力资源配置的主要工作内容是对医院中各类人员的分工、贡献和投入进行综合价值考量，以提升医院人力资源配置的合理性。主要途径是对医院工作人员的录用、培训、考核制订一定的标准，做到医院每个岗位上的工作人员都能尽其用，同时和医院内其他资源相得益彰，融为一体，从而帮助医院提升工作效率和经济收益。因此，优化医院人力资源配置有利于从根本上提升医疗资源的水平和服务效益。静配中心是医院对静脉用药集中调配的机构，是医院静脉用药的集中调配地，因此风险较大，要求工作人员具有较高素质。

静配中心人员构成主要是药学专业技术人员与工勤人员，药学专业技术人员职称等级匹配其能够承担的工作。《静脉用药调配中心建设与管理指南（试行）》第三章对人员任职资格进行了严格规定，在进行人力资源配置时应遵照执行。

（一）静脉用药调配中心的人员基本要求

《静脉用药调配中心建设与管理指南（试行）》对人员配置的具体要求包括：静配中心负责人应当由具有药学专业本科及以上学历、药学专业中级及以上专业技术职务任职资格、具有药品调剂工作经验和管理能力的药师担任。负责用药医嘱审核的人员应当具有药学专业本科及以上学历、药师及以上专业技术职务任职资格、具有 3 年及以上门急诊或病区处方调剂工作经验，接受过处方审核相关岗位的专业知识培训并考核合格。负责摆药贴签核对、加药混合调配的人员，原则上应当具有药士及以上专业技术职务任职资格；负责成品输液核查的人员，应当具有药师及以上专业技术职务任职资格，不得由非药学专业技术人员从事此项工作。从事静脉用药集中调配工作的药学专业技术人员，均应当经岗位专业知识和技术操作规范培训并考核合格，每年应当接受与其岗位相适应的继续教育。从事与静脉用药集中调配工作相关的人员，每年至少进行一次健康检查，建立健康档案；对患有传染性疾病、其他可能污染药品的疾病或精神性疾病等不宜从事药品调配工作的，应当调离工作岗位。

（二）临床药师参与临床静脉药物治疗

静配中心不但提高了成品输液的质量和合理用药水平，也扩大了临床药师的工作范围，使药师的价值得到进一步的发挥。随着科技的进步，药品更新换代越发加快，临床医师对药品及其合理使用的熟悉程度跟不上药品发展的速度，为更加合理地保障病人用药，临床药师走进病房，针对病人病情和医师医嘱，给予专业的药学服务，提出合理性用药方案或建议成为必然的趋势。在明确临床药师职责的情况下，建立健全临床药学工作制度，充分发挥临床药师在医院临床工作中的作用，真正做到促进临床合理用药、保障人民健康。在深入临床了解药物应用的情况下，临床药师可对临床用药提出改进意见，参与查房和会诊，参加危重病人的救治和病案讨论，对药物治疗提出合理建议，指导护理人员做好药物请领、保管和正确应用、调配等工作，协助临床医师做好新药上市后的临床观察，收集、整理、分析、反馈药物安全信息，提供有关药物咨询服务，宣传合理用药知识，分析临床用药，并逐步开展药物评价和药物利用研究。

（三）静脉用药调配中心的其他人员要求

《静脉用药集中调配质量管理规范》仅对药学专业人员提出了基本要求，但静配中心实际上除了药学专业人员外，还有内部工勤人员和（或）外部工勤人员。工勤人员经培训后，能够熟练掌握物品消毒技能和相关流程；负责静配中心所有区域的清洁卫生，包括卫生间、办公室、库房等区域和药筐、推车等所有物品的清洁消毒；完成成品输液的运输、运输过程中的质保和成品输液核对交接等工作。

三、静脉用药调配中心岗位设计及管理

（一）岗位分析

岗位分析是对静配中心各岗位的岗位性质、工作职责、任职资格及工作环境与条件等各方面的综合系统分析。

1. 岗位分析的意义

岗位分析是静配中心人力资源管理的基础，为招聘提供参考依据，便于绩效考核的开展，为系统化培训创造条件。

2. 岗位分析的内容

（1）岗位信息。

岗位信息是对岗位的概念性描述，包括岗位的名称、所属部门、该岗位直接的上下级人员、该岗位定员多少人及在岗多少人。

（2）岗位任职要求。

岗位任职要求主要包括学历、专业、工作经历及培训要求等，对任职者需要具备的知识、技能、能力、资质等都进行了要求，和人员招聘时的任职要求是一致的。

（3）具体工作内容与职责。

工作内容与职责是岗位说明书的关键部分，即为什么要设置这个岗位，该岗位在整个静配中心流程中所处哪个环节、应该做哪些工作。同时这些工作需要达到什么样的目标，只有每个岗位的目标确定并达成后，静配中心的目标才能够实现。

（4）工作环境与条件。

此项主要包括工作的区域及工作中会用到的电脑、辅助设备、器具等物品。

通过系统性的岗位分析，能让静配中心管理者将人力、岗位、流程、工作责任划分等有机统一起来，岗位分析已经成为静配中心现代经营管理的重要手段之一。

（二）静脉用药调配中心岗位说明书范例

静配中心岗位说明书范例见表2-2-1～表2-2-9。

1. 审方岗位说明书

表2-2-1　审方岗位说明书

岗位信息	岗位名称	审方岗	所属部门	静脉用药调配中心
	岗位定员	×人	在岗人员	×人
任职要求	学历	本科及以上	专业技术职务任职资格	药师及以上
	工作经验	3年以上临床用药或调剂工作经验	其他	接受过处方审核相应岗位的专业知识培训并考核合格
工作环境与条件	工作区域	审方间	工作设备	电脑、电话
职责概述	从事静配中心医嘱审核、批次调整、临床沟通等工作			

续表

	职责要项	具体职责
具体工作职责	日常检查及记录	按时到岗做好当天上午与下午温湿度、压差登记。检查电脑、打印机及相关用物，认真阅读交接班记录，下班前检查水、电及防范措施，负责做好安全工作
	审方打签	审方打签： (1) 用药医嘱审核岗位的药师应依据《处方管理办法》有关规定审核各病区传输到静配中心的医嘱信息，认真执行落实用药医嘱适宜性和"四查十对"审核； (2) 发现处方错误、配伍禁忌、用药不适宜等情况时，应及时与病区有关医师联系，请医师调整、修改用药医嘱； (3) 审核合格后按用药时间、药品种类、病人输液量进行分批次排单； (4) 生成输液标签及排药汇总单，在打签机上按批次打印标签； (5) 工作完成后填写贴签核对工作的各项文字记录并签名，如实记录，不得随意涂改
	临床用药记录	不合理医嘱登记： 发现不合理医嘱及时与病区联系，并做好登记
		不良反应登记： 发现药品不良反应情况及时登记并上报科室不良反应申报员
	电话咨询	接待院内其他科室电话咨询，耐心解答
	其他	应急状况处理： 发生应急事件时，按相应应急预案妥善处理，并及时报告组长
		带教带习： 解答学员疑问，给予工作指导
		培训： (1) 参加静配中心继续教育培训； (2) 参加科室组织的业务学习； (3) 参加静配中心文献分享及差错讨论； (4) 定期进行医嘱审核相关内容培训

2. 摆药贴签岗位说明书

表 2-2-2　摆药贴签岗位说明书

岗位信息	岗位名称	摆药贴签岗	所属部门	静脉用药调配中心
	岗位定员	×人	在岗人员	×人
任职要求	学历	大专以上	专业技术职务任职资格	药士及以上
	工作经验	/	其他	接受过相应岗位的专业知识培训并考核合格

职责概述	从事静配中心摆药贴签及核对工作			
工作环境 与条件	工作区域	贴签核对区、摆药核对区、 脱包间、二级库	工作设备	贴签机、统排机、剥盖机、 打印机
具体工作 职责	职责要项	具体职责		
	摆药贴签 核对	（1）摆药贴签核对人员按时到岗，认真阅读交接班记录； （2）按照"四查十对"对当晚和次日的长期医嘱进行摆药、贴签、核对工作； （3）摆药贴签核对人员发现不合理输液标签等问题集中上报审方人员统一处理，保证摆药贴签核对质量； （4）工作完成后填写贴签核对工作的各项文字记录并签名，如实记录，不得随意涂改； （5）做好当班次的交接班工作		
		贴签： （1）检查相关用物及溶媒的摆放是否合理，无误后方可进行贴签核对工作； （2）将贴签完成的溶媒置于相应批次的核对筐内，核对完成后将贴签核对完成的溶媒放于指定位置待摆药； （3）贴签结束后整理清洁液体箱及贴签机		
		摆药： （1）药品拨盖； （2）在放有贴签核对完成溶媒的药框中摆入对应药品，核对完成后，将药品按混合调配任务放置相应调配间的传递窗/仓； （3）摆药人员带领工勤人员负责摆药结束后的清场、清洁、消毒工作		
	加药与 整理	（1）统排机加药时核对外观、规格、数量，检查原批号，与统排机原有药品效期进行比对，及时调整； （2）每日按需安排加药工作，对统排机内短缺的药品进行补充以保证排药需求； （3）对大批量用药品种拨盖、定量装盒； （4）指导工勤人员输液上架及拆包装工作，核对正确后上架，做到近期先用，先拆先用； （5）整理药架，每天上班后，下班前整理所有药架		
	其他	应急状况处理： 发生应急事件时，按相应应急预案妥善处理，并及时报告组长		
		带教带习： 解答学员疑问，给予工作指导		
		培训： （1）参加静配中心继续教育培训； （2）参加科室组织的业务学习； （3）参加静配中心文献分享及差错讨论		

3. 混合调配岗位说明书

表 2-2-3　混合调配岗位说明书

岗位信息	岗位名称	混合调配岗	所属部门	静脉用药调配中心
	岗位定员	×人	在岗人员	×人
任职要求	学历	大专以上	专业技术职务任职资格	药士及以上
	工作经验	/	其他	接受过相应岗位的专业知识培训并考核合格
工作环境与条件	工作区域	调配间	工作设备	生物安全柜、水平层流台、振荡器
职责概述	从事静脉用药集中调配工作			
具体工作职责	职责要项	具体职责		
	调配工作	(1) 调配人员要提前到岗,按规定洗手、更衣,正确着装后进入调配间;开机预热工作台,做好调配前的准备工作; (2) 调配前先扫描计费,绿灯调配红灯退药; (3) 调配前检查标签完整性,核对药品名称、规格、数量、剂量、批次等,发现问题及时反馈和处理; (4) 严格按照调配操作程序和无菌操作要求进行调配; (5) 操作前检查药品及一次性注射器或营养液输液袋的质量; (6) 操作时检查粉针是否溶解完全,调配完检查输液产品澄明度,并签字确认; (7) 将调配好的成品输液及时经传递窗送到仓外,进入成品输液复核区; (8) 工作完成后填写调配工作的各项文字记录并签名,如实记录,不得随意涂改		
	整理补充	(1) 调配人员负责工作区域的清场及卫生工作,随时保持调配间、洁净工作台的清洁和整齐。工作完成后,做好调配间、所用器具及设备的清洁、消毒工作,关闭净化系统,及时做好各项操作记录; (2) 调配人员负责补充次日调配用一次性注射器、消毒用品、包装容器与消耗品等,定位存放;保证器材辅料等品种、规格、数量和效期符合质量规定,满足调配的需要; (3) 调配人员参加药品的定期盘点工作,盘点数要准确,误差在允许范围内		
	其他	应急状况处理: 发生应急事件时,按相应应急预案妥善处理,并及时报告组长		
		带教带习: 解答学员疑问,给予工作指导		
		培训: (1) 参加静配中心继续教育培训; (2) 参加科室组织的业务学习; (3) 参加静配中心文献分享及差错讨论		

4. 成品输液核查岗位说明书

表 2-2-4　成品输液核查岗位说明书

岗位信息	岗位名称	成品核查岗	所属部门	静脉用药调配中心
	岗位定员	×人	在岗人员	×人
任职要求	学历	大专以上	专业技术职务任职资格	药师及以上
	工作经验	/	其他	接受过相应岗位的专业知识培训并考核合格
工作环境与条件	工作区域	成品核查区	工作设备	电脑、扫描枪
职责概述	从事静配中心的成品输液核查，确保成品输液质量安全			
具体工作职责	职责要项	具体职责		
	成品核对	(1) 成品输液复核药师将输液从传递窗中运达到不锈钢台进行成品输液核对； (2) 核对输液标签，查看病人病区、床号、姓名、给药日期时间是否正确； (3) 成品输液复核药师须按输液标签内容，逐一核对空西林瓶、空安瓿的药品名称、规格、数量，以确认成品输液中各种药物的实际使用剂量是否正确，如遇有非整瓶/支用量的应认真查看是否有指定标志及双签名。特别要高度警惕高警示药品和危害药品的剂量、用法与调配的正确性； (4) 须严格核对把关，对输液所用的溶媒名称、溶媒体积、成品输液的体积、颜色、密闭性、不溶性微粒等进行检查；一旦发现调配有误或有疑问，立即停发，及时进行处理，确保万无一失，并做记录； (5) 发现不合理用药医嘱、漏液、混合调配错误等问题，集中上报审方人员统一处理，保证成品输液核对包装质量； (6) 查看输液标签是否有"审核""摆药""核对"及"调配"的签名或盖章，核对无误后在标签"成品复核"处签名或盖章确认。将空安瓿/西林瓶分类放入医疗垃圾袋； (7) 负责核对结束后，整理、清洁、消毒工作区域		
	退药	(1) 先退药扫描，确认退药。取出药品按统排机提示及时准确归置药品及空白输液； (2) 发出的药品由病区退回，成品输液原则上不予退回； (3) 退药原因为不良反应的及时申报		
	其他	电话咨询： 接待院内其他科室电话咨询，耐心解答		
		应急状况处理： 发生应急事件时，按相应应急预案妥善处理，并及时报告组长		

	职责要项	具体职责
具体工作职责	其他	带教带习： 解答学员疑问，给予工作指导
		培训： (1) 参加静配中心继续教育培训； (2) 参加科室组织的业务学习； (3) 参加静配中心文献分享及差错讨论

5. 成品分拣包装发放岗位说明书

表2-2-5 **成品分拣包装发放岗位说明书**

岗位信息	岗位名称	成品分拣包装发放岗	所属部门	静脉用药调配中心
	岗位定员	×人	在岗人员	×人
任职要求	学历	/	专业技术职务任职资格	/
	工作经验	/	其他	接受过相应岗位的专业知识培训并考核合格
工作环境与条件	工作区域	成品分拣区、成品发放间	工作设备	电脑
职责概述	从事静配中心成品输液的分拣、包装及发放工作			
	职责要项	具体职责		
具体工作职责	分拣包装发放	(1) 将复核完成的成品输液送至分拣机进行分拣，分拣完成后用适宜的包装袋按病区包装好； (2) 将危害药品分开包装，避免输液交叉污染，并在危害药品的外包装上贴上醒目的危害药品标志； (3) 带领工勤人员将包装好的成品输液和复核交接单按病区分别整齐放置于有病区标志的周转箱内，周转箱加锁或封条； (4) 填写成品运送交接登记表，转运至物流出口与工勤人员交接。指挥工勤人员运送成品输液到各个病区，督促病区护理人员验收成品输液的数量和质量，要求其签收，内容包括：交接时间、输液总袋数、签名； (5) 成品输液发放人员发放运送过程中发现科室混淆、漏液等问题，集中上报审方人员统一处理，保证药品质量； (6) 经核对合格的成品输液，登记发药批次登记表，转运至物流出口与工勤人员交接； (7) 成品输液发放送送结束后，成品输液发放人员负责成品输液发放结束后的整理、清洁、消毒工作； (8) 成品输液发放人员要认真做好发放运送工作的各项文字记录并签名，如实记录，不得随意涂改		

	职责要项	具体职责
具体工作职责	其他	电话咨询： 接待院内其他科室电话咨询，耐心解答
		应急状况处理： 发生应急事件时，按相应应急预案妥善处理，并及时报告组长
		带教带习： 解答学员疑问，给予工作指导
		培训： （1）参加静配中心继续教育培训； （2）参加科室组织的业务学习； （3）参加静配中心文献分享及差错讨论

6. 清场清洁消毒岗位说明书

表 2-2-6　清场清洁消毒岗位说明书

岗位信息	岗位名称	清洁消毒管理岗	所属部门	静脉用药调配中心
	岗位定员	×人	在岗人员	×人
任职要求	学历	/	专业技术职务任职资格	/
	工作经验	/	其他	接受过相应岗位的专业知识培训并考核合格
工作环境与条件	工作区域	静脉用药调配中心	工作设备	/
职责概述	负责非净化控制区、净化区、辅助工作区设施设备的清洁消毒工作			
具体工作职责	职责要项	具体职责		
	清场	（1）每天操作结束后，应当彻底清场，将使用过的物品依次放回原来的位置，将生活垃圾、医疗废物垃圾、废液整理好放于废物暂存间； （2）每天更换垃圾袋并保证垃圾分类处理； （3）工作完成后填写清场工作的各项文字记录并签名，如实记录，不得随意涂改		
	清洁消毒	（1）每日对静配中心内部进行清洁消毒，擦拭时清洁由污染程度低的区域至污染程度高的区域，消毒由无菌要求高的区域至无菌要求相对低的区域； （2）及时清洗消毒工作服、用品用具等确保工作正常开展； （3）含氯消毒剂每次使用前检测有效浓度； （4）工作完成后填写清洁消毒工作的各项文字记录并签名，如实记录，不得随意涂改		

具体工作 职责	职责要项	具体职责
	其他	应急状况处理： 发生应急事件时，按相应应急预案妥善处理，并及时报告组长
		培训： 参与静配中心继续教育培训

7. 药品耗材管理岗位说明书

表 2-2-7　药品耗材管理岗位说明书

岗位信息	岗位名称	药品耗材管理岗	所属部门	静脉用药调配中心
	岗位定员	×人	在岗人员	×人
任职要求	学历	大专以上	专业技术 职务任职 资格	药师及以上
	工作经验	/	其他	接受过相应岗位的专业 知识培训并考核合格
工作环境 与条件	工作区域	二级库、耗材库	工作设备	电脑、电话
职责概述	从事静配中心药品、耗材、物资管理工作，保证供应，满足工作需求			
具体工作 职责	职责要项	具体职责		
	药品账物 管理	药品申领： (1) 根据电脑系统提供的药品现有库存量、周消耗量、货位空间和药品效期情况综合确定静配中心领药量适量请领； (2) 通过药房管理系统进行领药申请，输入所要领取药品的代码，确认规格、单位、数量		
		药品入库： (1) 领进药品时核对出库单，确保外观质量及药品名称、规格、数量、批号、效期等与出库单相符，在电脑中确认入库； (2) 进行药品仓位存放，注意批号、效期先后，做到先产先出、近期先出		
		药品整理与上架： (1) 严格按照药品储存条件保管药品，每日按需安排加药工作——药品上架，按照药库药品信息及时做好药品信息维护； (2) 补充的药品在待验区拆除大包装，同时查看药品的有效期、生产批号、药品质量等，严防错位； (3) 补充药品时摆放整齐，应按先产先出，近期先出的原则，不同批号有明显区分，严防效期混乱； (4) 每日对统排机内短缺药品进行补充，协助摆药核对药师加药上架； (5) 指导工勤人员输液上架及拆小包装工作，核对正确后上架，做到近期先用，先拆先用		

	职责要项	具体职责
具体工作职责	药品账物管理	药品盘点及账物管理： （1）定期（每月一次）进行全库药品的盘点，检查实物和账目的相符性； （2）危害药品盘点与账物管理工作：对危害药品的支出，结存数进行每日盘点，做到账物相符； （3）盘点后进行盘盈盘亏操作调整库存，进行盈亏分析
	耗材账物管理	耗材申领： （1）根据库存量和使用量进行申领，数量应合理； （2）通过消耗品管理系统进行申请，输入所要领取物品名称、规格、数量
		耗材入库： （1）申领的各种医用耗材和物料等必须严格按照验收程序进行，严格把关；验收合格后方可入库，不符合要求或质量有问题的应及时反馈供应处进行退货。一般验收程序为：外包装检查、开箱验收、数量验收、质量验收； （2）收货时与配送人员当面点清、交接，防止差错发生。对验收情况必须详细记录，严格按产品的品名、规格、型号、数量逐项验收，对与出库单不符的情况，应做记录，以便及时与供应处仓库管理员反馈； （3）无菌物品入库时，应严格抽检，检查包装是否潮湿、密封性、完整性、有效期、失效期、批号、产品合格证等，做好抽检记录
		耗材整理与上架： （1）应当有适宜的储存室，按其性质与储存条件要求分类定位存放，不得堆放在过道或洁净区内； （2）补充的耗材在待验区拆除大包装，同时查看药品的有效期、生产批号、药品质量等，严防错位； （3）补充耗材时摆放整齐，无菌物品与非无菌物品分别放置、标示清晰醒目，按有效期先后顺序摆放，近效期的先用，不得与其他物品混放
		耗材盘点及账物管理： （1）填写《一次性耗材领用登记表》； （2）定期（每月一次）进行全库耗材的盘点，检查实物和账目的相符性
	养护管理	不合格药品管理： （1）不合格药品（如药品变质、破损等），存放于不合格药品区，进行登记，定期将药品送药库处理，药品还原时由药库签字确认； （2）不合格药品记录，登记药品名称、数量、批号、效期、生产厂家、不合格原因、经手人等

	职责要项	具体职责
具体工作职责	养护管理	损耗药品管理： 损耗药品需有记录，在组长审核确认后，月底盘点时进行账物处理并总结记录
		药品效期管理： (1) 盘点时，登记药品效期，对效期一年内的药品进行统计登记，做"药品效期表"，以便重点关注； (2) 定期（每月5日前）进行药品批号检查，记录药品有效期，根据所进药品批号、效期及时更新效期表； (3) 对于近期药品（6个月内）或滞销药品与其他药房联系办理药品的调拨； (4) 办理药品调出时，根据对方药房的需求计划办理，在系统中确认药品调出； (5) 对于接受调拨的药房，验收药品入库，并于系统确认调入确认操作； (6) 对于滞销药品或不能处理的近期药品，与药库联系办理药品退回处理并进行登记
		存放环境管理： (1) 登记与药品、耗材质量有关的空调、冰箱，温度计的检测情况，填写"温湿度登记表"，超过正常范围及时采取相应措施，设备运行失常立即报告组长； (2) 室内安全及卫生的控制管理。注意防水、防火、防电、防爆、防潮、防盗、霉变、生锈、失效，一旦发生问题及时报告并处理
	其他	电话咨询： 接待院内其他科室电话咨询，对有关药品问题（如药品供应等）耐心解答
		应急状况处理： 发生应急事件时，按相应应急预案妥善处理，并及时报告组长
		带教带习： 解答学员疑问，给予工作指导
		培训： (1) 参加静配中心继续教育培训； (2) 参加科室组织的业务学习； (3) 参加静配中心文献分享及差错讨论

8. 设备信息管理岗位说明书

表 2-2-8　设备信息管理岗位说明书

岗位信息	岗位名称	信息设备管理岗	所属部门	静脉用药调配中心
	岗位定员	×人	在岗人员	×人
任职要求	学历	大专以上	专业技术职务任职资格	药师及以上
	工作经验	/	其他	接受过相应岗位的专业知识培训并考核合格
工作环境与条件	工作区域	静脉用药调配中心	工作设备	静配中心设备及网络
职责概述	从事设备档案管理、简单故障维修、机房巡查等设备网络相关工作			
具体工作职责	职责要项	具体职责		
	设备文档管理	(1) 负责建立仪器设备档案和状态标识管理； (2) 检查各种仪器设备使用记录； (3) 做好仪器设备养护、维修、检测记录； (4) 负责调查分析仪器设备故障原因，提出整改方案		
	设备维护与保养	(1) 定期检查净化工程系统的稳定性和安全性，并做好记录； (2) 定期巡检洁净区以保证洁净区域的地板、墙壁、天花板完好、无损坏，若发现有裂缝，应及时安排修理； (3) 应定期对过滤器清洗或更换； (4) 定期检查操作台的风压，以及不锈钢台面有无锈迹，如有则应及时清除； (5) 安排对整个洁净系统的定期监测：压差、高效过滤器风速等； (6) 负责维修静配中心的其他设备，若不能处理及时联系工程师； (7) 工作完成后填写设备维护与保养工作的各项文字记录并签名，如实记录，不得随意涂改		
	电子信息管理	(1) 负责科室电脑文件整理； (2) 信息系统出现故障时，应及时联系医院信息中心，尽快排除网络故障		
	其他	应急状况处理： 发生应急事件时，按相应应急预案妥善处理，并及时报告组长		
		带教带习： 解答学员疑问，给予工作指导		
		培训： (1) 参加静配中心继续教育培训； (2) 参加科室组织的业务学习； (3) 参加静配中心文献分享及差错讨论； (4) 定期进行设备及信息系统相关知识培训		

9. 院感管理岗位说明书

表 2-2-9　院感管理岗位说明书

岗位信息	岗位名称	院感环境管理岗	所属部门	静脉用药调配中心
	岗位定员	×人	在岗人员	×人
任职要求	学历	大专以上	专业技术职务任职资格	药师及以上
	工作经验	/	其他	接受过相应岗位的专业知识培训并考核合格
工作环境与条件	工作区域	静脉用药调配中心	工作设备	激光尘埃粒子计数器
职责概述	负责静配中心环境监测工作			
具体工作职责	职责要项	具体职责		
	环境控制	（1）认真学习和组织落实医院感染管理方面的法律、法规及技术规范、标准；监督落实医院隔离制度； （2）按照《静脉用药调配中心建设与管理指南（试行）》要求，定期进行环境卫生学监测及消毒灭菌效果监测，如调配间沉降菌及尘埃粒子监测、物表监测等； （3）对消毒液和一次性使用无菌用品定期检查；杜绝过期物品，禁止一次性使用的医疗用品重复使用； （4）督促静配中心人员执行无菌操作技术、消毒灭菌与隔离、个人防护制度，以及医疗废物的管理工作； （5）监督执行手卫生的各项工作； （6）做好工勤人员的卫生学管理； （7）组织完成管理部门安排的其他消毒隔离工作任务； （8）负责与院感部的工作协调； （9）工作完成后填写院感工作的各项文字记录并签名，如实记录，不得随意涂改		
	废弃物处置	（1）监督工勤人员每天定时将医疗废物集中收集处置，并指定时间将其交送给医疗废物集中处置员处理； （2）医疗废物须用黄色专用垃圾袋装放，遵循一天一清的原则，当天垃圾当天处理完毕； （3）将一次性注射器、空安瓿装入利器盒，将其暂时存放在废弃物暂存间； （4）应当对医疗废物进行登记，登记内容包括医疗废物的来源、种类、重量或者数量、交接时间、处置方法、最终去向及经办人签名等项目，登记资料至少保存3年； （5）医疗废物的暂时储存设施、设备应当定期消毒和清洁		

	职责要项	具体职责
具体工作 职责	其他	应急状况处理: 发生应急事件时,按相应应急预案妥善处理,并及时报告组长
		带教带习: 解答学员疑问,给予工作指导
		培训: (1) 参加静配中心继续教育培训; (2) 参加科室组织的业务学习; (3) 参加静配中心文献分享及差错讨论;负责组织静配中心院感 小组会议;负责每月手卫生考核

四、静脉用药调配中心人员配置需求评估方法

(一) 根据工作量评估

目前国内静配中心的工作人员主要由药学专业人员、护理人员和工勤人员组成。按照《静脉用药调配中心建设与管理指南(试行)》规定,静配中心应配备数量适宜、结构合理的药学专业技术人员和工勤人员,一般可按照每人每日平均调配 70~90 袋(瓶)成品输液的工作量配备药学专业技术人员。根据各医院静配中心人力资源管理模式,药学专业人员和护理人员的配置占比有所区别。如某肿瘤医院静配中心采用全药管理型的人力资源管理模式。该中心共 21 人,其中药学人员 8 人,护理人员 13 人,仅设 1 名药学负责人,日配送量1200 瓶左右(经调配的成品输液)。某院静配中心采取以药为主型的人力资源管理模式,包括进行加药的调配人员均为药学人员,共 14 人,设有 1 名药学负责人,日配送量也是 1200 瓶左右(经调配的成品输液)。以每人每日平均加药调配 70~90 袋(瓶)成品输液的工作量作为评估标准,后者的人员配置需求基本满足要求,而前者人员配置有过剩现象。

(二) 根据工作时间评估

合理的人员配置不仅能节约人力资源成本,还能在确保工作质量的同时提高工作效率。有研究表明,应用工时测定法可以测算在理想工作模式下静配中心合理的人员配置数量,从而评估静配中心人力资源配置的需求。研究采用秒表对静配中心各岗位工作人员每日的工作时间进行跟踪测量,逐项记录,将测

量结果录入 Excel 软件建立数据库，进行分类汇总统计。通过以下计算公式可计算出合理的人员配置需求。

$$药师人数 = \frac{每年药师工作内容总耗时间}{每名药师每年工作时间} \times 休息系数$$

$$\begin{aligned}每年药师工作内容总耗时间 = &审查医嘱总时间 + 摆放药品时间 +\\ &调配药品总时间 + 准备时间 + 清场时间 +\\ &交班时间 + 业务学习时间\end{aligned}$$

$$每名药师每年工作时间 = 每天工作时间 (7.5 \text{ h}) \times 365$$

$$休息系数 = \frac{365}{365 - 休息时间}$$

$$休息时间 = 周末休息时间 + 节假日 + 公休年假 + 病、事、产、婚假$$

例如，某大型医院的静配中心目前承担 48 个病区所有长期医嘱的静脉药物集中调配工作，平均每天输液调配量为 3500 组，共有 37 名药学专业技术人员。通过应用工时测定法研究计算，在理想工作模式下，静配中心应该配备的药师人数为 26 人，但现有工作人员 37 人，存在药学技术人员配置过剩的问题。

（三）静脉用药调配中心人员配置需考虑的其他问题

通过工作量和工作时间来评估静配中心的人力资源配置虽然具有一定的科学性，但是还应当考虑实际存在的一些其他问题，如年龄、性别、人员流动性、职称、工作性质等。当处于育龄期的女性数量过多时，会导致休产假频率较高，因此在人员配置时还需要考虑育龄期女性工作人员的产假问题。静配中心的工作单调，且需高度集中注意力以防止发生差错，工作期间应适度休息以确保工作质量，这需要增加工作间隙，也就代表着需要增加人力资源配置。此外，新招聘的工作人员工作经验不够丰富，不能达到较高的工作效率，这也是需要考虑的。

第三节　静脉用药调配中心人力资源培训管理

一、培训与胜任力概述

（一）员工胜任力概述

胜任力是指能将某一工作中有卓越成就者与普通者区分开来的个人的深层次特征，它可以是动机、特质、自我认知、态度或价值观、某领域知识、认知或行为技能——任何可以被可靠测量或计数的并且能显著区分优秀与一般绩效的个体的特征。通俗来讲，胜任力就是个体完成任务时所掌握的相关知识、采取的工作态度、运用的相关技巧及员工自身的社会责任感，员工的胜任力可以直接影响该员工工作的完成情况及绩效。一般来讲，员工的胜任力能够通过完整的培训体系进行发掘及提升。在现代医院管理中，人力资源管理也面临一系列的社会经济变化，组织更加依赖员工所具备的能够适应社会发展的能力。那些专业性和能力很强的员工逐渐成为组织的核心竞争力。可以说，现代医院的人力资源管理就是员工胜任能力资源的管理。胜任力对于预定目标的影响是可以衡量的，组织可以利用胜任力的可衡量性来评价其领导者目前在胜任力方面存在的差距及未来需要改进的方向和程度。在不同时期、不同阶段，胜任力不同，单位或组织需要通过培训等方式来促使领导者、员工适应社会经济的发展。

胜任力模型是指构成每一项工作所必须具备的胜任力总和。一个完整的胜任力模型，通常包含一个或多个群组，而每个群组又包含若干个胜任力特征，且每个胜任力特征都含有一个描述性定义及 3~5 级行为描述或在工作中可以展现出这个才能的特定行为。胜任力模型在人力资源管理活动中起着基础性、决定性的作用。它分别为单位的工作分析、招聘任用、报酬晋升、考核评估、培训发展和人员激励等方面提供强有力的依据，并发挥着重要作用。首先，它具有更强的工作绩效预测性，能够更有效地为选拔、培训员工和为员工的职业生涯规划、奖励、薪酬设计提供参考标准。在招聘和任用中，可根据不同层级岗位要求的胜任力，有针对性地开发结构化面试题库，设置有效的问题。在面试过程中，通过考察应聘者是否具备岗位胜任力模型所要求的关键行为，提高招聘的成功率。同时，胜任力评估结果还可用于对现有人员的调整，使具备不同能力的人匹配适合的岗位。其次，胜任力是根据组织的结果导向选择的，那么按照胜任力的要求评价员工的绩效并据此进行激励和开发就能引导组织向既定的方向发展，实现其战略目标。最后，建立一个序列内的职业发展阶梯，明确每一发展阶段对胜任力的要求，并建立不同专业序列之间的发展通道，可以达到有效吸引、保留、激励员工的目的。

（二）药师药学服务胜任力模型

药学服务是药师应用药学专业知识向公众提供直接、负责任的，与药物使用有关的服务，以期提高药物治疗的安全性、有效性与经济性，改善公众的生活质量。为加强药师队伍建设，提升药师药学服务能力及水平，促进健康中国建设，中国药师协会发布了《药师药学服务胜任力评价标准（试行）》（表2-3-1）。该标准对药师的药学服务行为与能力进行了规范，设定了相应的量化指标，对推动药师药学服务能力评价的科学化、标准化、规范化，体现药师价值，促进行业自律与和谐有序发展具有重要作用。该标准科学地引导了药学教育的课程设置、药师资格准入标准的制定和继续教育方案的设计，可作为用人单位对药师选拔和绩效管理的工具，以及药师自主提高药学服务能力的参照。

表2-3-1　药师服务胜任力模型的评价指标、权重与释义

一级指标 （权重）	二级指标 （权重）	释义
一、个人素质（10%）	诚实守信 （1.80%）	忠诚正直，信守承诺，遵纪守法，遵守制度规定和社会道德规范
	认真负责 （1.50%）	以自觉的态度树立对国家和社会、家庭和集体、他人和自己所担负责任的认识、情感和信念，并付诸行动
	爱岗敬业 （2.90%）	热爱自己的职业，有良好的职业道德和强烈的职业使命感，忠于职守，乐于奉献。工作兢兢业业、任劳任怨。根据岗位职责和工作要求，积极主动开展工作
	服务意识 （1.30%）	具有为公众提供热情、周到、主动服务的意愿，自觉做好服务工作的一种观念和愿望
	严谨有序 （2.50%）	对待学习和工作能做到严肃、认真、细致、周全；重视规则和秩序；对工作中的各项事物按照紧迫性、重要性区分优先等级，有计划、有步骤地安排工作进程，确保工作有条不紊地进行

一级指标 （权重）	二级指标 （权重）	释义
二、基本知识（12%）	心理学知识 （2.64%）	掌握基础的心理学知识，关注服务对象的心理变化，有针对性地进行心理沟通、疏导和服务
	药学计算知识 （3.24%）	掌握药物使用所需的给药剂量、浓度、单位转换、疗程等的计算，尤其针对特殊人群（儿童、老年人、孕妇及哺乳期妇女、肝肾功能不全病人等）
	计算机知识 （2.04%）	熟练运用计算机和办公室软件处理、分析并解决问题
	外语知识 （2.04%）	了解国内外医药的新动态、新技术及新知识，并运用其进行交流和服务
	统计学知识 （2.04%）	了解统计学的基本理论和方法，并运用其进行数据处理和统计分析
三、基本技能（14%）	临床思维能力 （1.96%）	运用理论和实践所获得的知识融会贯通于药学实践中，对具体临床现象进行思路清晰、逻辑性强的分析和思考，并做出符合实际的判断的能力
	解决问题能力 （2.80%）	运用已掌握的知识、经验、技能，借助于各种思维活动和行动来处理和解决问题
	团队合作能力 （2.52%）	在团队中，能主动征求他人意见，与他人共享信息，互相尊重，互相鼓励，为了团队共同的目标与大家通力合作完成任务的能力
	采集和分析信息能力 （2.24%）	通过传媒、会议和人际交流等多种途径，加速获得大量信息，并经过归纳和整理，综合分析，转化为系统的、具有较强操作性和指导性的意见和建议
	沟通协调能力 （2.38%）	善于交流，妥善处理各种人际关系，促进相互理解，具有获得他人支持和配合的能力
	学习发展能力 （2.10%）	不断学习，增加学识、提高技能，通过汲取自己和他人的经验教训、科研成果等方式，获得有利于未来发展的能力
四、专业知识（22%）	相关法律法规知识 （5.50%）	熟悉《中华人民共和国药品管理法》等相关的法律法规及药事管理等相关规定
	临床医学知识 （4.84%）	掌握基本医学相关知识并运用于药学服务实践中
	药物治疗学知识 （5.72%）	掌握临床药物治疗学基本知识，参与和配合临床药物治疗
	药学专业知识 （5.94）	掌握现代药物和传统药物的药理学、药剂学、药物分析、药物化学等专业知识

续表

一级指标 （权重）	二级指标 （权重）	释义
五、专业技能（22%）	处方调剂能力（5.06%）	认真审核处方，准确调配药品，正确书写药袋或粘贴标签；向病人交付药品时，应当进行用药交待和指导；开展处方点评工作
	药学咨询能力（6.60%）	解答公众关于药品的名称、主要成分、适应证/功能主治、剂型、规格、用法用量、不良反应、禁忌、注意事项、特殊病人用药、相互作用、临床试验、药理毒理、药物代谢动力学、贮藏、包装、有效期、生产企业、特殊药品管理方法及药品价格等问题；开展用药指导和知识宣教
	药物治疗管理能力（4.18%）	在药物使用过程中，通过对用药方案、用药过程、用药指导、药学监护计划、药物疗效及安全性、不良反应、治疗药物监测、各种实验室检查数据、药物治疗的干预性意见，以及病人健康教育的适时跟进、分析、协调沟通和统筹规划，尽可能使病人获得最佳治疗效果的能力
	药物治疗评价能力（6.16%）	对药物的有效性、安全性及经济性进行评价，制订适当的治疗方案，促进临床合理用药的能力
六、内驱力（20%）	影响力（6.60%）	能够通过专业能力、人际关系、个人魅力等影响他人，使其接受自己的观点或使其产生预想行为的能力
	成就感（6.40%）	有强烈的追求工作成功的愿望，挑战自我，关注自身职业生涯的发展，追求事业的成功和卓越
	同理心（7.00%）	能够站在对方立场设身处地地思考问题，能够认真倾听、换位思考、表达尊重、情绪自控、理解他人的立场和感受

（三）培训与全面质量管理

全面质量管理就是一个组织以质量为中心，以全员参与为基础，目的在于让顾客（病人）满意和本组织所有成员及社会受益而达到长期成功的管理途径。全面质量管理的核心思想是以顾客为导向、适用性为标准，持续改进。全面质量管理强调，为了取得真正的长期效益，要将顾客至上作为一种经营理念，融入质量方针中。传统管理思想的核心是"质量控制"，是一种静态的管理。全面质量管理强调有组织、有计划、持续地进行质量改进，以不断满足市场需求，是一种动态的管理。全面质量管理不仅要考虑服务质量，还要考虑经济性和质量成本，即真正的经济效益。因此，全面质量管理应在确保质量的前提下降低成本，减少不必要损失和各种浪费，正确处理好服务质量与经营效益两方面的问题。总之，全面质量管理就是要在充分考虑经济效益和质量成本的条件下，组织管理质量、维护质量和提高质量的活动，使之成为一个有机统一的体系。

从全面质量管理的指导思想可以看出，人是决定性因素，人力资源管理是全面质量管理的一项重要内容。质量第一贯穿着全面质量管理的始终。而产品质量取决于过程质量，过程质量取决于工作质量，工作质量取决于人的质量，即人的素质，所以全面质量管理应以提高员工的胜任力为前提。培训可以提高员工技术、能力水平，是提高员工素质与胜任力的一个重要方式。员工上岗后也需要不断地进步、提高，参加更高层次的技术升级和职务晋升等方面的培训，使各自的专业知识、技术能力达到岗位规范的高一层标准，以适应社会发展所带来的未来岗位胜任力的变化。培训还可以向员工讲解组织的价值观，培养员工的行为规范、学习习惯，形成良好、融洽的工作氛围，增强工作满意度和成就感，同时还可以增强员工对组织的认同感，增强员工与员工、员工与管理人员之间的凝聚力及团队精神。

二、静脉用药调配中心培训内容

（一）常规培训

静配中心的常规培训主要包括岗前培训，在岗业务培训，院感知识培训，医德医风和职业道德培训，用药安全相关的法律法规的学习培训，特殊管理药品、抗菌药物管理与静脉输液管理专题培训等。

1. 岗前培训

岗前培训的目的是让新聘员工明白静配中心的工作任务，即了解具体工作内容和工作流程、合理用药规范的专业原则、医嘱评估的要点、如何提高效率，以及静配中心不同岗位的工作标准。

2. 在岗业务培训

药学技术人员不仅要熟知药品说明书，也要深入临床、紧跟前沿，不断提高自己的专业水平，为病人提供更好的服务。在岗业务培训内容包括药学专业知识学习、临床用药知识学习、疾病与药物治疗方案学习、差错的发生与预防学习等。主要采取自学与授课相结合的方式，药学专业知识学习主要通过自学的方式；临床药师进行药学相关培训；临床医师进行疾病与治疗方案培训，并就用药相关内容展开探讨，提升医疗能力的同时也能促进临床的合理用药；各岗位的小组负责人就差错进行针对性分析授课。通过反复的专业业务培训，不断提升静配中心工作人员的业务能力。

3. 院感知识培训

定期开展院感知识培训可不断强化静配中心工作人员对预防院感的认知，将院感的预防和控制工作始终贯穿于医疗活动，从而提高对院感的防范意识，提高药学服务质量。

4. 医德医风和职业道德培训

以改进服务作风、改善服务态度、提高服务水平为中心，认真落实已制定的规范与制度，定期举办职业道德、医德医风专题讲座，从各方面加强职业道德教育、职业纪律教育，强化服务意识，转变服务观念。

5. 用药安全相关的法律法规的学习培训

通过定期学习《中华人民共和国药品管理法》《中华人民共和国药品管理法实施条例》《医疗机构药事管理办法》《处方管理办法》《抗菌药物临床应用管理办法》《抗菌药物临床应用指导原则》《麻醉药品和精神药品管理条例》《静脉用药集中调配质量管理规范》及《静脉用药集中调配操作规程》等文件，全面落实国家和医院各项管理制度，规范相关的医疗活动。

6. 特殊管理药品、抗菌药物管理与静脉输液管理专题培训

加强特殊管理药品的管理，对药品的购进、验收、储存、使用等环节定期进行专项培训。定期专题学习抗菌药物合理使用相关知识，内容包括抗菌药物相关法律法规、规章和规范性文件，抗菌药物分级管理制度，抗菌药物不良反应的防治，细菌耐药与抗菌药物相互作用等。

（二）专岗培训

除了常规培训之外，静配中心的一些岗位还需进行专岗培训，如审方药师的岗位培训。医嘱审核是静脉药物调配关键的第一步，把好医嘱审核关，审方药师必须熟悉医院的用药情况和药品的各种性能，熟练掌握药品使用的溶媒种类、溶媒体积、常用剂量、最大浓度、配伍禁忌、滴速、调配后药物的稳定性等；同时，也要熟悉相关法律法规、制度及规程。因此，对于审方岗位需要定期开展静配中心及药学相关知识培训并进行考核。

三、培训质量评价

静配中心是一个独立且重要的部门，需要培训的内容较多。培训质量评估是培训管理流程中的一个重要环节，是衡量培训效果的重要途径和手段。通过评估可以知道培训使学员的知识得到了怎样的更新，学员的工作表现产生了怎样的变化，对当年培训的效果有一个明确的反馈，也能更好地改进下一年度的培训工作。

（一）对带教教师的评价

对带教教师的评价，采用问卷调查，具体见表 2-3-2。

表 2-3-2　静配中心师资教学能力评价表（示例）

评价项目	评价内容	各项分数	实际得分
教学态度	带教意识强，有责任感，注重言传身教	10	
	严格按照细则大纲要求进行全面带教指导	10	
	对学员严格管理、考核，正确、公正、及时地对学员做出评价	10	
教学内容与教学方法	（1）创造教学条件，完成教学任务（理论及操作）；（2）清楚解释学员提出的问题，积极反馈学员的意见和建议	10	
	（1）指导学员技能操作，严格遵守无菌操作规范，及时纠正错误；（2）指导学员严格遵守"三查七对"原则	15	
	带教中注意启发式、诱导式教学，结合临床实例，加强对学员临床思维能力的培养，提高临床工作中的判断能力、应急能力、沟通能力	10	
	注意对学员医德的培养，并对其工作态度及思想表现进行认真考核	10	
	认真要求学员遵守医院劳动纪律及各项规章制度	5	
教学效果	学员经过培训，各方面均有所提高，达到培训细则大纲要求	10	
综合印象	对带教教师的总体印象（教学态度、理论知识、操作能力等）	10	
合计			

（二）对参培学员的评价

对参培学员的评价主要包括两方面：一是基础理论知识和操作技能考试，二是综合情况考核。基础理论知识考试由授课老师根据当日的授课内容出题。操作技能考试参照标准操作打分细则实施，具体见表2-3-3。

表2-3-3　静配中心参培学员综合情况评价表（示例）

考核内容	标准分	实际得分	说明
一、思想品德素质（10分）			
1. 医德医风、服务态度	5		科负责人考核
2. 医疗安全、劳动纪律	5		科负责人考核
二、业务考核（75分）			
（一）临床实践能力（60分）			
1. 审方能力	5		科负责人考核
2. 药物基本理论知识掌握水平	5		科负责人考核
3. 基本技能操作考试	15		科负责人考核
4. 相应专科理论考试	15		科负责人考核
5. 分析判断问题的能力	10		科负责人考核
6. 与同事沟通协调的能力	5		科负责人考核
7. 理论和临床实际结合的能力	5		科负责人考核
（二）工作量完成情况（15分）			
处方审核、摆药、冲配、复核等	15		科负责人考核
三、阅读专业文献掌握能力（8分）			
1. 阅读专业文献≥4篇（<1篇得0分）	4		科负责人考核
2. 综述、论文发表或读书报告≥2篇（<1篇得0分）	4		科负责人考核
四、教育培训（7分）			
1. 参加院级学术活动情况	4		科负责人考核
2. 参加科室学习、听课情况	3		科负责人考核

考核内容	标准分	实际得分	说明
指导老师签名：	合计 得分		
科负责人审核意见：等级为优秀（　）	合格（　）	不合格（　）	
科负责人签名：		年　　月　　日	

第四节　静脉用药调配中心员工的职业生涯规划

一、职业生涯规划概述

（一）定义

职业生涯规划简称"生涯规划"，又叫职业生涯设计，是指个人与组织相结合，在对一个人职业生涯的主客观条件进行测定、分析、总结的基础上，对自己的兴趣、爱好、能力、特点进行综合分析与权衡，结合时代特点，根据自己的职业倾向，确定最佳的职业奋斗目标，并为实现这一目标而做出行之有效的安排。

（二）目的和意义

职业生涯规划可帮助选择个人的职业发展道路。通过工作经验的积累而形成的职业发展方向，不仅反映个人的价值观与才干，也能反映个人潜在的需求和动机。个人关注某一职业工作过程，实际上就是个人自我真正认知的过程，认识自己具有什么样的能力、才干，并找到自己长期稳定的职业贡献区，从而决定自己将来的职业选择。

职业生涯规划可以帮助确定职业目标和职业角色形象。职业规划清楚地反映出个人的职业追求与目标。同时，根据职业规划还可以判断个人达到职业成功的标准，例如，技术或职能型的人，其志向和抱负在于专业技术方面的事业有成；而管理型的人，其职业成功在于升迁至更高的职位，获得更大的管理机会。因此，明确个人的职业规划可以帮助确定工作奋斗方向及成功的标准，从而确定职业角色形象。

职业生涯规划有助于提高个人的工作技能，提升职业竞争力。职业规划是个人经过长期寻找所形成的职业工作定位，是个人的长期贡献区。职业规划形成后，个人便会相对稳定地从事某种职业，这样必然累积工作经验、知识与技能。随着个人工作经验的丰富、知识的扩张，个人的职业技能将不断提升，个人职业竞争力也随之增强。

总之，职业生涯规划可以既有的成就为基础，确立人生方向，提供奋斗策略。职业生涯规划可塑造清新充实的自我，准确评价个人特点和强项，评估个人目标和现状的差距，准确定位职业方向，使人重新认识自身的价值并使其增值，发现新的职业机遇，增强职业竞争力，将个人、事业与家庭联系起来。

二、静脉用药调配中心员工职业规划

（一）不同职业规划方向

1. 专业技术人才

专业技术人才，顾名思义就是拥有特定的专业技术，并以其专业技术从事专业工作，成绩突出的人才。对于专业技术人才的培养，首先要进行岗位资格培训，即国家和组织要求的所有满足岗位基本能力（职业标准和道德要求）的培训。其次就是任职能力提升培训，即为了提升工作质量和满足个人成长需求所进行的更高层次的培训，包含职业晋升的提前培训、学历培训、外语培训、国外培训、新业务新知识培训等。药学专业技术职称分为药士、药师、主管药师、副主任药师、主任药师五个等级。一般来说，医院中的中高级职称名额都有限制，且都会设置各种晋升条件或考核机制，如科研、论文、教学等专项指标，这就更加需要对专业技术人才进行必要的职业规划和合理引导，以促进其稳健成长。

除专业职称的晋升以外，员工在静配中心应"术业有专攻"。静配中心应对员工工作情况的主客观条件进行分析、总结；员工对自己的兴趣、爱好进行综合考量与权衡；部门和员工一起深入探讨，确定其最佳的职业奋斗目标，并为实现这一目标制订行之有效的计划。

2. 科研人才

《医疗机构药事管理规定》指出，医疗机构应当结合临床药物治疗，开展临床药学和药学研究工作。由此可见，除了日常工作，科研也是药师重要的工作内容之一。静脉用药是风险很大的用药方式之一。静配中心作为医院药学重要的组成部门，非常有必要开展科研工作。但是，目前静配中心的研究生及以上高学历人才较少，总体的科研水平还比较低。据调查，很多静配中心的调查对象对科研有需求和兴趣，但仅有小部分调查对象掌握主要的科研方法或科研能力较强。对于科研人才的培养，首先就工作环境而言，科研的方向主要是成品输液质量、调配操作技术、临床合理用药及静配中心智慧化发展等，因此应注重加强对科研人才的职业规划，加强对科研人才科研方法、科研思路、科研写作等基本科研能力的培养。此外，还应加强对科研人才最新科研进展的追踪培训，使其多外出参加学术交流，了解学术界的动态。科研人才的培养有利于提高静配中心的软实力，同时为药学部的学科发展提供支撑。

3. 管理人才

医院管理专业化要求医院各个管理岗位的员工具有符合其专业标准和规范的知识体系、管理能力和职业道德，因此静配中心的管理人员通常由其内部工作人员产生。对于职业规划有管理意向的人才，其职业化建设应包含塑造形象、提升技能、修炼品行三方面的内容。其中，技能提升最重要的是领导力的提升，领导力是一种特殊的人际影响力，组织中的每一个人都会影响他人，也接受他人的影响，因此每一个员工都具有潜在的和现实的领导力。在组织中，管理人员和成员共同推进团队向着既定的目标前进，从而构成一个有机的系统。其他的一些能力包括自律、自我开发与管理、心理契约、团队管理、跨团合作等，也是管理人才应当具备的。

（二）不同规划方向的职业生涯发展路线图

静配中心中不同规划方向的职业生涯发展路线图如图 2-4-1 所示。

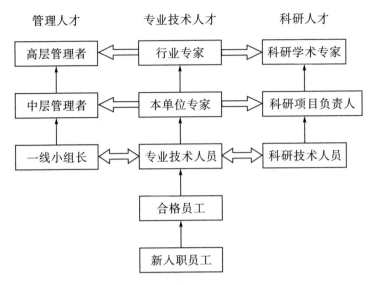

图 2-4-1 静配中心不同规划方向的职业生涯发展路线图

三、职业规划与激励机制

要想改善员工的管理现状，提高员工的整体素质，就要激励员工提高个人技术水平，制订个人职业生涯规划，进而促进组织的稳健发展。此外，还要加强单位文化建设，建立符合员工岗位培训要求的基地，加强员工技能培训，引导员工主动参与学习，同时重视员工的职位升迁和福利待遇等问题，充分调动员工的工作积极性。

要激励员工规划自身在单位的发展，不但要激励员工自己进行职业规划，还需要组织根据自身情况建立符合员工实际的培训机制，为员工提供职业规划发展的平台，强化员工职业技能培训。不但要充实药学和临床医学等相关基础理论的学习，更要注重实践技能操作的培训，不断增强员工终身学习的意识，促进员工技术创新发展。此外，还需要建立有效的职业能力评价体系，结合职称考试、理论培训成绩、实践操作考核和单位职能评价标准，对全体员工开展职业综合评价，提升员工自我学习意识。职业能力评价体系的建立，能为员工提供个人岗位工作能力数据分析的依据，让员工意识到自身的差距，并指导员工根据个人职业生涯规划协同岗位的职业发展共同进步。

第三章　静脉用药调配中心的成本管理和耗材管控

成本管理作为医院经济运营管理的关键环节，涉及全院科室的人力、设备、耗材、药品、资产等成本管理内容。静配中心作为医院内部的业务科室之一，其科室成本管理也是医院成本管理的一部分。

第一节　医院成本管理概述及管控方法介绍

本节将医院成本管理理论与成本管控方法相结合，重点阐述在现代医院管理模式下的科室成本管理理论与成本精细化管控方法，并借助对医院静配中心成本管理和耗材管控的介绍，协助静配中心的管理小组了解医院成本精细化管理思想和目的，提升科室经济管理的效益和水平。

一、医院成本管理简述

（一）成本管理的理论概述

1. 成本概念

成本是指人们在社会生产经营活动中所消耗的各种资源的货币化表现。从医院经济运营管理角度讲，医院成本指医院对外开展医疗服务过程中所消耗的各种医疗资源的成本价值。医疗资源包括专业性资源和辅助性资源。其中专业性资源主要指与医疗行为直接相关的医疗人员、医学设备、医用材料、医疗药品等资源。辅助性资源主要指为医疗活动提供辅助服务的行政、管理、后勤、科研等间接性资源。

2. 成本特征

（1）价值性：医院提供的医疗服务资源应具有明确的服务价值体现。

（2）目的性：医院提供的医疗服务资源应具有明确的服务单元或核算对象。

（3）可核算性：医院成本核算过程中，科室、病种、项目、作业都必须具有可操作性，否则成本对象定义无效。

（4）复杂性：医疗服务活动涉及的人、财、物、管等成本要素复杂，如时间维度、团队规模、设备效能、医疗人员水平等均会对成本管理产生影响。

3. 成本分类

医院成本的分类方式有很多种，常规分类方式主要包括按成本费用及要素分类、按成本发生计入方式分类、按成本核算对象分类、按成本核算统计口径分类等。此处对按成本费用及要素分类、按成本发生计入方式分类进行简要描述。

（1）按成本费用及要素分类。

依照国家财政部 2012 年颁布的《医院财务制度》实施要求，医院的成本、费用、支出等经济活动项目须根据相应的医院经济活动内容进行记录及分类。医院成本涵盖以下七大类。

人员经费：医疗服务过程中发生的工资福利、个人或家庭津贴与补助等支出，主要包括工资、津贴、补贴、社保缴费、绩效奖励等项目。

卫生材料费：医疗服务过程中的耗材使用费用，主要包括血液、移植器官、氧气、麻醉剂、试剂等相关费用。

药品费：医疗服务过程中所消耗的药品费，包括西药费、中药费、中成药费三大类。

固定资产折旧费：按照相关规定提取房屋、医疗设备等资产的折旧费用。房屋结构和设备性质对折旧提取年限的影响较大。

无形资产摊销费：对医疗服务过程中涉及的非实物及非货币性资产按期按规定提取的成本费用。非实物及非货币性资产主要指医疗专利、著作、商标、医疗软件等资产。

提取医疗风险基金：依据卫生管理政策按医疗业务收入的 1‰～3‰ 计提费用，主要用于医疗风险支出及降低医疗机构或病人的风险。

其他费用：除上述六种之外的成本费用，其种类繁多，主要包括办公费、咨询费、印刷费、邮寄费、租赁费、劳务费、会议费等。

（2）按成本发生计入方式分类。

按成本发生计入方式分类是根据成本发生的因果关系，为揭示其溯源路径而采用的一种分类方式。具体可以分为直接成本和间接成本。

医院直接成本：发生在医疗服务过程中能明确与某种成本核算对象直接相关，且具体涉及各类人员、医学设备、医用耗材，以及辅助性等项目成本支出。其计入方式包括直接计入和计算计入。

医院间接成本：医院间接成本与直接成本相互对应，简而言之，指发生在医疗服务过程中不能明确与某种成本核算对象有直接关系，需要通过资源或作业动因等参数，以"谁承担谁受益"原则进行分摊方式计入的项目支出。

（二）成本管理的实质及内涵

医院成本管理是实现医院经济运营管理水平最优化的一种有效方式，旨在节约医院专业性和辅助性资源，降低医院资源的消耗，提升医院良性循环的健康发展水平和效益。

从医院成本管理角度看，成本管理实质包括成本预算、成本核算、成本分析、成本控制、成本评价，其具体内涵如下。

1. 医院成本预算

医院成本预算是按照财务年度进行医院预算管理的一部分（其他预算还包括收入预算、项目预算、设备购置预算等），一般是由医院二级职能管理部门以本职能部门和下辖科室上一年度共同发生的实际成本为依据，再结合下一年度实际的业务经营活动安排科学编制的成本预计发生额度。

2. 医院成本核算

医院成本核算是根据《医院财务制度》的成本核算管理要求，按照权责发生制对医院行政后勤类、医疗辅助类、医疗技术类、临床服务类四类科室当期所发生的实际业务活动费用进行成本核算，并完成相应的医院和科室成本管理报表。

3. 医院成本分析

医院成本分析是在成本核算的基础上，根据医院成本管理需要而开展的成本数据分析工作，通常采用常规分析和专项分析相结合的分析过程来揭示医院成本发生的过程及规律。常规分析主要采用对比分析和因素分析，专项分析只在产生较大成本影响时才使用。

4. 医院成本控制

医院成本控制是在成本核算和成本分析的基础上，根据成本项目所涉及的业务经营活动分析结果对成本资源进行合理性管控。通常情况下，人们所理解的成本控制是指从节约的目的出发，达到有效降低成本资源的效果，但不可否认的是，某些资本性医疗资源投资行为也是实现成本管控的一种方式。

5. 医院成本评价

医院成本评价是推动成本管理有效直接的方式之一，旨在以评促管和以评促考。在目前国内成本管理状态下，没有考核就没有管理意识，没有评价就没有改变现状的动力，所以有效的成本评价工作是推动医院成本管理的有力举措。

从上述医院成本管理各环节的具体内容看，各环节相辅相成、环环相扣、缺一不可。

（三）成本管理的发展历程及现状

1. 成本管理发展历程

成本管理起源于西方工业革命时代，资本主义"剩余价值"理念实质上就是涵盖成本核算在内的成本会计内容。早期成本会计管理主要为产品成本、员工薪酬、企业效益的核算服务，其内容、意义、作用非常有限。随着时代不断发展，成本会计经历了早期、近代、现代、战略四个阶段。早期成本会计注重务实管理；近代成本会计融入了成本管理标准和方法建设；现代成本会计加强了成本预测及决策支持管理；而在战略成本会计阶段，成本管理已将视角扩展到顾客需求及利益相关的产品生命周期管理，且更加注重企业内部组织管理。

2. 医院成本管理雏形、发展过程及现状

（1）医院成本管理雏形。

从国内外医院成本管理发展历史可知，医院成本管理基本借鉴了企业的成本管理方法和经验。从 18 世纪开始，国外医院的成本管理体系逐渐完善并形成规模，主要用来控制医院支出。早期的国内医院成本管理体系，因当时公立医院由国家财政全额拨款，整个医疗卫生体系不重视成本，故医院成本管理体系非常简陋。

（2）医院成本管理发展过程。

1999 年，国家财政部、卫生部联合发布《医院财务制度》，我国真正意义上有了医院成本核算制度，且提出成本分类概念。2001 年 8 月，国家计划生育委员会发布《关于印发〈医疗服务项目成本分摊测算办法（试行）〉的通知》（计价格〔2001〕1560 号），明确有条件的医院应开展项目成本核算。2010 年，国家财政部、卫生部联合发布新版《医院财务制度》，对医院成本核算的内容、规则、方法、范围、对象等形成系统性章节并沿用至今。

（3）医院成本管理现状。

截至 2018 年年底，全国公立医院达 12000 余家，社会民营医疗机构数量约为 45.9 万，基本满足国民的医疗需求。数十年来，在取得傲人的医疗事业成绩的同时也暴露出很多问题，如病人基数大、区域医疗条件差距大、经济不平衡、竞争严峻等。国家深入推进公立医院改革就是以减轻病人经济负担，体现公立医院公益性，提高社会满意度为宗旨的。

在医疗改革背景下，各医院为促进经营管理的可持续发展，不断加强成本管理意识，建立了完备的成本管理体系。从医院到科室、科室到分支专业（亚专业）、医疗服务项目到病种，以及独立医院到地区医疗机构等不同模式的成本核算体系，均被纳入医疗行业成本管理。但各地区、各医院的成本管理水平参差不齐，东部沿海地区或国家卫健委属（管）的大型综合性医院的成本管理水平较高，而偏远地区或其他小型医院的水平较低。

（四）成本管理的意义

医院成本管理有利于提升业务管理效率和经济效益水平，改进业务管理模式，提高医院整体成本的管理水平；同时也可以有效控制医院的日常运营成本，提高其内部运营效率，有效管理医院资金流。

二、静脉用药调配中心在成本管理过程中的分类定位

根据医院成本管理的实质及内涵，成本预算、核算、分析、评价四个环节不属于静配中心的工作职责，因此成本管理不可能由静配中心全部完成。静配中心是辅助性成本控制和管理部门，这是由医院职能部门的职责分工和管理角色所决定的。

从全国医院的调研数据来看，凡是成立静配中心的医疗机构，其静配中心基本属于药品管理部门下的二级部门，间接说明该部门的具体工作由药品管理部门进行垂直管理。若严格按照药品管理部门的专业性进行区分，静配中心可以作为药品管理部门的亚科室存在。

（一）成本核算定位

要对静配中心在医院科室成本核算过程中进行精确定位，就必须知道医院科室成本核算的规则。目前，医院科室成本核算主要采用"四级核算三级分摊"方法，按照"谁受益谁承担"原则，以逐级分摊、分项归集的方式进行核算，最终将医院成本全部归集到临床服务类科室。而在《医院财务制度》中药品管理部门属于医疗技术类科室，故静配中心的成本数据包含其自身的直接成本，以及从行政管理类、医疗辅助类等分摊来的间接成本。因此，在医院成本核算过程中，静配中心只需要辅助上级药品管理部门做好数据辅助工作即可。在静配中心独立的情况下，则需要辅助财务部门提供相应的核算数据。

（二）成本管理定位

通常意义上讲，针对科室的成本管理工作主要是针对成本管控的业务方面。静配中心的成本管理涉及该中心的人员、材料、设备、药品、空间等诸多成本管理细项，每一个成本细项可能涉及不同的人员、设备及与供应商人际关系的管理，所以以亚科室为中心的成本管理工作应该在药品管理部门的成本管理统筹下，结合自身科室的实际情况，制订科学合理的成本管理手册，找准在成本管理过程中的具体定位；反之，则可能在成本管理过程中出现各种管理矛盾，并降低成本管理效益和水平，与医院成本精细化管理战略背道而驰。

三、成本控制管理内涵及常规模式简介

要开展成本控制管理工作，必须对成本控制管理的内涵和模式有所了解，这样才能有针对性地完成成本控制管理的既定目标。下面对成本控制管理内涵和不同的成本控制管理模式进行简要的介绍。

（一）成本控制管理内涵

前面提到成本控制管理是医院良好经济运营的重要手段，做好成本控制管理工作相当于为医院良性经济发展奠定了基础。成本控制是根据医院人力、耗材、药品、能源、公共消耗等成本制订的控制方案和目标，结合医院和职能部门的工作职责安排，对经营活动中发生的费用支出按成本管控规则进行管理，以及对经营活动的成效进行衡量的过程。

（二）成本控制管理模式

从实际情况看，医院成本管控模式并不仅限于要求直接降低成本资源耗费的基于成本预算管理的模式，基于效益指标考核管理和资本投资管理的模式也是常规的成本管控方式。

1. 基于成本预算管理的成本控制管理

基于成本预算管理的成本控制管理是最常见的医院成本控制方式，该种管控方式与其他管控方式相比，具有直接、易操作、可量化等明显特征。

成本预算是按照财务年度进行医院预算管理的重要部分，不同的医院设置的成本预算科目类别不同。以西南某市级三甲综合医院为例，该院设置的成本预算科目类别主要包括日常公用经费、人员经费、项目经费、财政项目支出、日常运行经费项目、科研及教学项目经费、院拨公用经费、设备资本性支出等大类。在上述成本预算科目大类的基础上，在进行年度成本预算编制时，医院各职能部门或科室可以轻松评估自身部门或科室的成本预算总额和科目明细金额，并根据具体的成本预算科目进行及时的编制调整。同样，在成本预算的执行过程中，各个职能部门或科室轻易就能查询每次执行的成本预算科目及大类、科目金额、是否存在超支、预算剩余额度等相关信息（如差旅费等），并根据实际情况进行成本管控。

在医院成本预算的基础上，若能对各职能部门或科室的成本预算执行情况加以评估和考核，则基于成本预算管理的成本控制管理的效果将更加凸显，同时成本控制管理水平也将得到更大提升。

2. 基于效益指标考核的成本控制管理

基于效益指标考核的成本控制管理属于纯指标考核管理模式，在早期粗放式的医院成本控制管理和近年来国家三级甲等综合医院绩效评价下，因存在针对成本管控的考核评价的强制性和主观性因素，这种成本控制管理模式比较容易被接受。

在医院成本精细化管理战略的口号被提出之前，因医院管理水平较低等因素，多数医院的考核和评价内容仅包括一些常见的医院业务经营活动的收入和费用（支出）水平等，在这种粗放式的医院运营管理模式下，基于效益指标考核的成本控制管理模式很容易被职能部门或科室接受，因为这种考核涉及各职能部门或科室的绩效评价和奖金分配。

近年来国家三级甲等综合医院绩效评价指标中涉及的医院临床服务类科室

的药品和耗材的收入占比，虽然考核对象是各类收入占比，但随着国家公立医院医疗改革，陆续取消药品和耗材的加成率之后，对医院临床服务类科室药品和耗材的收入占比考核实际上也间接加强了对其成本的考核，有助于加强临床服务类科室的药品和耗材的成本控制。

基于效益指标考核的成本控制管理，虽然操作简单，容易被各职能部门或科室接受，但考核对象仅仅涉及收入和支出、药品和耗材等指标的效益管理，不能全面覆盖医院实际的成本业务所发生的费用或支出。因此，该种模式并不能全面支撑医院的成本控制管理工作。

3. 基于资本投资管理的成本控制管理

基于资本投资管理的成本控制管理模式，是完全有别于基于成本预算管理和基于效益指标考核且实现路径完全相反的成本控制管理模式。该种成本控制管理模式的特点在于并不以控制各职能部门或科室的实际发生成本的总额为目标，而是在当前业务活动的基础上进行科学合理的资本性投资，促使被投资项目在投资后的平均成本管理效益较投资前大幅提升，即投资后的单位业务所消耗的成本指标数据呈前后下降趋势，从而在单位业务收费水平不变的情况下使其利润水平达到新的高度。

从基于资本投资管理的成本控制管理模式的特点可以看出，这种模式并不适合非临床服务类的各类职能部门或科室，仅仅有助于医院设备服务类科室和空间类改造项目。如在 2020 年应对新冠肺炎疫情时，随着国家及省市对疫情管控的政策和要求不断加强，西南某省三级甲等综合医院就专项投资某大型设备的采购用于疫情管控，从根本上解决初期全人工式的疫情对应管理模式，大幅降低管理成本和物资成本。

但要想实施好基于资本投资管理的成本控制管理模式，则必须得到医院财务部门成本管理中心的支持，只有在科学的成本测算模型的基础上，才能证明这种模式能否给医院带来更高的投资效益。例如，近年来，社会资本不断涌入医疗行业，西南某民营血透中心因前期空间有限，限制了血透业务的进一步增长式发展。在得到合理的成本测算支撑数据后，该中心大胆扩张了一倍的空间，后来被证明成本测算是科学的，完全吻合当初的支撑数据，提高了效益，大幅降低了单位成本。

因此，基于资本投资管理的成本控制管理模式离不开成本测算，只有科学的成本测算才有助于降低单位业务成本，在业务量满足的前提下，才能最终实现成本控制管理。

医院成本控制管理的目标，要么是管理成本总额，要么是管理单位成本，但都需要对采用的成本控制管理模式进行有效的选择。只有合理的成本控制管理模式，才能真正做到降低资源消耗，节省资源并提高效益。

第二节　静脉用药调配中心成本管理团队建设和规划

医院静配中心作为服务全院临床静脉用药调配的医疗技术类科室，既需要得到药师对医师开具的静脉药物合理使用的评价支持，也需要中心职员对静脉用药准确无误的调配。因为对病人来说，任意静脉用药的调配差错，都可能导致生命危险。基于医院内部复杂的工作环境和静脉用药调配管理流程的要求，医院静配中心成本资源消耗必然受到医院药品管理部门和职能考核部门的高度重视。因此，组建医院静配中心的成本管理团队专门负责对静配中心内部的成本发生因素和关键作业环节进行监督管理是非常必要的。

一、静脉用药调配中心成本管理团队建设的意义

静配中心成本管理团队建设的意义主要包括以下 3 个方面。

（一）成本管理团队建设的重要性

根据 2021 年《公立医院成本核算规范》（国卫财务发〔2021〕4 号）要求：医院各部门均应当设立兼职成本核算员，按照成本核算要求，及时、完整报送本部门成本核算相关数据，并确保数据的真实性和准确性，做好本部门成本管理和控制。但是从多数医院内部管理经验可知，仅仅在医院静配中心设置一名兼职成本核算员是不够的，因为兼职成本核算员的职权范围没有静配中心管理人员大，而往往科室数据需要得到科室负责人员的同意才能合理上报。基于上述原因，成立以静配中心管理人员为负责人的成本管理团队是必要的，从某种意义上讲，唯有如此才能体现出该成本管理团队的重要性。

（二）成本管理团队设置的合理性

如果说静配中心成本管理团队的建立实现了零的突破，那么成本管理团队的科学合理配置则使该团队具有从量变到质变的潜力，因此团队的科学合理配置同样具有十分重要的意义。静配中心成本管理团队的配置，需要根据医院成本管理的具体要求和内容来确定，要做好以下三点工作。

一是筛选和确定进入成本管理团队的管理人员。从实际情况看，不可能该中心所有管理人员均进入团队，这样既不利于团队的领导和管理，也不利于该中心静脉用药调配等主要业务工作的安排和管理。但进入团队的管理人员应该具有统筹整个静配中心成本管理的日常工作能力，包括数据和资料的审核能力等。

二是筛选和确定兼职成本核算员。进入成本管理团队的兼职成本核算员，需要具有一定的信息数据管理能力，熟悉常规的办公软件及其使用方法，如Office或WPS等软件的使用，这样才能更好地协助团队管理人员及时、完整地处理数据。

三是根据该中心成本管理团队的需要，增加对中心的人员、设备、耗材、药品、空间等均较熟悉的人员，为团队管理人员提供对应的数据和资料信息，并协助兼职成本核算员对数据进行统计。

因此，常规情况下静配中心至少应配置三名工作人员才能更好地完成科室成本管理和控制工作。当然，从医院整体成本控制的目的和体系角度讲，静配中心成本管理团队的三名人员均可由该中心人员兼任。

（三）成本管理团队实施的战略性

随着国家公立医院药品和耗材零加成改革的政策实施，医院成本控制管理已在公立医院中大力开展，从医院成本精细化管理战略层面讲，谁能够在医疗改革中做好成本管控，谁就能够在医疗保险支付中获得改革效益，并提升医院的经济运营水平。

根据最新《公立医院成本核算规范》（国卫财务发〔2021〕4号）的要求，医院必须设立成本管理专项领导小组，领导和统筹全院成本管理工作。同时在医院财务部设立成本管理中心，主要负责牵头全院成本管理工作，并在职能部分设置成本管理兼职岗位，协助成本管理工作。因此，要实施成本精细化管理战略，必须从医院的实际情况出发，积极地根据成本管理团队的重要性和合理性原则，在医院统一领导下建立相应的团队，设置相应的管理和辅助人员，并按照医院成本管理的具体要求，科学评估该管理团队是否具备医院成本管理所要求的管理能力和水平。

二、静脉用药调配中心成本管理的组织架构及职责

对于具有一定规模的医院来讲，医院的成本管理工作既复杂又烦琐，因为

从医院到科室、从医疗服务项目到病种、从诊次到床日等成本管理都必须按照《医院财务制度》要求进行逐级逐项核算，仅仅依靠某个管理部门或业务科室是不可能单独完成成本管理工作的，必须建立成本管理团队，设置组织架构和相应岗位，才能全面支撑医院成本管理工作。

（一）成本管理团队的组织架构和岗位

从上述成本管理团队实施的战略性内容来看，医院成本管理必须至少设置三级管理组织架构：第一级是医院成本管理专项领导小组，第二级是财务部设立的成本管理中心，第三级是各职能部门或临床服务类科室的兼职成本核算员。

静配中心作为药品管理部门的分支组织而设立兼职成本核算员，从上述成本管理团队设置的合理性内容来看，单独的兼职成本核算员职权范围狭窄，能够直接支配、处理、报送数据的权限不大，并不能全力、高效地支撑医院成本管理工作。因此应该结合成本管理团队的重要性、合理性、战略性，并按《公立医院成本核算规范》要求，成立静配中心成本管理团队。对于静配中心组织架构的设立权限，可以根据医院规定向组织架构管理部门申请，在得到批复的情况下，以静配中心综合办公室名义进行组织架构的设立。

在科室成本管理团队和组织架构设立的基础上，除按《公立医院成本核算规范》要求设置兼职成本核算岗之外，其他管理人员和信息资料协助人员的岗位可以参考医院岗位设置和管理的具体要求。如果医院岗位设置规定中明确可以根据工作需要设置具体的岗位，则可以在科室内部设置科内成本控制和管理、科内成本信息资料协助等相应的成本管理岗位；反之，则可以采用兼职设岗的方式，即不设置具体岗位名称，根据工作需要采用兼职、副职或辅助的方式设岗，然后在医院绩效或奖金中体现其工作待遇即可。

（二）成本管理岗位的职责分工

静配中心的科内成本控制和管理岗、兼职成本核算岗、科内成本信息资料协助岗，根据不同的工作内容进行职责分工，以支撑医院成本精细化管理战略的具体实施。

1. 科内成本控制和管理岗

静配中心的科内成本控制和管理岗既受医院成本管理专项领导小组领导，也受医院药品管理中心的直接领导。科内成本控制和管理岗在双重领导下按照医院成本管理要求行使其职责，具体职责包括：一是全力负责科内的成本控制和管理工作，包括科内成本管理工作的年度计划、实施、流程、管理、决策等；二是对科内成本管理团队的兼职成本核算员和科内成本信息资料协助员的工作进行领导、管理、监督、评价；三是为科内成本管理工作的顺利开展提供强有力的保障作用；四是督促成本管理团队成员科学、及时、真实、精确地开展医院成本管理工作；五是在兼职成本核算岗和信息资料协助岗的配合下，按要求和规定为医院药品管理中心提供成本资源的使用和管理情况；六是负责科室内部成本管理知识的培训工作。

2. 兼职成本核算岗

兼职成本核算岗既属于医院成本管理组织架构中的直接岗位，也属于静配中心成本管理团队设置的科内岗位。因此兼职成本核算员可以直接根据医院成本管理中心的核算和管理要求开展工作，也可以根据科室内部成本控制和管理岗的要求开展工作。兼职成本核算岗的具体职责包括：一是在医院成本管理中心和科室内部成本管理人员的领导下工作；二是按照要求及时、完整、准确地统计科室内部的成本核算数据；三是成本核算数据上报前，对科室内部上报的核算数据统计规则负有责任；四是在科内成本控制和管理岗的管理下，上报数据至医院成本管理中心。

3. 科内成本信息资料协助岗

静配中心的科内成本信息资料协助岗从性质上讲属于辅助性质的岗位，工作职权范围主要在科室内部。协助岗的具体职责包括：一是协助管理岗和核算岗进行工作；二是负责收集成本核算所要求的数据，如房屋空间、人员信息、药品信息、耗材信息、设备信息等；三是进行科室内部数据的简单分析，为科室领导提供数据信息。

（三）静脉用药调配中心非成本管理团队的协调管理

医院成本精细化管理战略中对成本管理职权范围界定做了科学的引导，认为有效的成本精细化管理是变"领导管理"为"人人管理"。虽然没有国家发布的明文规定要求医院成本管理应该这样做，但从医院的实际情况看，确实每个职员都离不开成本管理的职权范围。所以静配中心的非成本管理团队的职员也有相应的成本管理责任，那就是在有效的工作范围内，积极配合成本管理团队做好成本管理工作。

三、静脉用药调配中心成本管理的团队规划

前面讲述了静配中心成本管理团队的具体组织建设和岗位设置。在团队建设和岗位设置之后，应规划团队工作，使其形成高效的工作团队。

（一）成本管理培训规划

自然界生物的任何思维意识和知识都不是与生俱来的，是后来在不断涉猎和实践中慢慢培养起来的。下面简要阐述静配中心成本管理意识培养的必要性、成本管理知识培训的内容和标准，以及成本管理培训的组织实施。

1. 成本管理意识培养的必要性

国家公立医院改革和近年来民营资本在医疗行业的崛起，间接压缩了国家公立医院的利益空间。因此，在医院总体收入稳定的前提下，如何优化成本结构、节省成本资源、提高成本效益，成为诸多公立医院成本管理人员必须面对的棘手问题。俗话说："人无远虑，必有近忧。"以西南某市三级甲等公立医院为例，在医疗改革之前其效益还算好，医院并不注重成本预算管理，科室和员工都缺乏成本控制和管理的意识。在国家医改政策实施不断推进的情况下，医院经济运营面临着越来越多的困难。

上述案例充分说明在医院开展成本管理意识的培养是一项必要性、长期性、复杂性的工作。静配中心作为医院集合中的一个元素，只要静配中心能够完成员工的成本管理意识培养，那么医院集合中的其他元素也能做好。静配中心要想在国家医改过程中保持良好的经营效益，必须对员工进行成本管理意识的培养，只有具备了这种意识，员工才会认真看待自身的成本管理职责，积极主动地开展成本管理工作，并实现科室"领导管理"变"人人管理"的局面。

2. 成本管理知识培训的内容和标准

既然在静配中心开展成本管理知识培训十分必要，那么培训的内容和标准该如何制订？

从成本管理意识培养的内容看，应该注重以下方面：一是成本概念，二是成本分类，三是成本发生的来源途径，四是成本核算的简要过程，五是成本分析和控制，六是成本对科室的经营影响分析。至于具体的培养内容，可以结合医院成本管理中心的具体要求进行筛选。

从成本管理意识培养的标准讲，成本管理工作并不是非财务部门的主要管

理业务，因此，多数科室对于非医院成本管理目标没有具体的标准。如果静配中心需要在短期内提高成本管理培养效果，可以要求医院成本管理中心提供相应的培养标准检验方式，如在线试题问答、不定期的串讲评价、打分等，以此来检验在科室小范围内的培养效果。

总之，作为静配中心非主要业务的意识培养，其内容和标准尽量不做强制性要求，只要能够了解相关知识，并清楚科室设立了成本管理组织和岗位，就能达到培养效果；否则若影响了该中心的主要业务，反而会给静配中心带来管理上的不利因素。

3. 成本管理培训的组织实施

静配中心成本管理培训的组织实施，可以由科室内部的成本管理团队完成，或者向医院成本管理中心的专职人员寻求帮助。在科内组织成本管理培训时，科室内部的成本管理团队负责培训管理相关事务，具体如下：一是成本管理培训需要得到科室内部领导的同意和支持，只有这样才有利于成本管理培训相关工作的开展和推进；二是科室内部成本管理团队根据实际情况，提前选择培训内容并发布到相关工作群，让参与培训或感兴趣的人员提前了解；三是根据科室业务工作安排和参加人员情况，妥善安排好培训时间、地点、流程，不能影响静脉用药调配等主要业务工作的开展。

（二）成本管理考核评价规划

随着静配中心成本管理团队组建和岗位设置的完成，为了提高团队管理的效率和水平，应该根据医院成本管理工作的总体要求制订相应的考核指标和评价机制。鉴于多数大型综合医院的科室绩效有专门的考核指标和评价部门负责，因此本部分内容不阐述具体的绩效考核和评价管理，只简单介绍相关的指标和评价应用。

1. 成本管理指标的机制管理

鉴于静配中心成本管理团队并非专业的成本或财务专业团队，而且团队成员的业务工作也并非全部是成本管理，因此可以考虑从完成工作的质量、时效、完善程度等方面进行指标设置，具体如表3-2-1所示。

表 3-2-1　静配中心成本管理团队考核指标定义表

序号	指标名称	指标说明	分值（%）	评分机制
1	上报时间	超时 N 天或提前 M 天给予不同的分值	10%	系统评价
2	数据质量	由医院成本管理中心根据上报数据打分	50%	人工评价
3	数据项目数	按未报送数据项的比例计算	25%	系统评价
…	……	……	……	……

注：上述表中均为虚拟数据，仅用来举例说明，不作为医院或科室实际业务管理方面的真实参考数据。

2. 成本管理指标的评价应用

成本管理指标是否有助于提升静配中心成本管理的价值，要从指标的评价应用方面考虑。多数医院只要有组织架构和岗位设置，就会将组织架构和岗位管理的指标列入医院科室的绩效考核和评价体系中，并在月绩效或奖金等级的评定过程中参考上述指标的评价情况，这样会切实影响到科室团队成员的收益和待遇。

对于静配中心内部指标的管理评价，该中心的管理团队可以根据指标考核和评价结果制订相关的绩效管理机制，在中心绩效奖金允许的情况下，从该中心的总体绩效中拿出部分绩效奖金（该部分奖金可以根据科室内部成本管理团队的工作质量评估和时效管理情况酌情划拨）作为科室内部成本管理的绩效奖金，并根据实际管理情况做调整。

（三）成本管理信息建设规划

医院成本精细化管理战略的实施与执行，离不开医院业务管理信息化建设的高速发展。没有完整的业务管理系统，就不可能实现高效管理。

1. 成本管理信息化的需求梳理

静配中心的成本管理业务实际上是整个医院成本管理业务中很小的一个分支，建议该中心成本管理团队与医院成本管理中心相结合，将成本管理系统的业务模块延伸至该中心的业务前台，中心成本管理团队通过网络远程就可完成相关的成本数据管理，其只需根据科室成本管理内容向医院成本管理中心提供具体的信息化建设需求即可。梳理需求时可根据不同的管理业务提出不同的信息化管理需求，如表 3-2-2 所示。

表 3-2-2　信息化建设需求样表

需求列表	需求内容	访问 IP 和端口	操作人员
1	远程导入业务量数据	127.0.0.1：0000	张三
……	……	……	……

注：上述表中均为虚拟数据，仅用来举例说明，不作为医院或科室实际业务管理方面的真实参考数据。

表 3-2-2 中的信息化建设需求模板可以用于简单需求，如果涉及保密数据或者敏感的药品和耗材数据，则需要采用更加全面的信息化管理模板。

静配中心在梳理需求时，最重要的是与信息实施部门明确以下问题：一是要做什么，二是如何实施，三是实施方法和步骤，四是如何监督与管理，五是如何推进和改进。只有明确上述内容，静配中心成本管理的信息化建设才会快速推进，其水平才会逐步提高。

2. 成本管理信息化的设计要求

2000 年以后，多数大型综合医院的信息化建设能力快速提升，甚至很多医院成立了自己的软件研发部门，配合专业的软件公司共同维护医院的信息系统。

静配中心在与医院成本管理中心和信息实施部门共同商谈需求时，应该提出以下几个信息化建设设计要求：一是无纸化的功能设计，以便节约资源，同时保障数据的存储安全；二是分门别类的权限控制设计，赋予不同的工作人员不同的业务功能权限；三是短信的提示设计，在数据管理临界时间提示相应人员保持数据的完整性；四是上报数据的自动校验设计，针对不同的数据来源，起到按设定的规则自动校验的作用。

（四）成本管理团队规划的重要意义

静配中心成本管理团队将成本管理意识、成本管理业务知识培训、成本管理信息化建设的相关规划进行集中说明，既有助于该中心成本管理业务工作的开展，也有助于该中心成本管理经验的传递和推广。

第三节　作业成本法在静脉用药调配中心成本管控中的应用

作业成本法在 20 世纪 90 年代被企业应用，在成本核算和管理上取得了明显的成效。同时期国外针对作业成本法的研究和应用较国内更多。国外现代企业管理受作业成本法的影响很大，促进了其宏观经济的快速发展。

一、作业成本法概述

（一）作业成本法的理念

作业成本法又称 ABC 核算法，是依据成本动因理论，紧紧地围绕作业，通过企业在生产和经营产品过程中的价值链、作业、作业链之间的联系，分析产品成本因素，从而归集业务成本，且以作业为核算对象进行分摊的一种成本定量核算法。作业成本法的核心管理思想是"产品消耗作业，作业耗费资源"。因此，以作业为基础的成本核算自诞生以来，无论是在企业经营还是产品决策方面，都获得了较高的评价。

（二）作业成本法的核心要素

作业成本法的核心要素是作业，而实施作业成本法的核心步骤就是作业的划分、作业库的确认、单位作业的核算。首先，以作业分析为基础，确认企业产品的生产作业（实施流程），并以产品的主要生产作业为单元，进行主要生产作业的划分。其次，将多个作业中心单元形成作业库，归集企业的业务费用（成本或支出），待企业的作业成本库建立之后，再根据作业成本法的核心管理思想，将企业各类资源的价值耗用分摊到作业成本库。最后，将不同作业成本库所归集的成本，分配到对应的产品而得到产品的记价成本。该步骤遵循的计算规则是：由产品数量决定作业耗用量，并将这种耗用关系体现在作业动因上。作业动因就是将生产过程中各作业成本库中的成本最终分配到产品中去的参数。

（三）作业成本法与传统成本法的对比

通过长期对作业成本法和传统成本法的对比研究，国内专家和学者一致认为作业成本法与传统成本法之间存在很大的差异。

一是成本核算对象的划分不同。作业成本法以作业为核算对象，并根据作业标准归集企业的成本费用，建立资源、作业、产品的成本核算模式，促进企业产品成本的精细化核算；传统成本法以产品为核算对象，根据部门制造费用归集，若企业使用单一部门的费用分配率，则企业产品成本的核算较为粗糙。

二是成本核算的流程不同。作业成本法建立作业中心，先根据资源动因将间接费用分配到不同的作业，再计算不同作业成本库的成本，最后按照作业成本法的核心管理思想，将作业成本分配到企业产品；传统成本法往往是根据企业材料成本和人工标准的直接和间接费用的分配，将企业所有产品的成本分配到最终产品。

三是成本分摊依据的标准不同。作业成本法以企业产品成本的成本动因为经营和生产成本的分配标准，建立产品、动因、作业之间的成本纽带，并进行作业成本的分摊；传统成本法以人工（小时）作为分摊标准，进行间接成本的分摊。

四是间接费用的处理方式不同。作业成本法认为成本的产生是因为作业消耗了资源，因此作业成本法将间接成本直接化，从而将间接成本像直接成本一样直接归属到产品；传统成本法则不能将成本费用直接归集到相关的产品费用中去。

五是核算方法的优缺点不同。作业成本法通过选择合适的成本动因，将资源消耗与间接费用相关联，显示了影响成本动因的决策对作业成本的影响途径，因此提供的信息更有利于企业做出正确的决策；传统成本法的固定成本和变动成本的划分没有直接与产品量化指标相关联，因此提供的决策信息比较模糊。

（四）作业成本法的国内发展现状

近年来，随着国内市场经济的快速发展，每个行业的竞争都变得十分激烈，企业的利润空间不断被压缩，企业为更好地生存和发展，必须加强企业成本的精细化管理。作业成本法在 20 世纪 90 年代逐步被国内企业应用，但因应用时间短、发展韧性不够，所以还存在一系列问题，如合理分配资源的意识不强、信息处理能力和水平不够、自身流程有局限性、资源投入匮乏等。国内企业要想全面应用作业成本法，还要克服很多困难，具体问题将在后续评价部分进行讨论。

二、作业成本法在静脉用药调配中心成本管控中的应用

基于上述作业成本法的基础理论和国内企业的应用经验，结合其核心要素的要求及条件，医院静配中心要借鉴作业成本法开展科室成本管控工作，需要做好作业划分及管理、作业成本的合理归集、作业成本的控制管理等工作。

（一）作业划分及管理

以某医院静配中心为例，该中心的业务工作主要是利用医疗专业设备进行静脉类药物的调配和管理，包括多数抗肿瘤药物的调配。科室药物调配的主要流程和资源涉及药师、医学设备、耗材（医用和非医用）、原药（特指未调配加工的药物）、其他资源（如空间、建筑等）。从调配结果所产出的产品看，静配中心的产品有两类：一类是静脉用药，另一类是药物调配服务产品。

1. 作业划分的前提条件

上述内容说明利用作业成本法开展成本核算和管控工作，需要首先对作业进行划分，划分作业的前提条件有以下两点。

一是划分的作业要具有医院成本的特征。从成本核算和管控逻辑可以知道，静配中心所划分的作业必须满足核算时的价值性、目的性、可核算性等成本特性，否则划分的作业将不能参与科室成本核算，也是无效的。

二是划分的作业要符合科室实际的业务流程。利用作业成本法核算成本就是按照业务操作的步骤核算，故划分的作业既不能凭空想象和捏造，也不能因操作简单而随意合并，而是需要综合考虑科室业务的规范和流程。

因此，只有同时满足上述两个条件，划分的作业才有价值。

2. 作业划分涉及的成本因素

作业划分除了满足前提条件，还应该兼具对成本因素的管理，在后续核算过程中每一个作业只负责单一类别成本的核算，并充当承载单一数据的载体，如人工类作业只负责核算人工成本，设备类作业只负责核算设备成本等。

3. 模拟作业的划分举例

以上述某医院静配中心的资料为例，依据作业成本法的核心思想对该中心的实际业务流程进行划分，并与调配产品（如药物类产品、服务类产品等）相关联。根据病人费用情况可以知道，对每位病人来说，静配中心的两种产品是同时产生的，即调配药物成功时，同时产出调配服务产品。根据收费性质来说，调配产出的药物按照药品费标准进行收费，而调配发生的服务产品按照服务性质和标准进行收费。基于规则对静配中心服务产品的作业进行模拟划分，其结果如表3-3-1所示。

表 3-3-1　静配中心调配服务产品的模拟作业划分结果

产品	作业划分	作业内容	成本性质	作业份数	成本因素
调配服务	调配前准备	人工准备相关的设备、耗材、原药等	人工成本	1	工人
	人工调配	人工纯调配操作过程	人工成本	1	技师
	设备操作	调配过程中的纯设备操作	设备成本	1	设备1、设备n
	耗材管理	调配过程中使用的非计价耗材（医用耗材单独收费除外）	耗材成本	1	耗材1、耗材n
	调配后管理	药物调配完成后的各类废物清理、设备清洗等	人工成本	1	工人

注：上述表中均为虚拟数据，仅用来举例说明，不作为医院或科室实际业务管理方面的真实参考数据。

从表 3-3-1 可知，静配中心的调配服务共分为 5 个作业步骤，即调配前准备、人工调配、设备操作、耗材管理、调配后管理，每个作业所对应的成本性质分别为人工成本、人工成本、设备成本、耗材成本、人工成本。

划分的作业还需要各类成本的成本动因（成本分配参数）等相关数据的支撑才能真正具有核算价值。下面以人工调配和设备操作作业为例，设置具体的作业成本参数，如表 3-3-2、表 3-3-3 所示。

表 3-3-2　静配中心调配服务产品的人工调配作业的详细调配

作业	人员职称	人员数量	人工时间（分钟）	备注
人工调配	高级技师	1	5	高级技师主要做技术指导性工作
	中级技师	1	15	中级技师和初级技师主要开展药物调配工作
	初级技师	1	15	

注：上述表中均为虚拟数据，仅用来举例说明，不作为医院或科室实际业务管理方面的真实参考数据。

表 3-3-3　静配中心调配服务产品的设备操作作业的详细调配

作业	设备名称	设备数量	设备时间（分钟）	备注
设备操作	设备名称1	1	5	处理设备1需要完成的工作
	设备名称2	1	15	处理设备2需要完成的工作
	设备名称n	1	15	处理设备n需要完成的工作

注：上述表中均为虚拟数据，仅用来举例说明，不作为医院或科室实际业务管理方面的真实参考数据。

根据人工调配和设备操作作业的模拟划分，同样可以设置调配前准备、耗材管理、调配后管理作业的成本分配参数。

（二）作业成本的合理归集

作业成本的合理归集是静配中心成本精准核算的基本要求，在作业成本法管理过程中，作业成本的计算非常重要。下面就作业成本的计算进行简要介绍。

1. 直接成本

根据划分作业的资源、数量、参数等，可以计算出静配中心各类作业所涉及的不同资源的单位成本数据。

（1）人力直接成本计算。

人力成本按照月、天、时、分逻辑关系，分别将技师、工人等平均单位成本计算到分钟。

假设 1：平均每月工作日为 22.5 天，人员每天工作时间为 8 小时。计算公式（1）如下：

$$每分钟人力成本 = 人均月份成本 \div 22.5 \div 8 \div 60 \qquad 式（1）$$

（2）设备直接成本计算。

设备成本可以按照每年的月平均折旧额，根据月平均服务产品总量，以及每次为服务产品的操作时间，将每种设备的单位折旧额计算到分钟。计算公式（2）如下：

$$每分钟设备成本 = 设备月折旧额 \div 月使用时间总数 \qquad 式（2）$$

（3）耗材直接成本计算。

以西南某省为例，公立医院取消耗材加成，故可以采用价格等于成本的简单计算，其计算公式（3）如下：

$$每种耗材成本 = 每种耗材采购价格 \qquad 式（3）$$

根据上述人力、设备、耗材等单位成本计算公式，进行假设 2、假设 3、假设 4 的计算。

假设 2：根据上述公式计算出高级、中级、初级技师的平均待遇分别为 3 元/分钟、2 元/分钟、1 元/分钟，工人平均待遇为 0.8 元/分钟。

假设 3：计算出的设备 1 和设备 n 的平均折旧额分别为 0.1 元/分钟、$0.1 \times n$ 元/分钟。

假设 4：计算出的耗材 1 和耗材 n 的金额分别为 1 元、1×n 元。

其他非人力、设备、耗材的直接成本，将采用与间接成本相似的分配方式进行分摊。

注：上述计算数据均为方便计算的模拟数据。

2. 间接成本

作业成本法核算过程中的间接成本，并非静配中心成本核算中的间接成本，而是泛指不能直接计算到以作业为核算单元的成本，当然也包括静配中心成本核算中的间接成本。要将间接成本分摊到作业环节，则必须保证设置的成本动因及参数（如人员、业务量、工时等）满足核算条件，以各作业人数计算公式（4）为例，具体如下：

$$各作业人数 = SUM（各作业职称人数 \times 各职称作业耗时比）\quad 式（4）$$

假设静配中心的间接人力成本为 10 万元，那么计入调配服务产品的各人工作业上的成本公式（5）如下：

$$各划分作业总人力成本值 = 100000 \times \frac{各划分总作业人数}{SUM（各作业人数）} \quad 式（5）$$

注：其他大类成本及医辅、管理成本分摊公式类似。数据为模拟数据。

3. 归集作业总成本

以静配中心调配服务产品的人工调配作业为例，其单位成本计算公式（6）如下：

$$人工调配单位成本 = 高级技师单位成本 \times 高级技师时间 \times 高级技师人数 + 中级技师单位成本 \times 中级技师时间 \times 中级技师人数 + 初级技师单位成本 \times 初级技师时间 \times 初级技师人数 + \frac{人工调配间接总成本}{调配服务产品总量} \quad 式（6）$$

假设调配服务产品总量为 10000 次，其人工调配作业人数占比 30%，则其人工调配间接总成本为 3 万元，那么该产品的人工调配单位成本则为：

$$人工调配单位成本 = 3 \times 5 \times 1 + 2 \times 15 \times 1 + 1 \times 15 \times 1 + \frac{30000}{10000} = 63（元）$$

其他作业单位成本的计算公式与人工调配单位成本的计算方法类似，不再赘述。

（三）作业成本的控制管理

作业成本法在成本控制管理中的应用只能从作业成本数据产生源头找到管

控突破口，以静配中心的调配服务产品为例，简要介绍成本控制方案。

1. 人力成本管控方案

调配服务产品的人工成本涉及调配前准备作业、人工调配作业和调配后管理作业三个作业。其中，调配前准备作业涉及工人一类人员，人工调配作业涉及高级、中级、初级三类技师人员，调配后管理作业涉及工人一类人员。要做好人力成本管控，就要优化作业的人力资源配置。

（1）提升低级职称技术人员能力，调整高级职称技术人员职能。

以人工调配作业为例，从作业划分表可以知道，高级职称技术人员的工作内容是"技术指导性工作"。如果能够让低级职称技术人员通过科室内部的经验学习，熟练掌握静脉用药调配的相关技术性难点，则高级职称技术人员完全可以退出药物调配人员序列，这样每一个调配服务产品的人工调配环节可以节省 15 元，成本降低幅度为 23.81％。同时，高级职称技术人员退出人工调配作业的人工序列，则有更多的精力来辅助科室内部的管理，并协同静配中心成本管理团队积极开展成本管理工作，提升科室经济运营的效益和水平。

（2）改善科室内部布局和空间整理规划，调整人员结构。

以调配前管理作业为例，从作业划分表可以知道，工人的工作内容是"准备相关的设备、耗材、原药"。如果在科室内部加强空间位置规划和调整，那么工人在准备工作中可以节省很多的时间和精力。

（3）加强静脉用药调配科研攻关，提升配药效率。

加强科室内部业务科研管理，提升静脉用药调配的攻关水平，利用新技术提升静脉用药调配的效率。如果能够将人工调配时间减少 5 分钟，结合上述第一个人力成本管控方案，则整个人工调配作业的人力成本将节省 47.62％。而从国家医疗机构排行榜也可以看出，公立医院的科研水平也占到 20％ 的高比例。因此，提高科室科研攻关能力，不仅能提升业务管理效率，还可以提升科室声誉值。

2. 设备成本管控方案

调配服务产品的设备作业涉及药物调配过程中的所有设备操作过程，设备成本管控方案可以从以下两方面采取措施。

（1）加强设备采购议价能力，降低设备采购成本。

加强设备采购议价能力，降低设备采购成本，降低年均折旧额，从而间接降低调配服务产品的设备操作的单位成本。加强设备采购议价能力既与科室设备使用的专业能力和水平有关，也与医院设备采供人员对市场行情调研数据的熟知程度有关。因此，要加强设备采购议价能力，不仅要加强学习，也要多跑市场调研，掌握第一手数据，这样才能在设备采购中掌握主动权，并尽力达成采购目的。

（2）做好设备维护，延长设备使用年限。

医院采购的医疗设备折旧年限一般按照 5 年计算，即设备采购成本必须在 5 年期限内以设备折旧方式全部折完，每年折旧额均为设备采购成本的 1/5（原值增加或减少情况除外）。基于上述情况，如果平时使用设备时能够加强维护，使设备在 5 年后仍能够正常运转，那么每年分摊到调配服务产品的设备操作作业的折旧额将为 0 元，则会降低整个设备作业的折旧成本。

3. 耗材成本管控方案

耗材成本管控方案可以从以下三方面采取措施。

（1）加强耗材采购议价能力，降低耗材采购成本。

该方案与设备采购方案类似，不再赘述。

（2）提升间接耗材成本的管控能力，降低间接耗材成本的分摊比例。

从众多医院耗材成本管控的角度看，静配中心采用作业成本法通常难以管控耗材数量，因此多数情况下尽量控制其间接耗材成本的消耗量。间接耗材成本可以通过静配中心成本管理团队一起进行管控，这样既可以利用科室成本考核机制来定量管理，也可以通过科室整体耗材消耗情况，加强对药物调配中心的评价，从而间接降低耗材成本的分摊比例，促使耗材管理作业成本占比合理下降。

（3）在保证耗材质量的前提下，提高国产耗材的消耗占比。

目前，国内医疗行业中静配中心以使用进口耗材为主，特别是高价医用耗材的大量使用，导致病人就医负担加重。因此，在保障医疗质量的前提下，如果静配中心积极寻找国内替代耗材，以较低的国内采购价实施医疗服务项目，则必将为病人降低负担，减轻医院科室的耗材成本占比。

三、作业成本法在静脉用药调配中心成本管控中的评价

（一）作业成本法的缺陷

作业成本法在医院科室的成本管理和控制工作中，虽然具有一定的优势，但也存在部分缺陷，具体有以下几点。

1．作业成本法自身缺陷

作业成本法将医院的产品、服务、资源相互关联，做合理的成本分配，并提升运营管理效益。但该方法在核算时较复杂，程序更烦琐，因此如不能对医院经营因素进行精准分析，就无法准确体现各项活动所需要的作业成本，也无法提出有效的管理建议。

2．作业成本法技术支持困难

作业成本法的成本动因和对象的多样性要求在使用过程中对大量数据进行分析时，必须具备完整的软件技术支持体系，这样才具有良好的操作性。但我国财务软件技术水平不高，不能完全满足作业成本法核算的复杂要求，因此作业成本法发展缓慢。

3．财务人员专业能力有待提高

作业成本法是一种科学的成本管理办法，但因其特殊性、准确性、复杂性等，要求从业人员具有扎实的财务知识和较高的财务专业水平。但多数单位为追求快回报、高效益，对财务人员的培养还比较欠缺，因此财务方面的专业能力和水平还有待进一步提高。

（二）作业成本法的改进

作业成本法在医院科室的成本管理和控制工作中，具备一定的科学合理性，针对相关的缺陷，我们可以从以下几个方面进行改进。

1．加强医院财务信息系统的建设

医院财务信息系统的简陋制约了作业成本法的推广和应用。作业成本法环节较多且程序复杂，只能通过计算机软件进行核算。因此要想精度高、速度快、效率高，就必须加强医院财务信息系统的建设，提高信息化操作水平。

2．加强医院财务专业人才的培养

作业成本法在医院中的成功推广离不开两点：一是拥有专业的财务管理人才，这些人才拥有专业的财务知识和管理能力，应提高他们的信息管理水平和效率。二是通过丰富的理论学习，营造良好的工作氛围，提升专业人才的职业素养。充分发挥专业人才的优势，才能促进作业管理水平的不断提高。

3．从局部科室到医院整体的逐步推广

作业成本法若想在医院内部科室全面推广，则要不断地探索与实践，找到最适合医院的业务管理场景。通过医院静配中心在成本管控领域的应用经验，可以使作业成本法的核心管理思路得到快速推广。

第四节 静脉用药调配中心耗材管控的基本方法

自从国家公立医院耗材实行零加成改革之后，医院及科室的耗材管理模式就变成了单向的资源消耗模式（即没有管理收益，只有管理支出），静配中心的核算情况同样出现科室耗材消耗越大，库存越多，科室成本收益率越高的现象。以西南某省大型三级甲等医院静配中心为例，实施耗材零加成后其耗材成本支出占比比实施前提升了5％，但是5％的耗材成本收益变化率并非全部由耗材零加成改革引起，也有库存管理、使用或损耗管理不当等原因。

静配中心在药物调配过程中涉及的耗材非常专业，刻度精确度要求较高。因此在成本管控意识的基础上对其进行良好的管控，掌握一定的管控方法十分必要。

一、专业性耗材采购预算管理

（一）精确预算，将耗材采购管控阀门从"事后"提到"事前"

根据多家国家公立医院抗肿瘤药物调配管理过程中的耗材成本支出占比情况，多数医院耗材平均成本支出占比为科室总成本的12.77％，而其他办公耗材支出占比平均值仅为1.05％，足以说明耗材成本对静配中心的经济运营管理十分重要。

1. 统筹制定耗材采购预算制度

在公立医院年度预算整体管理框架下，静配中心的耗材采购管理属于医院耗材预算管理的一部分，要做好科室耗材的成本控制，就必须从耗材采购预算的源头进行规划，即医院预算管理部门统筹制定全院科室耗材预算管理制度。耗材预算管理制度为医院耗材的综合采购、装卸运输、进场管理等提供制度保障，是科室执行耗材预算管控的合法依据。在非特殊情况下，只有严格执行医院耗材的预算管理制度，将耗材管控阀门从"事后"提到"事前"，才能为耗材管控奠定良好的基础。

2. 科学合理编制耗材采购预算

医院静配中心的耗材采购预算管理应该以上年度各类耗材的实际消耗量及

本年度医院肿瘤病人需求预测变化值为基础。通常情况下，采购预算编制越精确，采购量的执行越到位。要编制出精确的耗材采购计划，就要将采购预算量与业务量紧密结合。下面介绍两种方案。

第一种方案：总体上以"先年度后月份"模式编制耗材采购计划，共分为以下四个执行步骤。

第一步：预测本年度 1 至 12 月的医院肿瘤病人的业务量数据，根据各个月份的药物调配与耗材之间的预算波动数据，先后计算本年度预测业务量和本年各月预算业务量占比等数据，其计算公式如式（7）、式（8）所示：

$$本年度预测业务量 = \sum_{k=1}^{12} 第\ k\ 月预测业务量 \qquad 式（7）$$

$$第\ k\ 月预测业务量占比 = \frac{第\ k\ 月预测业务量}{本年度预测业务量} \times 100\% \qquad 式（8）$$

第二步：将本年度预测业务量与上年度实际业务量进行比较，计算本年度耗材采购系数，其计算公式如式（9）所示：

$$本年度耗材采购系数 = \frac{本年度预测业务量}{上年度实际业务量} \times 100\% \qquad 式（9）$$

第三步：根据本年度耗材采购系数与上年度耗材消耗量计算本年度耗材采购预算量，其计算公式如式（10）所示：

$$本年度耗材采购预算量 = 本年度耗材采购系数 \times 上年度耗材$$
$$消耗量 \qquad 式（10）$$

第四步：根据本年度耗材采购预算量与各月预算业务量占比计算本年度各月耗材采购预算量，其计算公式如式（11）所示：

$$第\ k\ 月耗材采购预算量 = 本年度耗材采购预算量 \times 第\ k\ 月预测$$
$$业务量占比 \qquad 式（11）$$

从上述 4 个计算公式可知，年度和月度耗材采购编制计划与业务量紧密结合，而且将静脉用药调配业务量和耗材采购量分别分解到了每个预算月份，只有这样才能建立科学合理的耗材采购计划，并保证科室药物调配业务的正常开展。

第二种方案：总体上以"月度优先"模式编制采购计划，一个步骤可完成，其计算公式如式（12）所示：

$$第\ j\ 月耗材采购预算量 = \frac{第\ j\ 月预测业务量}{去年第\ j\ 月业务量} \times 去年第\ j\ 月耗材消耗量$$

式（12）

通过两种方案的公式对比可知，两种方案均采用与业务量相结合的方式进行采购预算编制。第一种方案较第二种方案复杂，但第二种方案却忽略了若某月耗材超领而未消耗则会导致核算时耗材成本迅速上升的情况。采用第一种"先年度后月份"方案进行耗材采购编制则可以将第一种方案存在的问题降至最低，从而有利于科室内部耗材的成本管控。

3. 合理考虑试剂损失预算

医院静配中心耗材管理除必须建立科学的采购计划外，还应该充分考虑到耗材使用过程中的损失因素。医院每年采购的耗材品类多、数量大，不同的耗材可能存在不同的保存方法，而在耗材的运输、储藏、管理过程中存在诸多不确定的损失因素，如运输过程中耗材丢失、储藏过程中冰箱温度失调、管理过程中耗材容器破裂、偶发性耗材质量不达标、耗材使用过程中浪费、科研用材管理不善等。

鉴于耗材损失风险，静配中心应该按照耗材采购预算方式对损失进行合理估算，在损失预算的基础上加强对耗材的运输、储藏、管理、质量风险进行科学的评估，制订合理的解决方案降低耗材的损失风险，为科室节约耗材成本。

（二）攻关谈判，提高耗材采购能力

医院物资采购部门负责全院科室的物资采购及服务，而静配中心作为耗材使用科室，在耗材的甄别与选择上具有较强的专业性。现在公立医院的耗材采购一般采用挂网招采模式。从医院角度讲，要想控制耗材采购成本，"产品优而价格低"是采购谈判的终极目标，所以采购前两科室相关人员应该互相配合，在耗材采购方面互相提供建议和意见，以便做好耗材采购的充分准备，掌握相关的谈判技巧。

1. 主动下沉市场，调研评估耗材性价比

现在医疗市场中存在很多有针对性的耗材产品，静配中心如仅仅依靠耗材供应商的图片展示、价格对比、市场测试数据等资料，想要采购到性价比较高的耗材产品是非常困难的。静配中心只有根据所需要的专业性耗材的规格和性能，并联合医院物资采购专业人员主动下沉市场，对需要采购的耗材（或替代产品）做充分的市场调研，经过详细的调研数据对比，甚至做样本采购测试，才能对耗材性价比做出最后评价。一般而言，耗材供应商企业的管理越规范，耗材市占率越高，说明产品越受到青睐，反之则说明该企业耗材可能存有质量或其他方面的隐患（特种新技术刚上市耗材除外）。

2. 组织强力团队，为谈判注入优势因素

耗材采购谈判是一场相互博弈的过程，双方按采购招标流程举行谈判，故要求参与谈判的人员及组织必须遵守谈判规则、坚持信仰、不被渗透，否则即使有好的谈判技巧，也很难达到耗材采购的目的。谈判时应注意几点：①尊重乙方对投标产品的介绍，评价乙方耗材产品的质量时要中肯合理，不能因压价目而故意降低对产品的评价。②提前准备问题并采用询问式谈判，要寻找机会缓和谈判气氛，且谈判过程中要进退有度。③谈判化整为零，给对方留下不至于让谈判破裂的合理空间，避免让对方了解立场。④坦诚相见而不入死角，条件成熟时适当透露己方少许动机和想法，但不可和盘托出而使自己陷于被动。⑤谈判过程中应用语文明、逻辑严谨、思维敏捷，切忌答非所问而出现语言逻辑上的混乱和漏洞，被对方及时驳倒而达不到谈判目标。

3. "一品一规"，避免被动接受耗材价格随意调整

国家公立医院改革之后，在耗材绩效管控指标方面对耗材的采购管理更加严格。现在多数医院在物资采购合同中并未对价格进行严格限制，通常采用协议议价的方式，而且医院对采购的物资常采用"一品一规"规则，其目的就是避免物资采购后，乙方可能因市场、企业生产、上游耗材原料等因素而随意调价，从而导致各业务科室的医疗行为陷入被动。所以医院应该与前来竞标的供应商在采购关系中寻求平衡点，以便维护长期的合作关系。

（三）针对耗材采购预算的考核评价

上述对静配中心参与医院物资耗材的采购，从预算管理制度、采购计划编制、损失预算估计等方面进行了简单说明。从专业性来说，静配中心比医院物资采购部门对需要的耗材更加熟悉，因此在耗材采购预算编制完成后，应该采用预算考核指标的方式，在年度考核时对静配中心参与编制的耗材采购预算的合理性进行考核，并将考核结果纳入年度绩效评价中。

二、专业性耗材院内及科室管理

医院与供应商签订物资耗材采购合同或协议的过程中，必须明确规定耗材

的价格管理、配送管理、运输管理、装卸管理等一系列环节。协议执行阶段将耗材管控纳入全生命周期管理过程，即采购入库、储藏保存、领用出库、使用管控环节。

（一）采购入库

物资耗材从供应商的仓库到医院物资仓库，通常由企业供应商、医院物资采购部门、医院物资库房管理办等多部门联合完成，整个物资流通环节涉及产品核对、现场清点、仓库登记、监督管理、搬运摆放等。各个环节的具体内容和要求如下。

1. 产品核对

产品核对主要针对供应商配送的物资耗材的编号、名称、规格、型号、使用标准等关键信息，防止供应商或运输人员在运输途中偷换物品。

2. 现场清点

现场清点要求配送的物资耗材的类目、数量、批次等与采购清单完全对应，若出现问题可以要求配送人员现场与供应商协调解决，避免因疏忽造成耗材损失。

3. 仓库登记

仓库登记要求入库管理人员如实填写各类物资耗材的入库数量、品类、型号、配送人员、配送单据号等，并在接收的单据上签字确认备查。

4. 监督管理

如今各种运输中间平台应用软件应运而生，物资产品的装载、卸载、搬运主要由运输工人负责，因此在卸载过程中，仓库管理人员应该驻留现场进行监督和管理，避免采购的物资耗材在卸载搬运途中出现损毁而无法追责。

5. 搬运摆放

搬运摆放耗材时，因部分物资耗材属易碎物品，要及时提醒搬运人员，防止破损造成损失；同时，为了后续物资耗材的领用便利，需要按照入库前的规划位置进行科学摆放。

（二）储藏保存

医学领域的各类耗材很复杂。耗材储藏主要包括常温、冷冻、密封、混合等存放模式，因此工作人员必须依照物资耗材的具体存放要求操作，否则可能导致事故发生，对医院及科室造成严重危害。

医学物资耗材存放期间，各个物资仓库应安排专业管理人员定期对存放环境进行检查，如温度、湿度、密闭性能等，发现存放环境问题要及时报送物资采购部门，同时检查对温度和湿度较为敏感的耗材是否受到破坏，尽可能将物资耗材的意外损失降至最低。

（三）领用出库

目前，各大医院肿瘤病人就医比例逐年上升，静配中心的物资耗材领用量也将逐年攀升。作为医院物资耗材领用的主要科室，静配中心申请领用耗材时应该根据耗材品类的要求存放，并合理制订耗材品类及领用量。如果该中心建有二级库房，则物资耗材的申请领用量应与科室的存放条件和环境相匹配，条件与环境好则可多领点，反之则按需正常领用即可。

1. 正常领用

静配中心申请领用耗材时，建议科室的申请人员根据一定期限内静脉用药调配的实际需求进行估算，结合二级库房存储条件，合理申请相关品类的物资耗材及数量。建议静配中心对物料申请单实行审核管理制度，尽量避免出现"多领少用"的情况，以及在科室成本核算时造成当月物资耗材成本与业务量之间出现不正常幅度变化。医学耗材存放在科室二级库房时还可能遭到损坏，增加科室物资耗材的损失类成本。从理论上来讲，医学耗材各品类的领用量可采用公式（13）、公式（14）计算：

$$业务量环比增长率 = \frac{本月业务量 - 上月业务量}{上月业务量} \times 100\% \quad 式（13）$$

$$本月领用量 = （上月初库存量 + 上月领用量）\times（1 + 业务量环比$$
$$增长率）- 上月底库存量 \qquad 式（14）$$

依据公式（13）、公式（14）可知，每月物资耗材领用量与业务量息息相关，通过业务量同比增长率来确定静配中心的耗材领用量，有效控制该中心二级库房的实际保存量，从而控制该中心耗材成本无规律增长的情况。

2. 非正常领用

非正常领用的情况非常少见，该种情况一般出现在耗材产品的替换过程之中，如随着科研问题的推进而出现了更好的技术和方法，或者原有产品停止生产的情况。通常情况下，非正常领用主要指直接由供应商送至静配中心并立即投入使用。在物资采购管理环节上，可以采用特殊入库方式进行入库处理，并完成后续的虚拟出库领用等环节。此种情况很少见，不过多阐述。

（四）使用管控

静配中心领用的各类耗材主要用于肿瘤病人静脉用药调配，使用过程中应该根据该批次调配业务量来决定耗材的领用量（特别是医用耗材），从而避免因用量不当造成静脉用药调配出现异常。药物调配人员不能对耗材进行不必要的浪费（耗材出现质量问题的情况除外），在医疗服务项目成本核算过程中，可以对药物调配项目进行精确的核算，故静配中心应从耗材使用的专业性方面加强使用控制。

三、推进静脉用药调配中心耗材的成本精细化管理

近年来，医院成本精细化管理成为医院精细化管理战略的核心，很多医院的成本精细化管理均取得了良好的效果。静配中心的耗材成本作为重点管控对象，在成本精细化管理战略下，应该从以下方面进行科学管理。

（一）成本精细化管理推进科室耗材成本精细化核算

医院成本精细化管理战略对成本核算、成本分析、成本管控等方面提出了更高的要求。借助完整的成本核算管理体系，除对静配中心进行科室成本核算，还对该中心所开展的医疗服务项目进行成本核算，将科室成本全部分摊到该中心所有的医疗服务项目，从而得到静配中心的每个医疗服务项目的实际成本，包括人力、耗材、设备、其他费用等主要成本。

通过科室成本核算可以知道静配中心医学专用耗材的领用量、使用量、库存、损失等情况，而项目成本核算可以清晰地核算出每个医疗服务项目执行过程中耗材的实际消耗量，其结果对耗材成本管控极其重要。

（二）耗材成本专题分析促进耗材成本管理

成本核算可以对耗材成本进行量化管理，成本分析可以对耗材成本进行微观洞悉。科室耗材分析一般采用同比、环比、趋势等模式对耗材管理和消耗进行综合分析，并找出科室耗材管理问题。静配中心的科室管理小组可以针对不同的耗材管理问题形成不同的管控方案，实现科室耗材的成本精细化管理，从而加强对耗材的成本管控工作。

四、提升静脉用药调配中心耗材管理的信息化建设水平

静配中心作为医学技术类科室，既是耗材使用科室，也是耗材管理科室。物资采购部门负责对耗材采购全程服务，而静配中心则负责对采购耗材的质量、性质、安全、结构等方面进行管理，不能让劣质耗材进入使用环节，导致静脉用药调配结果出现偏差。

静配中心对耗材的使用情况应记录在册，同时向物资采购部门提出相应的信息化建设需求：①对接物资管理系统，对供应商、资质及有效期、采购批次及时间等信息进行管理。②能够对每种耗材的型号与规则等信息进行维护。③能够对耗材的说明文档进行维护。④能够对每种耗材测试结果进行记录，便于长期对质量、安全、成分、结构等信息进行管理。⑤能够对耗材使用效果进行评价。只有这样才能够加强对耗材信息的科学管理，才能够对供应商、耗材使用效果、科学评价等进行长期管控。

耗材管理系统建立之后，可以由静配中心成本管理团队进行管理，这样既有助于团队对耗材管理的理解，也有助于对中心耗材使用情况进行及时反馈。

五、静脉用药调配中心耗材成本管控的重要意义

对于静配中心来讲，做好耗材成本管控有以下几点意义。

（一）有助于为医院及科室内部的耗材管理提供经验

作为现代医院精细化管理内容之一的成本精细化管理，要求对医院及科室等不同成本核算对象进行成本核算。从医院与科室的关系看，做好静配中心成本的管理和控制，并加强对耗材成本因素的分析，有助于为医院及科室内部的耗材管理提供经验。

（二）有利于建立静脉用药调配中心耗材成本的管控机制

静配中心的耗材成本管控属于长期性事务工作。耗材的采购谈判、运输入库、申请领用、盘点核对等各个环节，均需详细把控价格、数量、质量、品类等信息。只有积极探索并建立长期有效的成本管控机制，落实好管控职责，才能从制度上对物资耗材进行科学、高效、规范的管理，并做好相应的成本管控工作。

（三）有利于奠定静脉用药调配中心其他成本管控实践基础

若医院静配中心经过长期的耗材成本管控，形成行之有效的成本控制管理措施，那么借助相应的管理措施和经验，在医院成本精细化管理战略的框架下，可为以后其他成本的管控提供思路和方法。因此，静配中心耗材成本管控将为其他成本的管控工作奠定实践基础。

第五节　PDCA 循环模式在静脉用药调配中心医用耗材管理中的应用

多数国家公立医院的医用耗材属于单收费耗材系列，而且医用耗材的平均占比在 80％左右（该比例为占科室总耗材的比例）。但随着国家公立医院耗材加成率的取消，医院耗材管理部门直接从利润中心变成成本中心。从医院成本精细化管理的角度，如何为医院及各个科室节省医用耗材，是本节的重点内容。

一、PDCA 循环模式概述

PDCA 循环模式是由美国著名的全面质量管理专家沃特·阿曼德·休哈特（Walter A. Shewhart）首先提出的，由戴明采纳、宣传、推广并获得普及，所以又称"戴明环"。PDCA 循环模式的含义是将质量管理过程分为四个阶段，即计划（Plan）、执行（Do）、检查（Check）和处理（Action）。在全面质量管理过程中，要求各项工作按照计划制订、计划实施、检查实施效果的流程，然后将成功的管理部分纳入标准，将不成功的管理部分放在下一个 PDCA 循环中去解决。

（一）计划（Plan）

计划是指在全面质量管理工作开展之前，通过市场调研、用户访问等方式，摸清市场用户对质量管理的要求，结合国家出台的全面质量政策，针对执行全面质量管理工作，制订出具体的管理方针和预期目标，并制订出执行规划。

（二）执行（Do）

执行是指根据已获取的全面质量管理的知识和信息，设计具体的方法，制订具体的方案和计划，再根据设计和布局具体运作，实现计划中的内容，具体包括对质量管理和标准进行设计和实验，以及各类人员的计划培训。

（三）检查（Check）

检查是指总结执行结果，搞清楚执行结果的对与错，并明确执行结果的效果，对不正确的执行结果进行分析并找到相应的问题点。

（四）处理（Action）

处理是指对总结检查的结果进行处理。对于成功的经验加以肯定并纳入标准化范畴，进行标准化巩固和管理推广；对于失败的问题要引起重视，总结经验和教训，并提交至下一个 PDCA 循环中去解决。

PDCA 循环模式是一种已经被证明在多个管理领域都能产生良好效果的科学管理方法。上述 PDCA 循环模式的四个过程可以周而复始地进行，每个循环结束，将成功的结果纳入标准，不符预期的结果纳入下一个 PDCA 循环。

二、PDCA 循环模式的作用和特征

PDCA 循环模式可以使解决问题的逻辑思维方法和执行步骤更加条理化、系统化、图像化和科学化，其具有如下特点。

（一）大环套小环，小环保大环，推动大循环

PDCA 循环模式作为质量管理的基本方法，不仅适用于整个工程项目，也适用于整个企业和企业内的科室、工段、班组以至个人。各级部门根据企业的方针目标，都有自己的 PDCA 循环，层层循环，形成大环套小环，小环里面又套更小的环。大环是小环的母体和依据，小环是大环的分解和保证。各级部门的小环都围绕着企业的总目标朝着同一方向转动。通过循环把企业上下或工程项目的各项工作有机地联系起来，彼此协同，互相促进。

（二）不断前进和提高

PDCA 循环模式就像爬楼梯一样，一个循环运转结束，生产的质量就会提高一步，然后再制订下一个循环，再运转、再提高，不断前进，不断提高。

（三）呈阶梯式上升

PDCA 循环模式不是在同一水平上循环，而是每循环一次，就解决一部分

问题，取得一部分成果，工作就前进一步。每通过一次 PDCA 循环，都要进行总结，提出新目标，再进行第二次 PDCA 循环，使质量管理的车轮滚滚向前。每一次循环，都使品质和治理水平提升。

三、PDCA 循环模式的实施条件

中国医疗行业在短短几十年的时间里，不断缩小与发达国家的差距。任何好的管理模式都需要一定的实施环境或条件，PDCA 循环模式也不例外，要借助并实施 PDCA 循环模式进行科学管理，就离不开相应的管理环境因素，如设置规划机制、晋升激励机制，责任落实与管控、检查结果导向、以人为本等。

四、静脉用药调配中心医用耗材管理数据分析

以西南某三级甲等医院为例，对该医院的静配中心医用耗材管理进行介绍。

（一）静脉用药调配中心医用耗材的管理情况

静配中心医用耗材管理一直是较为复杂烦琐的事情。从医院成本控制和管理角度讲，医用耗材管理涉及耗材领用管理、二级库仓储管理、静脉用药调配使用管理、科研用材管理、损耗管理等多个方面，因此静配中心的医用耗材管理也是最核心的成本管理内容之一。以下数据是静配中心 2018 年的医用耗材的占比数据，如表 3-5-1 所示。

表 3-5-1　静配中心 2018 年医用耗材占比数据表

序号	医用耗材管理	1月	2月	3月	4月	5月	6月	7月	8月	9月	10月	11月	12月
1	领用计划	89%	81%	88%	89%	91%	88%	89%	89%	92%	90%	91%	90%
2	调配使用	95%	92%	93%	96%	94%	95%	96%	95%	94%	96%	96%	93%
3	科研用材	4%	6%	6%	4%	4%	4%	2%	3%	3%	3%	1%	4%
4	损耗管理	1%	2%	1%	0%	2%	2%	2%	2%	1%	1%	3%	2%

注：上述表中均为虚拟数据，仅用来举例说明，不作为医院或科室实际业务管理方面的真实参考数据。

该表中领用计划、调配使用、科研用材、损耗管理等数据均为通过上一年度静脉用药调配业务量进行换算，并按比例处置之后形成的数据。

（二）静脉用药调配中心医用耗材管理分析

根据表 3-5-1，某三级甲等医院静配中心 2018 年医用耗材管理数据表呈现出以下情况。

一是静配中心在医用耗材领用计划环节，2 月份的医用耗材领用比例数据呈最低值状态，主要是中国的春节一般在阳历 1 月份或 2 月份，而大多数就医病人在传统节日来临时，通常会回家与家人、亲人等团聚。

二是静配中心医用耗材的调配使用数据，其最高比例值与最低比例值的波动幅度控制在 4% 左右，说明在该院肿瘤静脉用药调配过程中，医用耗材的使用还存在某些隐藏或规范性问题，如非正常使用等情况。

三是静配中心的科研用材比例在 1 至 5 月、12 月呈现高峰值形态，与静配中心的科研、教学、实验过程中的用材息息相关，按照《公立医院成本核算规范》要求，对这一部分耗材可以单独管理。

四是静配中心医用耗材的损耗管理比例数据常年维持在该中心医院耗材总比例的 1%～3%，从全年医用耗材的专项分析情况看，与该中心的二级库仓储、盘点、调配使用、医用耗材质量管控等环节有明显的关联。

通过对静配中心医用耗材的领用管理、调配使用、科研用材、损耗管理等比例数据和原因的分析可以看出，根据 PDCA 循环模式的使用原则和步骤，可以利用其对静配中心医用耗材的各个管理环节进行科学管理。

五、PDCA 循环模式在静脉用药调配中心医用耗材管理中的应用

通过上述对 2018 年静配中心医用耗材占比数据的分析，以及基于科室医用耗材管理的重要性和迫切性，结合医院药品管理中心的建议，静配中心科室管理小组及成本管理团队决定在 2019 年度引入 PDCA 循环模式，首先在医用耗材的损耗管理方面进行科学试用，并根据试用结果和实际情况，决定是否在后续过程中逐步将 PDCA 循环模式管理经验延伸至领用、调配使用、科研用材等环节。

（一）制订医用耗材损耗管理计划

1. 找出问题并分析原因

要制订医用耗材损耗管理计划，就必须清楚医院耗材损耗存在哪些方面的

问题。从上述某医院 2018 年静配中心医用耗材损耗分析情况看，需要重点关注二级库仓储、盘点、调配使用、质量管控等管理过程中的问题。二级库仓储问题主要有医用耗材的保质期失效、配送意外损害、不慎或不当方法储存等。盘点损耗主要是盘亏问题。调配使用问题主要有规格或参数不匹配、不慎或不当方法使用、敏感度不同情况下的非标准使用量等。医用耗材质量管控问题主要涉及不合格耗材的检测与抽样试验问题。

2. 制订管理计划和对策

根据上述静配中心医用耗材损耗管控的各类问题，可以由科室管理小组和成本管理团队根据 PDCA 循环模式的管理原则联合制订医用耗材损耗的月份或季度管理计划。在管理计划中，针对每一个问题都必须设置问题的发生日期、耗材名称及批次、登记人、耗损等级、应急处理方案、长期改善措施、责任人、预期目标 8 个事项，具体如表 3-5-2 所示。

表 3-5-2 静配中心医用耗材损耗的月份或季度管理计划

大类	具体问题	日期	耗材名称及批次	登记人	耗损等级	应急处理方案	长期改善措施	责任人	预期目标
二级库	保质期失效				3	弃用	强调先进先出管理原则		月/季优化
	配送意外损害				2	弃用	加强配送人员的管理		月/季优化
	不慎或不当储存				3	弃用	依情况而定		月/季优化
盘点	盘亏				1	账务	加强二级库及合规账务管理		月/季优化
调配使用	规格或参数不匹配				5	调整	依情况而定		月/季优化
	不慎或不当使用				5	弃用	加强调配人员操作培训		月/季优化
	非标准敏感度				5	弃用	加强调配人员操作培训		月/季优化
质量管控	检测与抽样试验				2	依情况	积极与供应商沟通		月/季优化

注：上述表中均为虚拟数据，仅用来举例说明，不作为医院或科室实际业务管理方面的真实参考数据。

（1）制定医用耗材损耗问题登记管理制度。

静配中心对任何可能出现的问题，都必须做相应问题的信息登记，用于后续医用耗材管理问题的总结和改善，并逐步提升科室医用耗材的管理水平，降低医用耗材的损耗程度。

（2）对医用耗材损耗问题进行等级分类管理。

静配中心根据不同医用耗材的损耗原因设置了 5 个等级，等级高低以升序为准，即 1 级损耗的危害程度最低，5 级损耗的危害程度最高。划分问题等级的目的在于判断是否对医院病人治疗产生安全隐患，其中，1～3 级问题基本无安全隐患，4～5 级问题则可能出现安全隐患。

（3）制订医用耗材损耗问题的应急处理方案。

静配中心根据不同医用耗材的损耗原因制订不同的应急处理方案，包括"弃用""账务""调整""依情况"四种方案，具体方案如下。

"弃用"方案：出现问题后，医用耗材已经没有使用价值，做出"弃用"的决定是当前最适合、最安全的处理方案。

"账务"方案：根据医院物资盘点相关的财务管理办法所做出的最佳管理办法。

"调整"方案：主要基于原医用耗材还存在使用价值，且可以联系耗材库房进行调换的情况。

"依情况"方案：主要基于检测与抽样试验的不确定因素，因为抽样检测的数量本身很小，这种情况下建议继续抽取合理的样本，如果总体质量在可控范围内，那么该批次医用耗材的使用价值是存在的，反之则采用其他处理方式。

（4）出台医用耗材损耗问题的长期改善措施。

静配中心根据不同医用耗材的损耗原因制订不同的长期改善措施，内容如下。

"强调先进先出管理原则"：防止库房中的医用耗材久而不用引起产品有效期变更，这是当前多数医院采用的策略。

"加强配送人员的管理"：加强配送途中或搬运过程中的规范性动作或标准方式管理，减少医用耗材的不必要损耗。

"依情况而定"：在不同情况下采用不同的策略，主要依据是该批次医用耗材是否还存在相应的使用价值。

"加强二级库及合规账务管理"：在二级库的管理方面存在某些管理漏洞，应进一步加强二级库的监督和管理，同时配合财务管理部门进行盘点结果后的合规账务处理。

"加强调配人员操作培训"：对静配中心技术人员在药物调配过程中相关操作进行改善。

"积极与供应商沟通"：医用耗材存在严重质量问题时采用的一种长期改善措施，要么要求供应商提高产品质量，要么重新进行产品的招采工作。

（5）预期目标。

医用耗材损耗问题涉及二级库仓储、盘点、调配使用、质量管控等指标的波动变化情况，在对预期目标进行分析时，可以采用同比、对比、环比等方法观察指标的变化规律。

（二）执行和实施医用耗材损耗管理计划

从国内医院实际情况看，执行计划必须具备以下两个条件。

1. 加强组织管理和考核评价

加强组织管理的关键是静配中心的科室管理小组和成本管理团队需要对管理计划足够重视，对管理计划中的 8 个事项进行明确定义，分解管理计划中的工作内容并确定具备执行某项工作内容需要的能力，在科室管理小组和成本管理团队的统一组织下，在科室内部执行管理计划的工作。

考核评价是管理计划顺利实施的重要保障。在执行管理计划的同时，应根据管理计划制订相应的考核指标，将指标职责落实到第一责任人，考核评价纳入科室整体考评体系，这样有助于在第一时间备案和解决管理计划中出现的问题。

2. 严格按步骤执行管理计划

在静配中心医用耗材损耗管理的执行阶段，严格按照步骤执行管理计划：一是全面落实管理计划内的工作，按实际情况对管理计划中的内容进行补充和调整，并保证执行阶段可以满足管理计划执行的实际要求。二是静配中心的科室管理小组和成本管理团队需要对管理计划中的特殊情况制订特殊的应急处理方案和长期改善措施，从而保证后期工作可以顺利开展。三是由成本管理团队联合医院成本管理中心，对管理计划中涉及信息化管理部分的方案或措施进行全面统筹，从信息化建设角度全面考虑最优的解决方案，智能化解决问题，从而减少人为因素对医用耗材损耗的影响。四是科室管理小组和成本管理团队需要对二级库管理、盘点、培训、供应商管理等执行过程定期进行监督和管理。五是按照管理计划的期限，对指标按月份或季度动态变化进行管理，从而将管理计划的执行和监督有效结合，使管理计划工作得到全面落实。

（三）检查医用耗材损耗管理计划的执行水平

在静配中心医用耗材损耗管理计划中，检查能起到非常重要的作用，其通常涉及以下几个方面：一是科室管理小组和成本管理团队应该对管理计划中的每一个环节落实相应的监控工作，特别是对病人生命安全十分重要的计划，必须在一定期限内进行严格的检测或检查，这样才能对医用耗材问题进行严格管控。二是如果在检查过程中发现了问题，必须将责任落实到个人。同时结合问题制订相应的解决方案，找出问题产生的根源，保证执行管理计划中的应急处理方案和长期改善措施在落实过程中具备一定的科学合理性。三是针对医用耗材质量的管理计划方案，科室管理小组和成本管理团队应该联合后续检查进行追踪，以保证管理计划全面落实。

静配中心 2019 年前两个季度（6 个月）的医用耗材损耗占比数据如表3-5-3所示。

表 3-5-3　2019 年前两个季度（6 个月）静配中心医用耗材损耗占比数据

序号	医用耗材管理	1 月	2 月	3 月	4 月	5 月	6 月
1	二级库管理	0.31%	0.47%	0.30%	0.42%	0.35%	0.29%
2	耗材盘点管理	0.17%	0.14%	0.18%	0.17%	0.15%	0.16%
3	调配使用管理	0.11%	0.05%	0.08%	0.1%	0.06%	0.05%
4	质量控制管理	0.23%	0.22%	0.23%	0.34%	0.24%	0.24%
5	损耗管理总体情况	0.82%	0.88%	0.79%	1.03%	0.80%	0.74%

注：上述表中均为虚拟数据，仅用来举例说明，不作为医院或科室实际业务管理方面的真实参考数据。

（四）总结医用耗材的管理计划

从静配中心医用耗材损耗管理计划的执行和检查结果看，涉及病人生命安全的计划被严格执行，且耗材损耗等级一直呈低位水平。而二级库管理和抽样样本的质量管控因存在医院流程复杂和质量管控的不确定因素，还有待进一步采用 PDCA 循环模式进行管理。由此可见，PDCA 循环模式在静配中心医用耗材管理中具有积极的推广意义。

六、PDCA 循环模式在医用耗材管控中的评价及意义

结合目前的实际情况来看，PDCA 循环模式属于一种新型的循环管理模式，并且在一定程度上将直接影响社会经济的发展状况，在医院医用耗材损耗管理计划的执行过程中，PDCA 循环模式已经实现了广泛的推广和应用，从而为医院管理工作的顺利开展提供了良好的基础条件。因此，对于医院科室管理小组和成本管理团队而言，加强对 PDCA 循环模式的学习和分析研究，可以使医院各类管理计划的有序执行、检查、处理等环节顺利衔接，保证医院各类管理工作在全院整体统筹方面的科学合理性，从而提高管理效率和实践水平。

第四章 静脉用药调配中心的绩效考核

第一节 医改背景下的绩效考核

2009 年，国家医改方案明确指出，改革医院人事制度，完善分配激励机制，推行聘用制度和岗位管理制度，实行以服务质量及岗位工作量为主的综合绩效考核和岗位绩效工资制度，有效调动医务人员的积极性。从此，我国医疗卫生行业原有的人员、薪酬固定分配模式发生重大变革，取而代之的是现代企业绩效管理方法的考核模式。

2019 年，国家又颁布了三级公立医院绩效改革的文件，《国务院办公厅关于加强三级公立医院绩效考核工作的意见)》（国办发〔2019〕4 号）、《三级医院评审标准（2020 年版）实施细则》第 152 条，要求医院实行同工同酬、多劳多得、优绩优酬的分配制度。以综合绩效考核为依据，突出服务质量、数量，逐步扩大分配，提高员工待遇。个人分配不得与业务收入直接挂钩。

由此可以看出，对于静配中心的绩效考核，和以前药品供应不同，已经从单纯的冲量变成了质量和安全的提升、品质化和同质化的管理，以及临床服务和结果互认的导向。因此就需要我们紧随时代步伐，把握国家大政，设计出适合现代医院静配中心发展的绩效考核指标体系。

绩效管理是指为达成组织目标，通过持续开放的过程，实现组织目标所预期的利益和产出，并推动团队及成员做出有利于目标达成的行为。作为现代企业管理实践中成功的管理方法，它全新的管理理念、管理方式和管理手段，日益为各领域、各行业所认同和接纳，尤其是作为核心内容的绩效考核，具有重视业绩和能力又不忽视个人态度和品质、强调总体特点又设立个性化指标、涵盖工作流程的各环节又重视持续改进的特点，将其应用到医院管理特别是部门科室的管理活动中，有着很强的实际意义。

作为医院重要的传统医技科室，药学部已进入高速发展时期，静配中心作为医院药学部的一个重要分支正迅速崛起。如何尽快适应新医改要求，结合医院发展战略目标，调整科室内部管理模式，挖掘内部管理潜力，构建一套因地制宜、长短结合、循序渐进的绩效管理方法，显得尤为重要。

绩效管理既要关注过去的绩效，即判断式的绩效考核，以事实结果为准绳，又要关注未来的绩效，即如何解决问题，实现提高个人绩效、培养职业发展潜能等目标。静配中心的绩效考核指标既要注重执行医嘱数量、调配袋数、贴签数量等工作量指标，也要注重成品输液合格率、调配差错率和调配折损率等质量指标，更要注重处方点评、合理用药等国考指标。静配中心的发展不仅需要先进的设备、完善的工作流程、严格的质量控制，还需要一套行之有效、科学的管理体系。

第二节　考核体系设计依据和原则

一、考核体系设计依据

（一）符合"二八原理"

关键绩效指标（Key Performance Indicator，KPI）是从对象的关键成果领域中提取出来的主要工作目标，代表工作的重点和花费时间最多的工作内容，是用以衡量绩效的重要指标。KPI 法符合一个重要的管理学原理，即"二八原理"。在对静配中心绩效进行评价时，我们以 KPI 理念为指导，主要依据静配中心的工作目标和特征筛选评价指标。根据医院总体目标，抓住静配中心工作核心，经过层层分解，提炼出最具代表性又较少关联的关键业绩指标组成评价体系。

遵循 SMART 原则，选取具体明确的（Specific）、可衡量的（Measurable）、可获取得到的（Attainable）、与考核主题相关的（Related）、具有时间限制（Time-limited）的指标。这是绩效考核指标的关键。关键指标的确定要求遵循 SMART 原则，即指标必须是具体的、可以衡量的、可以达到的，要与其他目标具有一定的相关性，必须有明确的截止期限。

KPI 法通常根据层级管理原则，将医院战略目标体系分解。静配中心也应该根据学科发展战略和临床保障进行指标选择。

（二）绩效考核改革的目的

1. 均衡因工作性质、特别岗位而出现的指标体系差异

例如，静配中心的化疗药物、抗菌药物调配，因为要保障病人输注计划及时完成，就需要技术人员在早上六点半到静配中心准备，工作复杂，流程繁琐，同时质量要求高，因为化疗药物、抗菌药物调配的准确性和安全性对于疗效具有至关重要的作用，加药混合的精度要求高，且有极强的时效性。因此，适合选择差错率、准确性和工作时效性等指标。

2. 排除以收减支为考核指标的导向

例如，审方这个环节，针对以下情况：两种不同单品种液体下为一组，两种单品种液体只能生成一个标签；未明确用药频率，生成不了条形码和输液标签；有临时医嘱下到静配中心等，审方人员要尽快联系临床科室进行修改补充，因此工作效率低，同时收费标准没有计入，按照现有的收减支作为考核指标容易低估审方这个岗位专业的工作业绩，而且收减支的指标体系会导致成本意识不强的问题。

3. 引导科室从单一经济指标向注重学科建设发展转化

引入学科发展等战略指标，引导科室从单一经济指标向注重学科建设发展转化。如果不采取学科发展导向，不注重质量和安全，与临床不沟通、不反馈，以挣工分的心理上班，势必造成业务水平得不到提升。三级公立医院绩效考核演变的数据显示，逐步提高导向主要分布在医疗质量和持续发展，逐步降低导向主要分布在运营效率。如医院自我填报，上级卫生行政主管部门关注的长期指标有卫生技术人员职称结构、医院接受其他医院（尤其是对口支援医院、医联体内医院）进修并返回原医院独立工作人数占比、医院承担培养医学人才的工作成效、每百名卫生技术人员科研项目经费、每百名卫生技术人员科研成果转化金额等，这些都是与药学学科发展密切相关的考核指标。

4. 使绩效考核向有风险、高技术、讲奉献、重成本的方向倾斜

以临床药学相关工作的考核系数，使绩效考核向有风险、高技术、讲奉献、重成本的方向倾斜。三级公立医院绩效考核指标和静配中心相关指标看似没有联系，但开具与执行注射剂的医嘱（或处方）时要注意药物配伍禁忌，有静脉用药调配与使用操作规程及输液反应应急预案，正确执行核对程序≥90%等，都和静配中心密切相关。

二、设计原则

(一) 基本原则

1. 公平原则——兼顾内部公平和外部公平

(1) 打破按人头分配绩效的现状,按劳取酬,多劳多得,优劳优得。单纯以工作时间、劳动纪律、着装态度等某些行政部门的指标进行考核,易导致庸懒散浮拖现象在静配中心滋生。

(2) 打破以职称为导向的分配机制。如果静配中心以职称加分,而不是以岗位贡献体现,可能会导致员工不思进取。对于现代医院管理来说,绩效往往考核的是增幅,而不是现有值。如考核工作能力是考核员工在工作中发挥出来的能力,考核员工在工作过程中显示出来的能力甚至潜力。根据标准或要求,确定某员工能力发挥得如何,对应其所担任的工作、职务、能力做评定。考核能力不是考核能力的绝对值,根本点在于考核能力提高速度和幅度的相对值。通过考核,要求员工在原有岗位上,在原有的基础上快速、大幅度地提高能力。工作能力是指对一个人担任一个职位的一组标准化的要求,用以判断是否称职。这包括其知识、技能及行为是否能够配合工作。有可能选择年轻、学历高、职称相对低的年轻人来担任专业组长,低职高聘,可以激活学科发展的活力。

(3) 考虑部分岗位的特殊性,在大的计算方式上公开透明。如四川大学华西医院承担药学院和职业技术学院、中医药大学等药学专业的实习、带教和规培工作,在此背景下,四川大学华西医院设立教学专职岗,由具有一定资历的临床药师专职进行临床教学的管理和实施,严格教学管理,全方位教学覆盖,最终使教学方式和内容得到优化,提高了教学质量。因此,在绩效考核中就要单独考虑教学岗位的特殊性。

(4) 实现考核指标的多元化就要防止一个部门将所有指标考核完的局限性。静配中心的绩效考核设置 7 个维度的指标,分别是:数量指标、质量指标、病人指标、行为指标、目标指标、经济指标、成长与学习指标,那么数据就应该来自病案科、医务部、院感、质控、两办、科技部、教务部等。

2. 平衡原则——医疗、教学、科研和管理并重

平衡学科发展,平衡短期经济效益和长期学科发展。医院想要提高医务人员的工作积极性，进而提高医疗服务质量，促进医疗机构可持续发展，就必须重视"医、教、研、管"平衡发展。

（1）提高医疗服务质量，立足现实，根据学科自身发展需要，引进所需的专家和技术骨干。

（2）建设人才培养体系。人才培养是提高学科核心竞争力、促进学科发展的关键因素，是可持续发展的保障。但优势学科的形成，影响力的扩大，不是一蹴而就的，因此加强学科建设与人才培养，特别是带头人的培养与管理，应上升至医院发展的战略高度，结合医院实际情况，积极开展人才梯队建设项目，营造人才成长环境。

（3）重视科研建设。积极推动新技术、新项目的发展。鼓励医务人员进行基础科研。不定期进行科研讲座，以科研促进临床水平的进一步提升。

（4）建立晋升机制。建立完善的晋升机制和奖励机制，工作人员努力提升之后能够担任更好的技术岗位，提高自己的待遇，这样能极大地提高医务人员对工作和学习的积极性，为医院提高医疗质量提供保障。

3. 核心原则

（1）采用核心考核指标。指标不宜泛化和过细：一是数据不好采集，二是增加管理成本。

（2）只计算核心工作项目的工作量。如调配数、调配种类计算后，不再计算贴标签、打包、备药等工作环节。

（3）激发核心人员的工作积极性。静配中心的考核指标，重点是一线的药学人员，对于规培期采取固定薪酬，对于工人采取"基本薪酬＋加班补助"，对于专职教学和科研岗单独计算等。

（二）分类核算原则

（1）药学专业技术人员、工人KPI绩效分开核算。
（2）兼顾经济效益和学科发展。
（3）鼓励成本节约。

（三）静脉用药调配中心二次分配的总体原则

在绩效奖金分配中，静配中心作为药学部的二级部门，工作绩效、经营绩效和KPI的绩效奖金项目均需由静配中心在药学部的领导下，根据自身发展目标及管理需要，分别制订方案，在科室内部进行二次分配。各科室制订的二次分配方案，可提交绩效小组进行系统设定，系统可自动计算至个人奖金。

（四）二次分配原则

（1）工作绩效应反映多劳多得、优劳优得。

（2）经营绩效应反映科室成本控制的贡献度。

（3）个人科室内贡献应反映科室各人员的工作量和贡献度。

（4）在二次分配时要体现公平性，按量按质，而不是平均。

（五）制订二次分配方案应当注意的问题

（1）科室各类人员绩效由工作绩效和经营绩效构成。要获得更多绩效需要将提高工作绩效和成本控制相结合。二次分配也应体现多劳多得的原则，科主任可以结合科室情况在总体二次分配原则下进行调整。

（2）关于进修、产假、脱产学习、出国3个月以上，科室管理小组讨论规则，原则上按照科室同级同类人员平均绩效奖的一定比例给予。此类情况需要根据医院发展的导向和现实情况进行修订讨论，解决学用矛盾，鼓励继续教育，兼顾人性化考虑，如女职工三期照护。

三、绩效方案的选择

（一）常见医院绩效方案评价类型

医院常见绩效方案评价类型见表4-2-1。

表4-2-1　医院常见绩效方案评价类型

方案	特点	优点	缺点	适用对象
全薪资评价	所有薪资按每月绩效考核来发放	（1）充分体现多劳多得的原则，能刺激劳动生产率的提升； （2）公开透明，每个员工能相对准确知道自己的奋斗方向	（1）不确定因素多，如春节等月份季节因素影响大，风险较高； （2）容易导致逐利性强，而忽略奉献精神	（1）能够自行开拓新的服务项目与收费部门； （2）单一操作，不涉及太多协作的部门
部分薪资评价	拿出一部分可支配收入发放绩效	（1）能从成本收入、员工成长、客户等多维度进行考评； （2）可以以学科发展引导，注重长远战略	（1）指标来自多部门，考核周期较长； （2）激励强度弱于全薪资评价	工勤和返聘、短聘以外的大部分医技人员

方案	特点	优点	缺点	适用对象
等级薪资	把人员按一定标准进行分层分级，按相应比例和系数发放	简便操作，注重层级，便于控制最高和最低差额，保障收入不至于相差过大	容易导致论资排辈及行政职务和职称混淆	人员层次比较容易区分，薪资变化不大的部门

（二）基本认知

应用绩效考核体系，尤其是评价体系取得的实践成效，是发挥激励学习、引导行为、监控状态等管理效能的重点，而提高认识是管理的首要任务，现代管理成功与否不仅取决于"目的"是否明确，也取决于"方法"是否有效。绩效考核不能等同于绩效管理，绩效考核只是绩效管理的一个环节，是对绩效管理前期工作的总结和评价，远非绩效管理的全部，仅仅用几张表对员工的个人贡献定论，无异于"一叶障目"。

1. 各种绩效考核方案各有其优缺点

国家新的绩效考核要求，绩效分配不与科室收入与支出挂钩，通过医院信息系统提取科室和个人工作量，根据工作量核算绩效。如果没有明确指向与科室业务收入挂钩，势必导致员工不重视收入业绩，于是一些医院选择了业务增幅指标，或者间接指向业务指标，而不是绝对值与业务经济挂钩。

2. 无法满足每个人的认知与需求

有人说，绩效方案就像家庭的装修工程一样，即便图纸和设计是完美的，但客户一入住就会发现若干的不足和漏洞。一个绩效方案能让20％的员工十分满意，让30％的员工较满意，尤其是核心员工满意，就可以实施了。

3. 副作用降至最低

例如，某些医院药学部绩效中设置了发表1篇核心期刊论文奖励5分，而参加科室或者医院培训1次就加1分，简言之，只要参加5次医院或者科室的培训活动就相当于发表一篇论文，这样会导致大家不写论文。

4. 制度相互适用

制订的绩效考核规定不得与国家的法律法规相悖。当然最好和三级公立医院绩效考核的方案一致。

5. 正面效果大于负面效果

如审核医嘱的条数会导致注重医嘱的数量而不是审核的质量。

静配中心建议采取部分薪资评价的绩效体系，参照以资源为基础的相对价值比率（Resource-Based Relative Value Scale，RBRVS）的计算公式，计算出静配中心的相对值单位（Relative Value Unit，RVU），由药学部管理小组讨论确定。

第三节　静脉用药调配中心的绩效考核

一、绩效考核概述

（一）绩效和绩效考核

绩效与员工发展、企业发展及促进企业价值实现和增值有着密切联系，但纵观中外学者的理论著述及企业管理者的管理实践，目前对绩效内涵及外延的界定尚未形成一致的认知和理解，存在多种观点。

绩效是行为。墨菲（Murphy）认为"绩效是个人在履行工作职责及达成组织目标过程中的系列行为"。坎普贝尔（Campbell）认为"绩效是行为，它与结果有显著的差异及不同，在导致结果达成的多维度驱动因素之中，行为则显然只是其中之一"。若定义"绩效为行为"，不谈绩效结果，则员工可能只关注是否履行绩效行为，完成工作任务，而不关注是否达成工作目标。因为未达成绩效结果对他无不利影响。因此，从企业角度，不仅应关注员工是否履行了绩效行为，更应关注该绩效行为是否产生预期的绩效成果。

绩效是结果。伯纳迪恩（Bernardine）等人对于绩效的研究表明，绩效应当被界定成履行岗位职责的成果输出，因为这些与履行岗位职责相关的成果输出对企业战略目标达成、客户价值满足及运营成本的增值有着重要的促进作用。若定义"绩效是结果"，缺乏对绩效行为的监测，则员工可能采取与长期利益相违背的工作方法去达成短期绩效，损害企业长期发展利益。

绩效是行为和结果。布卢姆布里奇（Brumbrach）的研究成果表明，绩效是行为和结果的有机组合体。行为由承担岗位职责的员工在将工作目标达成所需要的策略行动方案付诸实践时产生。行为不只是促成结果产生的驱动因素，它本身也可以被判定成结果，且是促进达成工作目标及绩效成果而贡献的劳动及智力的结果，且行为必然是能与达成的结果进行区分观测和衡量的。

绩效具有多维结构。贝茨（Bates）和霍尔顿（Holton）的研究提出，绩效具有多维复杂结构，观测和衡量的方向不同，其结果就有差异。界定绩效含义及甄选评价内容应契合企业的管理需求。从企业角度来讲，对于员工的绩效评价，应当以结果导向评价。但在管理实践中，对于员工绩效考核，则可能将结果导向、行为导向、能力导向甚至动机导向结合进行综合评价。管理实践中的业绩评价不能把动机、能力、行为与结果混同。但在评价员工绩效结果时，评价绩效动机，可以引导员工塑造良好的工作心态；评价绩效能力，可以促进员工提升自己的综合技能；评价绩效行为，可以避免和预防员工采取损害公司整体利益或长期利益的绩效行为来达到短期绩效目标。因此，企业不同，管理需求不同，对绩效含义可以有契合实际管理需求的不同观点，对绩效考核内容也可以有不同的理解。

绩效考核是指针对绩效所开展的评估活动。绩效考核是企业管理活动中极为重要的一个部分，它是基于一定的考核标准来对员工的工作状况和成果进行整体评估和反馈的综合过程。

（二）绩效考核的目的和意义

绩效考核是一项动态性的评价工作，其目的就是改善职工的组织行为，充分发挥其积极性和潜在能力，提高工作的满意度和成就感。在静配中心实行绩效管理可以给员工提供一个和谐、愉悦的工作环境，不仅能提高员工的工作主动性和创造性，还能增强员工的凝聚力和向心力，保障服务质量。综合来说，绩效考核的目的和意义均围绕战略、管理和发展角度来开展。

1. 战略角度

绩效考核是将科室目标与个人目标进行有效联合的过程。结合战略目标制定科学合理的考核制度，合理开发员工的个人能力，帮助员工树立良好的职业价值观，员工在提升个人能力的同时也能推动科室更好地发展，提高工作能力和工作效率，必将加快科室实现战略目标的速度。

2. 管理角度

静配中心管理者通过绩效考核可以更好地了解员工某一阶段的实际表现和工作完成度，对于考核得分较低的员工，领导可以具体分析出现这种情况的原因，是工作压力大还是未能融入工作环境，同时考虑选择的考核指标是否客观、准确。全面分析和研究员工绩效考核得分低的原因，可以帮助管理者组织和开展后续工作。

3. 发展角度

结合之前的考核结果，科室能够初步知晓员工的发展潜力、综合素质和专业水平，同时安排和部署后续的绩效考核工作，优化绩效考核体系，为员工提供合理的晋升及职业指导，有效激发员工的工作潜能，使员工在提升个人能力的同时促进企业更好地向前发展，以达到企业和员工共赢的目的。

（三）绩效考核的重要性

1. 达成目标

绩效考核本质上是一种过程管理，而不是仅仅对结果的考核。它是将中长期的目标分解成年度目标、季度目标、月度目标，不断督促员工实现、完成的过程，有效的绩效考核能帮助企业达成目标。

2. 挖掘问题

绩效考核是一个不断制订计划、执行、检查、处理的循环过程。整个绩效管理环节包括绩效目标设定、绩效要求达成、绩效实施修正、绩效面谈、绩效改进、再制订目标，如此循环，这也是一个不断发现问题、改进问题的过程。

3. 分配利益

与利益不挂钩的考核是没有意义的。为更好地体现公平、公正，组织将会给付出较多、表现优异的员工涨薪。根据考核结果，可以了解员工的工作表现、工作能力及贡献程度，因此以考核结果作为制订薪酬的依据可以帮助科室营造一种积极、公平、和谐的竞争环境。

4. 促进成长

绩效考核的最终目的并不是单纯地进行利益分配，而是促进科室与员工共同成长。通过考核发现问题、改进问题，找到差距，最后实现双赢。

5. 员工激励

通过绩效考核，把员工聘用、职务升降、培训发展、劳动薪酬相结合，使科室激励机制得到充分运用，有利于科室的健康发展，同时也便于员工本人建立不断自我激励的心理模式。

二、常见的绩效考核方法

（一）目标管理绩效

目标管理（Management By Objectives，MBO）是基于管理学发展的一门学说。管理学家德鲁克（Drucker）提出目标管理理论，意味着该理论正式成为一个完整的科学体系。目标管理理论对动机激发理论及人性假设理论和授权理论进行了详细的解说，对组织目标进行了充分分解，并将其归属到不同的部门，从而充分调动员工的积极性。开展目标管理活动，就是要对管理者和员工进行有效的鼓励，使他们在管理活动当中发挥主动性。这样做不仅能够打破传统的支配式管理理念，从而使企业的管理活动向自我控制变革，同时也可以通过自我控制体系来使员工的工作积极性得到最大限度的激发，为企业生产效率的提升奠定良好基础。在目标管理理论当中，最为突出的核心要点就是强调组织计划的系统性和对员工的引导和激励，如图4-3-1所示。

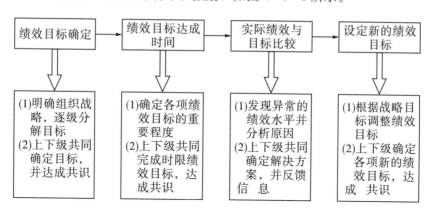

图4-3-1　目标管理法步骤

目标管理法的优点：员工的工作成果可以按照企业制订的标准来考核，使企业易于区别不同岗位的员工职责，同时可以量化结果，也容易量化分解绩效目标，使绩效管理变得更加公开。同时，目标管理不仅与管理层有关，还与每一位员工密切相关，可以使企业层的目标、部门层的目标和员工层的目标保持一致，从而加强企业内部沟通，使员工能更加认真负责地工作，并会按照岗位职责不断提升自身素质。

目标管理法的缺点：统一的目标没有在不同的部门和员工之间设立，很难进行横向比较。目标管理法中某些目标不能用数字来表示，不容易制订评分标准，同时有的目标设定时没有考虑企业的具体情况，目标不易被完成，与公司的考核标准相差较多，员工利益无法得到保证，而且这种方式不能反映过程考核，只注重结果。

（二）平衡计分卡绩效

平衡计分卡（Balanced Score Card，BSC）是由卡普兰（Kaplan）和诺顿（Norton）首次提出来的，这一方法重视财务与非财务的平衡、长期目标与短期目标的平衡、外部和内部的平衡、结果和过程的平衡、管理业绩和经营业绩的平衡等多个方面。平衡计分卡可将企业的战略转化成可被计算的指标，包括财务、客户、学习和发展、内部运营，较为全面地反映公司当前的绩效状况，对管理者决策很有指导意义，如图4-3-2所示。

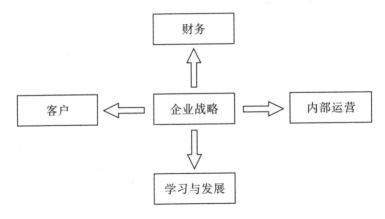

图 4-3-2　平衡计分卡基本框架

平衡计分卡的优点：一是有利于将企业战略调整为绩效指标，同时将企业指标细分为部门和员工的指标，从而使员工能清晰地知道自己的工作内容和目的；二是可以使财务指标和非财务指标、客观标准和主观想法更好地结合运用，达到平衡；三是能够实现不同类型指标之间的平衡，从而推动企业持续健康稳定发展。

平衡计分卡的缺点：一是运用该方法时一些规则难以量化，同时使用平衡计分卡部分条款难以转化，对企业技术要求较高，增加企业的成本；二是不能在组织战略制订和过程改进方面起到推动作用。

（三）关键绩效指标

关键绩效指标（Key Performance Indicator，KPI）是通过对组织内部流程的输入端、输出端的关键参数进行设置、取样、计算、分析，衡量流程绩效的一种目标式量化管理指标，是把企业的战略目标分解为可操作工作目标的工具，是企业绩效管理的基础。KPI 使部门主管明确部门的主要责任，并以此为基础，明确部门人员的业绩衡量指标。建立明确且切实可行的 KPI 体系，是做好绩效管理的关键。关键绩效指标是用于衡量工作人员工作绩效表现的量化指标，是绩效计划的重要组成部分。

KPI 基于"二八定律"，即公司 80％的价值是由 20％的核心人才创造的，具体到个人，即 80％的工作是通过 20％的奋斗来实现的。因此，必须抓住 20％的关键行为，对之进行分析和衡量，这样就能抓住业绩评价的重心。另一个关键意义在于在公司的真实管理中，不能对每一项与员工绩效有关的因素进行测算，因此应让指标体系变得更为简洁，仅注重关键要素，无须对那些影响程度较小的因素进行测算，这样不仅可以让管理效率提升，还可节约成本与资源，如图 4-3-3 所示。

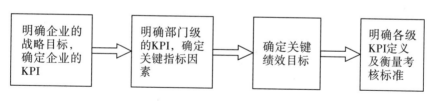

图 4-3-3　关键绩效指标法流程图

KPI 的优点：一是给员工提供确定的工作方向，员工会按照部门战略目标来开展工作，通过 KPI 统一设定并建立一定的规则，使员工能按照规则标准工作，为得到绩效高分，使个人目标服务于公司目标，使公司的战略目标能被高质量完成；二是关键绩效指标的建立可以有效促进企业战略在各部门的实施，各部门的目标确定要充分考虑部门的特点，而不是一致统一；三是使高层、中层和基层对工作职责有一个明确的共识，如果员工的个人利益相悖于企业利益，企业的战略目标就不可能实现，制订的员工个人绩效目标也就失去了意义；四是关键绩效指标标准易统一，易对绩效管理过程进行监测，使定性的绩效指标定量化，使绩效管理更易被员工了解和接受。

KPI 的缺点：一是 KPI 更多倾向于定量化的指标，对于这些定量化的指标是否真正对企业绩效产生关键性影响，如果没有运用专业化的方法则很难界定；二是过分地依赖考核指标，而没有考虑人为因素和弹性因素，会产生一些考核上的争端和异议，导致机械式考核；三是KPI并不是所有岗位都适用。

三、静脉用药调配中心绩效考核的作用

（一）保证医疗安全

各静配中心自成立起就要面对高输液率与高输液量的挑战。有文献指出，我国80％的病人采用静脉输注的治疗方式，我国病人的静脉用药占所有用药的70％以上，而国外仅为30％~40％，高输液率与高输液量导致静配中心药品调配工作任务重。静配中心的日常调配工作还要考虑病人用药的及时性，用药的及时性导致静配中心药品调配工作时间紧。任务重、时间紧使静配中心工作负荷重。

静配中心的工作从接收医师开具的用药医嘱开始，接下来依次进行医嘱审核、输液标签打印、按标签内容贴签标签、摆药、复核、加药混合调配、对调配完成的成品输液进行核对分装、调配成品配送至临床科室。静配中心采用的静脉用药集中调配模式与传统病区调配模式相比，具有流程复杂、工作环节多、流转工序繁复的特点。这样的调配流程要求静配中心的工作人员具有较高的工作能力和知识水平，若静配中心的工作人员工作能力和知识水平未能达到相应要求，在调配流程中出现差错，就有可能引起医疗事故，导致病人严重的身体损害及经济损失。

由于静配中心集时间紧、任务重、流程复杂的特点于一体，如管理不当会直接影响病人的输液安全和有效性。规范和提高静配中心的管理质量，落实精细化管理，在静配中心各环节中融入绩效考核，对降低调配工作差错率、提高静脉用药的安全性、提升输液成品质量、提高医疗水平有着重要意义。

（二）改善科室整体运营管理

良好科室文化的形成，与合理且具有引导和激励性的绩效考核管理有密不可分的关系。建立以绩效为导向的科室文化，营造科室员工积极主动做好工作的氛围，有利于科室内部凝聚力的形成和增强。

合理的绩效考核管理有助于员工和管理者之间形成顺畅的沟通机制。科室绩效管理是一个整体，各个环节紧密相扣，是整个管理系统的工具。在这个过程中需要持续不断的良性沟通，包括员工与员工之间、员工与管理者之间的沟

通，沟通是绩效管理各环节中最重要的一环，具有极其重要的作用。沟通可以使每个员工对自己有正确的认知，信息能够得到充分共享。通过沟通把科室全体员工紧密联系在一起，并且预先发现问题，实现共同的进步和提高；通过沟通给管理者提供多方面的信息，使其对职工的想法、各项工作的具体情况进行充分了解，从而优化绩效目标和工作计划；通过充分的沟通让员工充分了解医院的战略目标，及时地调整自己的工作计划和目标。

（三）针对性开展员工培训

通过考核结果，分析不同员工的差异性，有计划、有针对性地进行培训，将绩效考核与员工培训有效结合，能使员工培训获得更显著的效果。

1. 使培训内容具有针对性

通过对绩效考核的结果进行分析，并与期望达到的绩效进行对比，找出当前实际绩效与期望绩效的差距，并分析造成这一差距的原因，总结出现阶段员工所欠缺的知识与能力。科室可以根据这些欠缺的知识有针对性地设计培训方案，避免培训的盲目性。

2. 根据员工差异制订不同的培训方案

对于不同岗位、不同员工，绩效考核结果是不同的。利用绩效考核结果能分辨出每一个员工在考核时所暴露出来的不同问题，对这些问题加以分类并且组织绩效面谈，在与员工充分交流的过程中，了解不同员工之间的差异性，设计个性化的培训方案，提高培训对员工的作用。

（四）提供职业发展规划依据

绩效考核管理是以绩效为导向的一种管理思想，科室管理层以工作为重心，根据工作的难易程度、责任的轻重、风险的大小，以及所需技能要求等，制订岗位职责，并给出岗位评价。然后对不同岗位人员，针对其岗位职责内应完成的工作数量、质量等设定目标要求，采用不同的绩效考核标准。通过绩效考核结果，知晓员工与任职岗位是否匹配，是否符合岗位要求，同时也能对员工的未来潜力进行评估，为其职业发展规划提供一定依据。结合考核结果调配工作岗位，充分发挥员工优势，为其提供合适的工作岗位。

（五）实现员工、科室的"共赢"

1. 实现员工个人成长与提高

公平的绩效考核能够合理衡量员工的工作业绩，激发员工为了既定考核目标而努力；同时，通过绩效考核结果与反馈能让员工发现自己在工作中存在的不足，在这个过程中个人得到了成长，综合素质得到进一步提升。

2. 实现科室目标

医院的发展水平很大程度通过各科室的综合能力体现出来，医院通过宏观层面的规划发展，将目标层层分解到各科室，各科室再根据各自实际情况制订相应目标。绩效考核的目的在于通过个人目标的实现最终完成科室目标，实现个人与科室"共赢"。

3. 吸引和留住优秀人才，推动科室可持续发展

绩效考核不仅仅是为了核算奖金，更重要的是通过考核吸引和留住优秀人才，为科室发展注入不竭的动力，通过绩效提升员工满意度，为优秀人才提供发展的空间是留住人才的关键，绩效考核也是衡量人才的重要途径。

四、静脉用药调配中心的绩效考核

（一）绩效考核指标的筛选

筛选指标的过程中，遵循以下原则：一是坚持实用性和可操作性原则。选取的指标具备标准、规范且明确的含义，可操作性较强，数据采集易于操作，成本较低。二是保证独立原则。指标体系有一定的层次性，各层次中包括的指标均独立存在，尽可能缩减重叠性指标。三是定性和定量指标相结合。定量指标是指可拟定明确的评价标准并能算出实际数值的指标，具体直观且能给出直接、清晰的展示。定性指标则是指那些不能直接用数值来衡量，更多的是靠主观感觉来评判的指标。两者互为补充，不仅注重量化性工作的考核，同时也注重工作质量与安全等指标。四是遵循 SMART 原则，选取具体明确的（Specific）、可衡量的（Measurable）、可获取得到的（Attainable）、与考核主题相关的（Related）、具有时间限制（Time-limited）的指标。

（二）绩效考核指标权重的分配

指标权重是指标在评价过程中不同重要程度的反映，是决策问题中指标相对重要程度的一种主观评价和客观反映的综合度量。考核指标确定后，还要为指标设置不同的权重以区分工作任务的轻重缓急。采用层次分析法，根据问题的性质和任务目标，将问题分解为若干个组成因素，并按照因素之间的关联将

因素并构为一个不同层次的组合，从而构建一个全新的多层次分析模型，确定最低层相对最高层的相对重要权重，或者是两者相对优劣次序排定。根据静配中心实际工作情况，初步设计绩效考核表，运用德尔菲专家咨询法来确定科室层面的绩效考核指标及其权重。将绩效考核指标选取情况及相关资料发送给各位专家，运用平衡计分卡，结合权重矩阵系数，计算各维度的权重。各位专家不能进行相互交流，将专家的意见收回、汇总、整理后再发送给专家继续征求意见，随后再进行汇总，得出最终各绩效考核指标的权重。

（三）绩效考核指标的确定

1. 业务绩效

（1）劳动纪律。

劳动纪律考核工作人员出勤情况（如迟到、早退、旷工等），违反劳动纪律，按要求扣除相应绩效分（**分/次）。

（2）工作流程（涉及工作数量与工作质量）。

审核用药医嘱：按照《医疗机构处方审核规范》有关规定，对发送至静配中心的用药医嘱就其合理性、相容性和稳定性，以及选用溶媒品种与基础输液用量的适宜性进行审核；评估静脉输液给药方法的必要性与合理性；与医师紧密协作，根据医疗机构超说明书用药管理规定，评估超出说明书用药的必要性与适宜性。不合理医嘱、标签错误等，按要求扣除相应绩效分（**分/组）。

分签、排药管理：按品规将标签分筐；所排药品与标签内容一致；排药过程中注意检查药品质量，若有药品损耗等情况，按要求填写相关记录；按先进先用、近效期先用的原则进行排药；特殊药品（低温、避光等）按规定准备；原则上同一组医嘱药品批号相同。分签、排药差错，按要求扣除相应绩效分（**分/组）。

贴签管理：检查溶媒质量；根据医嘱内容选择相应溶媒，并按规定粘贴标签，标签不得覆盖基础输液药品名称、规格、批号和有效期等信息，以便核对；在贴签过程中核对排药是否正确。贴签差错，按要求扣除相应绩效分（**分/组）。

双人复核管理：核对医嘱是否合理，分签是否正确，所排药品、溶媒是否与医嘱内容相符，贴签是否规范，批次是否正确，对特殊医嘱分类和特殊药品准备是否按要求进行。发现差错，按要求扣除责任人绩效分（**分/组），未正确复核，按要求扣除责任人绩效分（**分/组），发现不合理医嘱奖励绩效分（**分/组）。

加药混合调配管理：在调配操作前 30 分钟，按操作规程启动调配操作间净化系统及洁净工作台/生物安全柜，并确认其处于正常工作状态；调配前检查物品准备情况；核对标签上的药品名称与所排药品是否一致、药品质量是否完好；检查注射器是否合格；严格按照无菌操作规范进行调配；特殊药品按规定优先调配；调配结束后检查调配质量。加药混合调配不符合规定，按要求扣除相应绩效分（**分/组）。

成品输液核对管理：检查成品输液外观有无变色、浑浊、沉淀、结晶或其他可见异物等；按输液标签内容，逐项核对药品、溶媒与标签是否一致，并再次检查医嘱合理性；检查抽取药液量准确性和西林瓶与安瓿药液残留量，核对非整支/瓶药品的用量与标签是否相符；检查核对完成后，废弃物按规定分类进行处理。不合格成品输液、分科差错等，按要求扣除相应绩效分（**分/组）。

（3）综合评价。

综合评价考核工作人员的学科贡献、个人素养等。

2. 奖励绩效

（1）科研、学术方面。

鼓励员工积极申报科研项目、撰写学术论文、参编著作等。根据立项科研项目级别、发表论文级别、专著出版社及排名奖励绩效。

（2）继续教育方面。

根据授课人员职称，参与授课级别、次数等奖励相应绩效。

（3）荣誉、职称方面。

根据所获得的学术成就、专业贡献、取得荣誉等奖励相应绩效。

（四）绩效考核方案的实施

1. 业务绩效

（1）劳动纪律。

根据科室工作排班表，上班人员通过刷卡、指纹、人脸识别等技术手段，实时记录上下班情况。

（2）工作数量。

完善静配中心信息系统实现了静配中心所有工作流程的"追根溯源"，包括医嘱审核、打印标签、排药双人复核、加药混合调配，以及成品输液复核、扫描等工作，系统后台自动记录工作数量，实现定量考核。

（3）工作质量。

对于医嘱审核是否合理，排药、贴签是否正确，调配是否遵守无菌操作，成品输液是否合格等，实行人工定性考核。

（4）综合评价。

在科学贡献、个人素养方面，当事人需提供相应支撑材料，由科室管理层进行认定，认定通过后纳入绩效考核管理。

2. 奖励绩效

（1）科研、学术方面。

对于申报成功的科研项目、发表的学术论文、参编著作等，当事人需提供相应支撑材料，由科室管理层进行认定，认定通过后纳入绩效考核管理。

（2）继续教育方面。

外出授课等需提供邀请函等相关支撑材料，由科室管理层进行认定，认定通过后纳入绩效考核管理。

（3）荣誉、职称方面。

对所获得的学术成就、荣誉等，当事人需提供相应支撑材料，由科室管理层进行认定，认定通过后纳入绩效考核管理。

第五章　静脉用药调配中心的
卫生经济学评估

　　卫生经济学的发展主要有两个历史性的背景：一是经济发达国家的卫生费用急剧增长。第二次世界大战后医学科研水平迅速提高，疾病诊断技术飞速发展，卫生设备设施升级换代，病人就医服务满意度提升，医疗费用大幅增加。二是全球卫生事业的社会化。第二次世界大战后医疗规模扩大，技术越发先进，卫生事业在社会经济生活中的地位越来越高。1940 年，西格里斯特发表《医疗经济学绪论》，认为卫生经济学应该阐明现代医学应用的各种限制条件，分析贫困与疾病带来的经济损失，解决医疗价格与病人经济水平之间的矛盾。因此，卫生经济学成了一门重要的研究学科。

　　国内卫生经济学研究始于 20 世纪 70 年代末期，国家卫生部门既对卫生的体制弊端和资源浪费等做了全面总结，也对其经济理论和实际问题做了深入探讨，为国家卫生体制改革和卫生经济管理做好了铺垫。

第一节　常见的卫生经济学评价方法简介

　　卫生经济学评价方法，主要在遵循医疗卫生单位经济发展规律的基础上，从不同的经济管理角度进行全面的分析。常见的卫生经济学评价方法包含成本效益分析法、成本效果分析法、成本效用分析法、最小成本分析法、结果研究分析法等。本节对成本效益分析法、成本效果分析法、成本效用分析法进行相关的理论介绍。

一、成本效益分析法

（一）成本效益分析法概述

成本效益分析法（Cost-Benefit Analysis，CBA）是通过比较项目所涉及的全部成本和效益来评估项目价值的一种方法。成本效益分析法这一概念首次出现在 19 世纪法国经济学家朱乐斯·帕帕特的著作中，之后被意大利经济学家帕累托重新界定。1940 年，美国经济学家尼古拉斯·卡尔德和约翰·希克斯对该项理论加以提炼，形成"成本—效益"分析的理论基础。随着市场经济的快速发展，市场投资行为逐渐增多，人们日益重视投资项目支出的经济和社会效益。正是在这种情况下，成本效益分析法在经济实践方面迅速发展，被世界各国广泛采用。

成本效益分析法的基本原理：针对政府或市场经济，根据某个特定项目支出目标的预期展望提出若干个实现预期目标的方案，运用一定的技术方法，计算出每种方案的成本和收益，通过比较方法，并依据一定的原则，选择出最优的决策方案。

成本效益分析法具有自利性、经济性、计算性 3 个特征。自利性是指强烈追求最大收益，即成本效益分析法的目的是追求行为者自身的利益，且追求的效用是行为者自身的效用。经济性是指行为者具有自利动机，试图在经济活动中以最少的投资获得最大的收益，使经济活动蕴含经济与高效属性。计算性是指为达到自利的目的，追求经济与高效，必须对投资与产出进行计算，否则经济活动要想获得好的效果是不可能的。

（二）成本效益分析法的基本步骤

1. 合理确定预定项目的成本、额外收益、费用

在确定政府或市场经济中的投资项目成本时，通常以预算年度及支出成本为准，这样才能有效对政府或市场经济中投资项目的支出成本和效益进行科学评估和把控。额外收益是指支出项目在带来预期收入的情况下，可能因项目管理优良而带来的额外收入，或者是投资项目在市场上的需求表现高于预期而带来的额外收入。在控制投资项目的支出成本及增加其额外收入时，如果能够同时节约费用，至少在某种意义上可以实现利润的增加，可直接计入利润。

2. 制订预期成本和收入时间表

一般情况下的公共投资行为，都占用了大量的公共资源或财政资金，为保证在支出成本一定量化情况下的效益最大化，必须制订详细的预期成本和收入时间表，对一定期限内的成本与收益进行分析，并与实际情况进行比较，以便评估投资项目的价值。

3. 评估难以量化的效益和成本

对于难以量化的效益和成本，可以采用总支出和总收益除去能够量化部分的估算方法进行评估，从而达到对难以量化的效益和成本进行总体量化的目的。

（三）成本效益分析法的主要方法

1. 净现值收益法

净现值收益法是利用净现金效益量的总现值与净现金投资量之差算出净收益，然后根据净收益的大小来评价投资方案。净现值为正值，投资方案是可以接受的；净现值是负值，投资方案就是不可接受的。净现值越大，投资方案越好。计算公式（15）为：

$$B_i = \sum_{t=0}^{n} \frac{b_i(t) - c_i(t)}{(1+r)^t} - k_i \qquad 式（15）$$

式中，B_i 为某一项目 i 所可能产生的净收益总值，t 为项目建造和投入使用的第 t 年，$b_i(t)$ 为项目 i 在第 t 年所产生的收益，$c_i(t)$ 为项目 i 在第 t 年所支出的成本，$1/(1+r)$ 表示利息率为 r 时的折现系数，n 为所分析项目的存在期间，k_i 为项目 i 最初的投入资本。

2. 现值指数法

为了正确比较投资的经济效益，采用相对数比较合理，即用现值指数法来计算现值指数，它将建设项目各年回收额复利现值总和与各年投资额复利现值总和进行对比。计算公式（16）为：

$$现值指数 = \frac{各年回收额复利现值总和}{各年投资复利现值总和} \times 100\% \qquad 式（16）$$

若指数大于 100%，则表示投资收益率超过银行贷款年利率，从经济效益来说是可取的；反之，如果小于 100%，则投资收益率低于银行贷款年利率，从经济效益来说是不可取的。这个指数越大，表示经济效益越好。

3. 内含报酬率法

同企业的资本成本或要求达到的最低报酬率进行比较，内含报酬率法是确定各投资项目是否可行的一种决策分析方法。该法的步骤：①令现金流入量现值和现金流出量现值相等。②求出内含报酬率。③比较内含报酬率与企业的资本成本或要求达到的最低报酬率，决定各投资项目的取舍。

上述方法各具所长，且有不同的适用性。一般而言，如果投资项目是不可分割的，则采用净现值收益法；如果投资项目是可分割的，则采用现值指数法，优先分析现值指数高的项目；如果投资项目的收益可以用于再投资时，则可采用内含报酬率法进行分析。

（四）成本效益分析法的基本评价

成本效益分析法是一种经济决策方法，将成本效益分析法运用到政府或市场经济的计划决策之中，以便寻求在对外投资决策上如何用最小的成本获得最大的效益。成本效益分析法常用于评估需要量化社会效益和价值的公共事业项目，如公立医疗、政府投资等。

二、成本效果分析法

（一）成本效果分析法概述

成本效果分析法（Cost-Effectiveness Analysis，CEA）是成本效益分析法的变通方法，用效果成本比率表示被评价项目的经济效率（效果大小），亦即通过对既定目标下不同方案的成本比较，以最小成本作为项目最优决策方案的一种方法。该种方法可以为决策者提供最优方案的选择手段，为实现某种既定目标在可能的项目方案中选择出最优的项目方案。运用成本效果分析法必须具备一定的条件，即用货币尺度衡量项目的成本和效益。有些项目虽然成本可以衡量，但效益却不易衡量或不可衡量。与成本效益分析法相比，成本效果分析法具有"只需衡量成本，不需衡量效益，从而无须对成本和效益进行比较"的特点，该特点决定了成本效果分析法的适用局限性，即只适用于既定目标下不同方案的比较选择。对单一项目或方案的决策及不同目标不同效果的多个项目的比选决策，成本效果分析法是无能为力的。

（二）成本效果分析法的基本步骤

1. 确定评价的效果指标及权重

对既定项目的类型和特征进行分析，根据完成该项目所涉及的具体事务进行最后评价的效果指标的确定，并根据不同指标的优先顺序，给予合理的指标权重。如临床静脉用药调配，则调配涉及的各种药物、技术、合格率等要素就可以被定义为评价类指标，再通过对调配不同环节重要性的评估，确定合适的指标权重。

2. 制订指标的评分规则和标准

成本效果分析法实施过程中的评分标准的制订，实际上就是在成本评估的基础上，对各标准所定义内容给予分数评判的标准，如完成某一项内容达到了什么效果，应该得多少分，或某一过程出现了缺陷，未达到何种效果，应该扣多少分等。

3. 积极的评分及评价

在确定评价指标、指标权重、评分规则的基础上，相关上级职能部门通过定期对调配工作进行评分，最终利用评分对整个静脉用药调配现有的工作方案进行公平、公正的评价。

（三）成本效果分析法的主要方法

1. 平均成本效果比法

平均成本效果比法（Average Cost Effectiveness Ratio，ACER）是指每产生一个效果所需的成本投入（如每个完整的流程中，每达到一个标准配置项所花费的货币数），其计算公式（17）如下：

$$ACER = \frac{Cost_i}{Effect_i} \qquad \text{式（17）}$$

式中，$Cost_i$ 代表每个环节所投入的成本，$Effect_i$ 代表总体所达到标准的效果。

2. 额外成本与额外效果比值法

额外成本与额外效果比值法（Marginal Cost Effectiveness Ratio，MCER）是指产生一个额外效果所需的额外成本，其计算公式（18）如下：

$$MCER = \frac{Cost_{i \times j} - Cost_{(i-1) \times j}}{Effect_{i \times j} - Effect_{(i-1) \times j}} \qquad \text{式（18）}$$

3. 增量成本与增量效果比值法

增量成本与增量效果比值法（Incremental Cost Effectiveness Ratio，ICER）是指当一种配置标准与其他可替代的配置标准相比较时，采用不同配置标准时成本的变化与效果变化的比值。其计算公式（19）如下：

$$ICER = \frac{Cost_i - Cost_j}{Effect_i - Effect_j} \qquad \text{式（19）}$$

式中，$Cost_i$ 和 $Cost_j$ 分别代表不同配置环节标准所投入的成本，$Effect_i$ 和 $Effect_j$ 分别代表不同配置标准所达到标准的效果。

（四）成本效果分析法的基本评价

成本效果分析法主要用于医疗临床方面的分析，是目前应用十分广泛的药物经济学方法之一。该方法是以特定的临床治疗目的为衡量指标，计算不同方案或疗法的每单位治疗效果所用的成本。成本效果分析法的结果是非货币单位，通常使用健康结果或临床指标表示，如抢救病人数等。

三、成本效用分析法

（一）成本效用分析法概述

成本效用分析法（Cost-Utility Analysis，CUA）是将投资项目的效用与成本进行比较，用成本效用比率来评价项目投资经济效益的一种方法。成本效用分析法可作为成本效益分析法的补充，同成本效益分析法结合起来对系统进行综合评价，选出收益高、成本低、效用好的系统方案。同时，成本效用分析法也是费用效益分析在实际中的具体应用。但成本效用分析法的适用条件较为苛刻：待评价的方案数目不少于两个，且所有方案都是相互排斥的方案；各方案具有共同的目标或目的，即各方案是为实现同一使命而设计的；各方案的成本采用货币单位计量，各方案的收益采用非货币的同一计量单位计量。

（二）成本效用分析法的基本步骤

1. 明确系统要实现的效用目标

进行系统成本效用分析时，首先要明确系统要求实现的效用目标。例如，交通信号指挥系统的效用目标是运行可靠；军事后勤运输系统的效用目标是在规定的时间内，将一定数量的人员和武器装备运送到指定的地点等。如果被评价的系统有多种效用目标，可选择其基本效用目标作为成本效用分析的对象。

2. 确定反映系统效用水平的评价指标

明确了系统的效用目标后，就要选择一定的能够度量系统效用大小或效用高低的评价指标。例如，交通信号指挥系统的运行可靠性可采用可靠度指标，即不发生错误信号的概率来度量；后勤运输系统的运载能力可用日运载吨位指标来度量。

3. 提出预定效用的备选方案

提出具有预定效用的备选方案，并把各方案的成本与效用相应的计量指标表示出来。

4. 采用成本固定法或效用固定法筛选系统方案

成本固定法是指被评价系统可利用的资金或成本支出是固定有限的，以一定的资金或成本为条件，根据效用高低来评选方案。效用固定法是指对评价系统必须达到的最低效用水平进行规定后，以一定的效用水平为条件，根据成本高低来评选系统方案。

（三）成本效用分析法的主要方法

1. 效用固定法

效用固定法是指当分析项目的效用（效果）相同时，以成本较低的方案为最佳选择方案。

2. 成本固定法

成本固定法是指当分析项目的投入成本相同时，则效用（效果）最高的方案为最佳选择方案。

3. 增量效用法

增量效用法是指对项目的增量效用（效果）或追加成本进行分析时，当存在增量效用（效果）和追加成本时，则增量效用（效果）的单位追加成本最低的方案为最佳方案。

（四）成本效用分析法的基本评价

成本效用分析既有定性分析，也有定量分析。通过定性定量的研究与比较，全面地反映项目的效用目标。定性分析是对项目价值总体的抽象描述，通常包括总体评估、部门评估、行业评估。

四、其他成本分析方法

其他成本分析方法中最小成本分析方法和结果研究分析方法在医疗行业的经济运营管理中应用得相对较少，本节内容不再叙述。

本节对当前医院经济运营管理过程中应用最多的成本效益分析法、成本效果分析法、成本效用分析法，从基本理论概述、基本步骤、主要方法、基本评价4个方面进行了详细介绍，为医院科室经济运营管理提供了分析方法。

第二节　静脉用药调配中心卫生经济学的静态分析法与动态分析法

卫生经济学中的静态分析法和动态分析法是医院经济运营管理中常规的两个大类分析方法，每个大类中又存在着多个小的分支分析方法。要全方位地对医院或科室的经济运营管理及医院投资业务进行分析，则必然需要两种分析方法有机结合。

一、静态分析法

静态分析法是根据既定的外生变量值求得内生变量的分析方法，是对已发生的经济活动成果进行综合性对比分析的一种方法。静态分析法主要应用于静态计算机科学、经济学等方面，包括投资回收期法和投资报酬率法。

（一）投资回收期法

1. 投资回收期法概述

投资回收期法（Payback Period Method，PPM）又称"投资返本年限法"，它是计算项目投产后在正常生产经营条件下的收益额和计提的折旧额、无形资产摊销额用来收回项目总投资所需的时间，与行业基准投资回收期对比来分析项目投资财务效益的一种静态分析法。投资回收期指标所衡量的是收回初始投资的速度。投资回收期法的基本选择标准：在只有一个项目可供选择，该项目的投资回收期要小于决策者规定的最高标准；如果有多个项目可供选择，在项目的投资回收期小于决策者要求的最高标准的前提下，还要从中选择回收期最短的项目。国际上针对投资回收期有简单直接的评价标准：①投资回收期≤2 年，很好。②2 年＜投资回收期≤4 年，较好。③4 年＜投资回收期≤6 年，一般。④投资回收期＞6 年，差。

2. 投资回收期法的计算方式

投资回收期法的计算过程相当简单，其计算公式（20）如下：

$$\sum_{t=1}^{T} C_t - C_0 = 0 \qquad \text{式（20）}$$

式中，T 表示投资回收期，C_t 表示 t 时期的现金流入量，C_0 表示初始投资额。

假设在投资项目的各个期间内现金流量相等，则可用初始投资额除以一期现金流量表示，其计算公式（21）如下：

$$\text{投资回收期} = \frac{\text{初始投资额}}{\text{一期现金流量值}} \qquad \text{式（21）}$$

假设投资项目投产后每年产生的净现金流入量不等，则需逐年累加，最后计算出投资回收期。其计算公式（22）如下：

$$\text{投资回收期} = \frac{\text{项目总投资}}{\text{年收益额＋年计提折旧额＋年无形资产摊销额}}$$

$$\text{式（22）}$$

式中，项目总投资包括项目建设期间借款利息的总投资。年收益额是项目投产后达到设计年产量后第一个年度所获得收益额和计提的折旧额、无形资产摊销额。年收益额可按税前利润和税后利润计算，目前一般都按年税前利润计算。

在计算投资回收期时，之所以在年收益额外还要加上计提折旧额和无形资产摊销额，是因为折旧额和摊销额是重新购置固定资产和无形资产的资金来源，它虽不是项目的收益，但它是用以补偿固定资产和无形资产投资的，所以也应将它与收益额一起作为收回的投资。上式算得的投资回收期是从投产之日开始计算的。如按建设期初算起，还要加上建设期。

3．投资回收期法的基本特点

投资回收期法的基本特点是计算简单和易于理解，且在一定程度上考虑了投资的风险状况（投资回收期越长，投资风险越高；反之，投资风险则越低），因此在很长的时间都被投资决策者广泛运用。目前，投资回收期法所选择标注的指标仍然是投资决策者在做出投资决策时参考的重要指标。

除了上述特点，投资回收期法也存在诸多弱点：一是投资回收期指标将各期现金流量给予同等的权重，没有考虑资金的时间价值；二是投资回收期指标只考虑了回收期之前的现金流量对投资收益的贡献，没有考虑回收期之后的现金流量对投资收益的贡献；三是投资回收期指标的标准确定主观性较大。

4．投资回收期法的方法评估

投资回收期法的优点：易于理解和计算简便。针对某投资项目的概算，只要估算的投资回收期比行业基准投资回收期短，就可考虑投资该项目。

投资回收期法的缺点：一是只注意项目回收投资的年限，没有直接说明项目的获利能力；二是没有考虑项目整个寿命周期的盈利水平；三是没有考虑资金的时间价值，通常只在项目初选时使用。

5．投资回收期法的虚拟案例

案例：以西南某医院的静配中心为例，假设该中心2020年新购买4套静脉药物调配相关的全新设备，且以2020年1月1日—12月31日作为评价区间。

案例要求：主要分析投资回收期。

表5-2-1　2020年新购买的4套静脉药物调配设备的效益分析

单位：万元

名称	总值	年收入	人员成本	试剂消耗	设备折旧费	房屋折旧	管理分摊	支出小计	年结余	投资回收期	评估效益
A	50	150	12	87	10.65	3.61	7.50	120.76	29.24	1.71	很好
B	55	199	14	55	10.68	2.20	6.30	88.18	110.82	0.50	很好
C	60	127	12	71	11.37	3.70	7.10	105.17	21.83	2.75	较好
D	50	202	22	77	13.72	3.90	5.40	122.02	79.98	0.63	很好
……	……	……	……	……	……	……	……	……	……	……	……

注：上述表中均为虚拟数据，仅用来举例说明，不作为医院或科室实际业务管理方面的真实参考数据。

案例结论：根据以上连续 12 个月的数据测算，从总体上看，静配中心 2020 年新购买的 4 套设备的投资回收期是划算的，有助于科室业务能力的提升。

（二）投资报酬率法

1. 投资报酬率法概述

投资报酬率（Return On Investment，ROI）是指通过投资活动应得的价值，通常指达产期正常年度利润或年均利润占投资总额的百分比，蕴含了企业的获利目标。投资报酬率亦称"投资的获利能力"，作为全面评价投资项目经营活动、考评投资业绩的综合性质量指标，它既能揭示投资中心的销售利润水平，又能反映资产的使用效果。在投资报酬率方法中最常用的衡量方法是总资产净利率和权益净利率，其计算公式（23）、计算公式（24）如下：

$$总资产净利率 = \frac{税后利润}{总资产} \times 100\% \qquad 式（23）$$

$$权益净利率 = \frac{税后利润}{所有者权益} \times 100\% \qquad 式（24）$$

根据《上市公司证券发行管理办法》，企业盈利持续性与盈利水平的基本要求：一是 3 个会计年度连续盈利，二是 3 个会计年度加权平均净资产收益率不低于 6%。

对于企业而言，投资有风险，但获取利润却是不断吸引投资的重要因素。因此，要正确评估、衡量投资报酬率，而且应遵循投资领域的基本原则：一是对投资报酬率法的百分比要十分敏感。因为仅看绝对值不可能直接了解投资报酬率的实际情况，而关注投资报酬率法则可以进行明显的数据比较。二是以年度为基础来衡量，因为在一个年度期间内，可能出现季节性交替规律对投资报酬率的月份环比影响，以年度衡量则可以很好地避免该影响。三是必须以投资净值计算，而不是计算投资总值，因为往往投资净值才是企业真正投资的本金，而不是预投资总额。

2. 投资报酬率法的计算方式

以公立医院投资为主体的报酬率，其投资报酬率的计算公式（25）如下：

$$投资报酬率 = \frac{净利润}{平均净资产} \times 100\% \qquad 式（25）$$

式中，平均净资产即为投入的资本金，净利润即为投资回报。因此该投资报酬率即通常所说的净资产收益率或权益净利率。

投资报酬率法的计算过程相当简单，其计算公式（26）如下：

$$投资报酬率 = \frac{年利润或年均利润}{投资总额} \times 100\% \qquad 式（26）$$

从投资报酬率公式可以看出，企业可以通过降低销售成本，提高利润率，提高资产利用效率来提高投资报酬率。

3. 投资报酬率法的基本特点

投资报酬率法使用方便，报酬率计算简单。缺点是没有考虑资金时间价值因素，不能正确反映建设期长短及投资方式不同和回收额的有无等条件对项目的影响，分子、分母计算口径的可比性较差，无法直接利用净现金流量信息。只有投资利润率指标大于或等于无风险投资利润率的投资项目才具有财务可行性。投资报酬率往往具有时效性（基于特定年份）。

投资行为并不仅仅关注报酬率，投资风险也是一个备受关注的因素。风险因素包括时间和流动性。从时间上讲，投资时间越长，回报率越高，但因某种不可预见的意外而使资金遭受损失的概率也越大；从流动性讲，必须考虑投资资金的回款容易程度，流动性越好，资金周转率越高，回报率越低。因此，投资收回时间越长则回报越高，资金收回越容易则回报越低。

4. 投资报酬率法的方法评估

投资报酬率法是一个对投资报酬率计算非常简便的方法，但该方法既有优点也有缺点。

投资报酬率法的优点：一是投资报酬率法是根据现有的会计资料计算的，比较客观，可用于部门之间及不同行业之间的比较；二是人们非常关注该指标，可以用它来评价每个部门的业绩，促使其提高本部门的投资报酬率，有助于提高整个企业的投资报酬率；三是投资报酬率可以分解为投资周转率和部门边际贡献率的乘积，并可进一步分解为资产的明细项目和收支的明细项目，从而对整个部门经营状况进行评价。

投资报酬率法的缺点：投资者会放弃高于资本成本而低于部门投资报酬率的机会，或者减少现有的投资报酬率较低但高于资金成本的某些资产，使企业的业绩获得较好评价，但却伤害了企业整体的利益。

5. 投资报酬率法的虚拟案例

案例：以西南某医院的静配中心为例，假设该中心 2020 年新购买 1 台调配检验设备。

假设条件1：该设备投入55万元。

假设条件2：年业务量3000人次，收费200元/人次，则医疗业务收入为60万元/年。

案例要求：主要分析投资回收期和投资报酬率。

表5-2-2　静配中心的调配检验设备相关现金流量表

大类	项目明细	业务数据（单位：万元）	备注信息	评价期间
成本	管理分摊成本	8.33	根据科室全成本分摊得来	年度
	人工直接成本	13.74	根据科室全成本分摊得来	年度
	房屋设备折旧	18.43	根据科室全成本分摊及设备折旧年限得来	年度
	作业流程成本	7.91	根据业务管理的流程核算得来	年度
	现金流出量	48.41	通常情况下不等于成本直接相加（此处简单相加）	年度
收入	现金流入量	60.00	医疗业务收入直接计算	年度
结余	现金净流量	11.59	收入减支出	年度

注：上述表中均为虚拟数据，仅用来举例说明，不作为医院或科室实际业务管理方面的真实参考数据。

案例结论：根据投资回收期法和投资报酬率法的计算公式，分别计算设备的投资回收期和投资报酬率，即：

投资回收期＝原始投资额÷年现金净流量＝55÷11.59＝4.75年（四舍五入）

投资报酬率＝［（年现金收入－年现金支出）÷投资总额］×100％＝11.59÷55×100％＝21.07％

从静态分析法可知，该设备的投资回收期为4.75年，投资报酬率为21.07％。当前常规医疗设备的报废年限通常为5年，该投资方案只能说明勉强可行，因此建议从科室成本管理角度，加强成本管控力度，并逐步提升设备效益管理水平。

静态分析法的缺点是未考虑时间因素影响，但时间因素是影响投资的重要因素，而动态分析法弥补了静态分析法的缺陷。

二、动态分析法

动态分析法（Dynamic Analysis，DA）是以客观现象所显现出来的数量特征为标准，判断被研究现象是否符合正常发展趋势的要求，探求其偏离正常发展趋势的原因并对未来的发展趋势进行预测的一种统计分析方法。与静态分析法相比较，动态分析法有三个优点：一是它能系统了解经济运动的全过程，能较好地揭示经济运动的规律性；二是它能对静态分析法进行有效的补充，对具有单一均衡位置的经济体系，它能依据时间过程探索经济变量的数值变动，对有多个均衡位置的经济体系，它能详细描绘由一个均衡位置到另一均衡位置的实际过程；三是它不仅适用于均衡体系，而且适用于连续失衡的经济体系。因而它在现实经济生活分析中有着特别重要的地位。动态分析法的常规方法有内部收益率法、本量利分析法、平均获利指数法。本节重点介绍内部收益率法和本量利分析法。

（一）内部收益率法

1. 内部收益率法概述

内部收益率（Internal Rate of Return，IRR）是资金流入现值总额与资金流出现值总额相等、净现值等于零时的折现率。一般情况下，内部收益率大于或等于基准收益率时则项目可行。投资项目各年现金流量的折现值之和为项目的净现值，净现值为零时的折现率就是项目的内部收益率。在经济评价中，根据分析层次，内部收益率分为财务内部收益率（Financial Internal Rate of Return，FIRR）和经济内部收益率（Economic Internal Rate of Return，EIRR）。内部收益率是宏观概念性指标，可简单理解为投资收益能承受的货币贬值，即通货膨胀能力。

内部收益率的分析步骤：一是计算净现值，若净现值是正值，则采用净现值计算中更高的折现率来测算，直到测算的净现值正值趋近于 0。二是再继续提高折现率，直到测算出一个净现值为负值。若负值过大，则降低折现率后再测算到接近于 0 的负值。三是根据接近于 0 的相邻正负两个净现值的折现率，用线性插值法求得内部收益率。

2. 内部收益率法的计算方式

（1）计算年金现值系数，其计算公式（27）如下：

$$\left(\frac{p}{A}, FIRR, n\right) = \frac{K}{R} \qquad 式（27）$$

（2）查年金现值系数表，找到与上述年金现值系数相邻的两个系数 $\left(\frac{p}{A}, i_1, n\right)$ 和 $\left(\frac{p}{A}, i_2, n\right)$ 及对应的 i_1、i_2，满足以下条件：

$$\left(\frac{p}{A}, i_1, n\right) > \frac{K}{R} > \left(\frac{p}{A}, i_2, n\right)$$

（3）用插值法计算内部收益率：

$$\frac{FIRR - i_2}{i_1 - i_2} = \frac{\left[\frac{K}{R} - \left(\frac{p}{A}, i_2, n\right)\right]}{\left[\left(\frac{p}{A}, i_1, n\right) - \left(\frac{p}{A}, i_2, n\right)\right]} \qquad 式（28）$$

若现金流量为一般常规现金流量，则财务内部收益率的计算过程为：首先根据经验确定一个初始折现率 i_0。根据投资方案的现金流量计算财务净现值 $FNpV(i_0)$。

若 $FNpV(i_0) = 0$，则 $FIRR = i_0$。若 $FNpV(i_0) > 0$，则继续增大 i_0；若 $FNpV(i_0) < 0$，则继续减小 i_0。

（4）重复步骤，直到找到这样两个折现率 i_1 和 i_2，满足 $FNpV(i_1) > 0$，$FNpV(i_2) < 0$，其中 $i_2 - i_1$ 的值通常不超过 $2\% \sim 5\%$。

（5）利用线性插值公式近似计算财务内部收益率。其计算公式（29）如下：

$$\frac{FIRR - i_1}{i_2 - i_1} = \frac{NpV_1}{|NpV_1| + |NpV_2|} \qquad 式（29）$$

注：$|NpV_1| + |NpV_2|$ 是指两个绝对值相加，则计算公式（30）如下：

$$\sum_{i=1}^{n} (CI - CO)_i \times (1 + FIRR)^{-i} = 0 \qquad 式（30）$$

式中，CI 为第 i 年的现金流入，CO 为第 i 年的现金流出，n 为建设和生产服务年限的总和，$(CI - CO)_i$ 为第 i 年的净现金流量。

3. 内部收益率法的基本特点

内部收益率法是进行盈利能力分析时采用的主要方法之一。从经济意义上，内部收益率被普遍认为是项目投资的盈利率，反映了投资的使用效率，概念清晰明确。内部收益率指标的突出优点：计算时不需事先给定基准折现率。内部收益率是内生决定的，是由项目现金流计算出来的，当基准折现率不易确定其准确取值区间或范围时，使用内部收益率指标就较容易判断项目的取舍。因此内部收益率的优越性是显而易见的。但是内部收益率也有诸多缺陷和问题，如多解和无解问题、与净现值指标的冲突问题等。

4. 内部收益率法的方法评估

内部收益率法能够计算出项目收益率，便于将它同行业基准投资收益率对比，确定这个项目是否值得建设。内部收益率表现的是比率，不是绝对值，一个内部收益率较低的方案，可能由于其规模较大而有较大的净现值，因而更值得建设。所以在方案比选时，必须将内部收益率与净现值结合起来考虑。

内部收益率法既有优点也有缺点，优点是充分考虑未来环境因素的变化及其结果，从而有助于公司减少或避免投资风险，动态分析法保证投资项目获得预期的收益；缺点是过于复杂，工作量大，而且常常带有较大的主观性。

5. 内部收益率法的虚拟案例

案例：以西南某医院的静配中心为例，假设该中心计划投资 1 套全新的静脉药物调配设备，设备采购价为 25.458 万元，根据医院的具体要求，当年安装完工立即投入生产，投产后每年静配中心可以获得的净现金流额度为 5 万元。同时假设设备可运行期为 15 年。

通过对案例的观察和分析，可以给出以下两个假设条件。

假设条件 1：假设投资设备的部分条件和全部投资时间均与建设时间同时投入。

假设条件 2：假设投资设备的安装建设期限为 0 年。

案例要求：

（1）判断能否按照特殊方法计算静配中心投资设备的内部收益率数值。

（2）如果可以按照特殊方法计算静配中心投资设备的内部收益率数值，则尝试计算其内部收益率数值。

案例结论：从假设条件 1 和假设条件 2 可以知道，整个投资设备和建设期限作为一个整体，可以用特殊方法计算静配中心所投资设备的内部收益率。计算过程如下：

（1）计算 NPV 值，$NPV = -25.458 \times 10000 + 5 \times 10000 \times (\frac{p}{A}, IRR, 15)$。

(2) 令 $NPV=0$，则 $(\frac{p}{A}$，IRR，15$)$ $=254580\div50000=5.0916$。

(3) 查表：年金现值系数表的 $IRR=18\%$。

从 IRR 为 18% 的结果来看，如果设备的可运行区间为 15 年，则比较客观。但当前很多普通医疗设备的折旧年限仅为 5 年，则不划算。但作为国家公立医院的医疗业务投入，不能仅从是否获益的角度看是否划算，而应该从医疗质量、学科发展、业务管理等多方面考虑问题。

（二）本量利分析法

1. 本量利分析法概述

本量利（Cost-Volume-Profit，CVP）分析法是指在已知盈亏及数量的情况下，在成本 C 和收费标准 P 的基础上实现，且本量利公式中的 Q 起决定性作用。本量利分析法以成本形态分类（即固定成本和变动成本）为前提，建立成本形态模型，且符合相关范围及一元线性设定。设定两个假设：

假设条件 1：假定在一定期限和业务量范围内，成本水平不变，成本和业务收入在某个范围内呈线性关系。

假设条件 2：假设静配中心医疗项目成本是按变动成本法计算。

静配中心的技术服务性收费是符合上述假设条件的，即技术服务性收费项目按次收费，医用耗材就是其中的变动成本。

2. 本量利分析法的计算方式

本量利分析法的计算过程涉及对单位边际贡献、边际贡献、损益均衡点等的计算。

（1）单位边际贡献（Unit-Contribution-Margin，UCM）和边际贡献（Contribution-Margin，CM）计算。

单位边际贡献是指多于单位变动成本的收费标准部分，而边际贡献是指业务收入补偿转变为成本以后还相差的那部分。其计算公式（31）、计算公式（32）如下：

$$UCM = P - CV \qquad\qquad 式（31）$$

$$CM = (P - CV)Q \qquad\qquad 式（32）$$

式中，单位边际贡献=单位收费价格−单位变动成本，边际贡献=（单位收费价格−单位变动成本）×销量。

（2）损益均衡点计算。

损益均衡点是指最低业务量水平 Q^*，即不致发生亏损所必须达到的业务量。Q^* 的计算公式（33）如下：

$$Q^* = CV - PCf \qquad 式（33）$$

损益平衡点的计算具有重要意义，当到达损益平衡点时收入等于支出，即至少不损失。其提示管理人员保持收支平衡的业务量水平。

（3）本量利分析法的各元素计算。

本量利分析元素包含收费标准 P、变动成本 CV、业务量 Q 和成本 Cf 等，其模型计算公式（34）如下：

利润＝业务收入－总成本

　　＝业务收入－变动成本－固定成本

　　＝单价×业务量－单位变动成本×业务量－固定成本

　　＝（单价－单位变动成本）×业务量－固定成本 　　式（34）

当利润归 0 时，该业务量称为保本量，其计算公式（35）如下：

保本量＝固定成本÷（单价－单位变动成本） 　　式（35）

3. 本量利分析法的基本特点

本量利分析法以成本形态分类为基础确定损益平衡点，分析固定成本、变动成本、业务量、单位收入等因素对科室盈亏的影响。因为静配中心业务量按人次收费，本量利分析结果更便于与实际情况进行比较分析。同时，本量利分析法需要设定相应的假设条件，以及固定模式的成本形态分类。

4. 本量利分析法的方法评估

当原始预测没有达到前期目标，如业务量低于预估 10％时，净利润会受到影响，而作为医院或科室经济运营管理者必须对其原因进行分析。本量利分析法可以按照季度、半年、全年等区间进行多个成本因素的分析。综上所述，通过对大型医疗设备购置前的可行性分析和投入使用后的效益追踪分析而得知设备运营的效益好坏，可降低设备投资的盲目性，提高设备的利用效率，提升科室经济效益和社会效益，为静配中心今后的设备购置提供数据支撑。

5. 本量利分析法的虚拟案例

案例：以西南某医院的静配中心为例，假设该中心投资 1 套静脉用药调配设备，且设备采购价为 50 万元，设备按标准 5 年报废。

假设条件 1：安装时间为 0。

假设条件 2：提供技术服务按人次收费，每次收费 15 元。

假设条件 3：其他成本投入案例数据，如表 5-2-3 所示。

表 5-2-3　静配中心新投资设备各类成本配置表

成本项目	业务数据	备注	成本类型
人力成本	2 万元	按科室成本计算	固定成本
管理成本	1 万元	按科室成本计算	固定成本
每次医用耗材成本	3 元	按科室领用计算（以领代耗）	变动成本
每次非医用耗材成本	1 元	按科室领用计算（以领代耗）	变动成本
每次技术服务成本	5 元		变动成本

注：上述表中均为虚拟数据，仅用来举例说明，不作为医院或科室实际业务管理方面的真实参考数据。

案例要求：计算业务保本量。

案例结论：

根据设备折旧年限计算设备年度折旧额为：

年度折旧额＝设备投资总额÷折旧年限＝50÷5＝10（万元）

根据保本业务量的特点，即收支相等，假设保本业务量为 Q，则：

收费标准×Q＝人力成本＋管理成本＋每次耗材成本×Q＋每次技术服务成本×Q

$$15×Q＝2×10000＋1×10000＋3×Q＋1×Q＋5×Q$$

$$Q＝5000（人次）$$

说明随着该设备的投入，配置相关的人员、耗材、管理等业务，年均需要完成 5000 人次才能保证不亏损。如以数据为投资标准，应严格控制其成本。

第三节　静脉用药调配中心卫生经济学中的社会效益评价

社会效益是指最大限度地利用有限的资源满足社会上人们日益增长的物质文化需求，往往需要很长时间才能发挥出来。社会效益的重点是从社会总体利益出发来衡量某种效果和收益。社会效益有广义和狭义之分。广义的社会效益是相对于经济效益而言的，包括政治、思想、文化等效益；狭义的社会效益与经济效益相对称，还与政治、生态环境等效益相并列。而社会效益评价往往以行业划分为基础，如医疗行业、旅游行业、酒店服务行业等，都会以某个区间为界限对各个行业大类进行社会效益评价。社会效益评价的目的是介绍各行业对社会进步的贡献，如促进就业发展、行业细分、理论发展等。

一、社会效益评价概述

静配中心的社会效益评价主要从发展目标、就业管理、人才需求及培养、社会职能发展、社会风险管理、政策支撑与管理等方向进行。根据医疗行业各机构的级别差异，社会效益评价通常没有固定的评价指标。通常短时间内很难有科学、适用、高附加值、高影响力的社会效益评价，故对医疗行业静配中心的社会效益评价的时间要求，一般情况下以 3~5 年为宜。

（一）社会效益评价的必要性

静配中心的社会效益评价是针对其过去 3~5 年业务发展的一次综合性评价，这项评价可以帮助其管理团队对过去业务发展过程中所涉及的各方面风险进行梳理，并对未来相同时间内的业务管理计划做进一步的安排，如社会贡献的发展趋势、针对病人方面重点问题的改进方案、静配中心技术发展的科学规划等。综上所述，静配中心的社会效益评价对其未来的发展方向有重要的战略指导意义。

另外，随着国家公立医院的快速改革，医疗行业的竞争十分激烈，特别是很多涉及技能型医疗项目的领域，因为看重医疗市场的利益份额，近年来大量的民营资本企业进入该领域，对整个医疗行业发展模式的改变起到了较大影响。

（二）社会效益评价的方法

要对静配中心进行客观、科学、合理、强影响力的社会效益评价，既要综合梳理其社会效益评价的内容，也要选择合适的社会效益评价方法。结合不同行业所采用的社会效益评价方法，定量分析法和定性分析法是最常用的方法。下面分别对上述方法进行简要介绍。

1. 定量分析法

定量分析法（Quantitative Analysis Method）是对社会现象的数量的特

征、关系、变化值进行综合分析的一种方法。定量分析法以单位财务报表（如资金平衡表、损益表、收益表、现金流表等）为主要数据来源，按照分析之前所拟定的数理方式进行整理，并得出单位的信用结果。定量分析法中使用数学模型对单位可量化的数据进行专业分析，通过分析单位的经营状况，揭示和描述其发展趋势，给出综合性的效益评价，并视情况有序对外发布评价结果。

定量分析法主要包括以下 5 种分析方法。

（1）比率分析法。

比率分析法是单位财务相关数据分析中最基本的方法，通常也是定量分析法的主要方法。

（2）趋势分析法。

趋势分析法对同一单位相关财务指标连续几年的数据进行纵向对比，以了解该单位在特定方面的数值变化和发展趋势。

（3）结构分析法。

结构分析法是对单位财务指标中各个组成的占比分析，考量各个分项在总体评价中的地位。

（4）互相对比法。

互相对比法是通过经济指标的相互比较来揭示指标之间的数量差异，对比方式有 3 种，即本期与上期比较、行业内的不同单位比较、与拟定的标准值比较。通过互相对比法可以找出差距，进而对差距的形成原因进行专项分析。

（5）数学模型法。

数学模型法主要应用在经济预测和管理中，该方法主要用来预测和分析单位的经济决策可能产生的效果。

上述 5 种定量分析方法，比率分析法是基础，趋势分析法、结构分析法和互相对比法是延伸，而数学模型法代表了定量分析法的发展方向。

2. 定性分析法

定性分析法（Qualitative Analysis Method）是依据预测者的主观判断来对事物性质和发展趋势进行综合分析的一种方法，充分发挥管理人员的经验和判断能力对结果进行预测。通常是在单位缺乏完备、准确的历史资料时，邀请行业专家进行分析判断且提出意见，然后通过调查对上述意见进行修正和补充，并作为预测分析的最终依据。基于上述特征，该方法亦称"判断分析法"或"集合意见法"。定性分析法的基本步骤共 4 步：①确定分析因素。②根据观察和经验分别描述和预估其特征、状态及变化。③按照初期拟定的判断依据和参照体系进行分类归集。④依据分析因素的特征进行推断。

定性分析法主要包括以下 5 种分析方法。

（1）管理人员评估法。

管理人员评估法建立在单位高层管理者的意见和建议基础上，主要依赖经验和直觉。若管理者的决策一贯较为良好，则该方法很有价值；反之，则该方法的危险系数很高。

（2）专家意见法。

专家意见法建立在行业顾问的专业知识基础上，能为管理者带来专业化的帮助。对于某些行业的专业问题，单位管理者可以聘请相关的行业顾问进行日常业务的咨询。

（3）市场测试法。

市场测试法涉及利用市场调查技术，直接从客户处收集信息，但如果抽样不具有代表性或者问卷设计有漏洞，则得到的结果可能就极不准确。因此，市场测试法存在风险，还可能被竞争者跟踪窃取信息。

（4）小组讨论法。

小组讨论法是由单位某委员会或小组做出决定，即小组所有成员都必须就某一项决定或方案达成共识。

（5）德尔菲法。

德尔菲法是集合意见法的一种变异形式。每个参与者递交个人估计值，然后审查其他参与者的估计值，在不受外界干涉的情况下，客观地分析手中的数据，这样参与者就会照顾不同意见而重新考虑和修改自己的原始评估值。

定性分析法除了上述 5 种主要方法之外，还有销售人员估计法、集合意见法、质量分析法、吸引力指数法等。

3. 定量分析法与定性分析法的辩证关系

定量分析法是根据数据建立数学模型，并用模型计算出分析对象的各项指标及数值的方法。定性分析法则主要依靠行业专家的直觉和经验，以及过去和现在的延续状况和资料，对其性质、特点、发展变化规律进行经验性判断的方法。定性分析与定量分析是相对统一的，都是通过比较和对照分析问题，并以此反映数量、质量、效率、消耗、发展速度等。定性分析与定量分析是相互补充的，定性分析是定量分析的前提，而定量分析使定性分析更科学和准确。

（三）社会效益评价的特点

1. 注重宏观性和长远性

静配中心的社会效益评价通常从社会宏观角度来考察静脉用药调配的存在

价值和社会影响，故评价时需要对静脉用药调配的社会效益进行全面分析和评估，此外还包括广泛的、纯粹的非经济社会效益。而且某些医疗指标的社会效益与影响具有技术的先进性和时间的长远性，如居民健康或寿命的影响等。

2. 效益的多角度和定量分析难度大

静配中心的社会效益评估涉及的间接效益和外部效益通常较多，如静脉药品供应商管理、病人的健康指标、学科技术的推广与发展等。针对静配中心的技术性医疗项目的社会效益评价，主要考虑项目的技术先进性、标准性、服务性等，诸如此类涉及大众的健康性指标，特别是在发展初期，不宜用市场定量方式进行分析，可以进行文字描述及定性分析。

3. 行业特征明显

静配中心的社会效益评价涉及社会各个领域的发展目标，通常采用多目标综合评价的方式来考察整个静配中心的整体效益，并进行社会可行性的判断。对于医疗行业的特殊性，其社会效益评价的指标与其他行业的社会效益评价的指标相比，差异较大。社会效益评价的通用认识：社会效益评价指标的行业特征越强，则通用的指标就越少。因此，医疗行业的社会效益评价指标更具有突出行业的特点。

二、社会效益评价的指标体系

（一）社会效益评价的指标体系

在真正对静配中心进行社会效益评价之前，必须对要评价的指标体系进行准确定位，同时在指标的设计方面，尽量多设计一些行业性指标，这对静配中心未来的发展至关重要。下面以西南某医院静配中心为例，从其学科发展、服务患者、经济效益、人才培养4个维度进行社会效益评价维度及指标体系的设计，具体如表5-3-1所示。

表5-3-1　西南某医院静配中心的社会效益评价维度及指标设计表

评价模块	指标名称	指标内涵	统计类型
学科发展	牵头举办全国性的静脉用药调配学术发展论坛及牵头次数	牵头组织全国性论坛次数能够间接证明该医院静配中心在药物调配方面的技术、标准、培训、声誉等	定量

评价模块	指标名称	指标内涵	统计类型
学科发展	重要的科技论文	医院静配中心的科技论文的发表数量（如核心期刊、统计源期刊、SCI期刊等）	定量
	全国指导性医院数量	包括对全国公立、私立、医联体、互联网等医院的培训及指导	定量
	行业标准制订	从成立以来国家卫生主管部门采纳的行业标准文件	定量
	静脉用药调配专利数量	从成立以来该中心在国家专利管理机构所注册的有效专利数（正在申请的不纳入），以及促进企业对调配环节的技术性适用性工具的专利发明	定量
	高等院校专业设置	在高等医学院校形成学科专业数量	定量
服务患者	年均服务患者人次数	指静配中心成立以来，每年服务的患者总数量	定量
	年均患者增速	指静配中心成立以来，患者数量的发展变化趋势	定量
	覆盖范围	指静配中心成立以来，业务范围辐射的全国省区的数量	定量
经济效益	年均医疗业务收入	指静配中心的纯医疗业务收入额度	定量
	年均医疗业务投入	指静配中心的纯医疗业务支出额度（全面覆盖医院静脉用药调配投入的人才、设备、物资及其他）	定量
	收入成本比率	（医疗业务收入/医疗业务成本）×100%	定量
	次均服务收入成本比率	每服务1例病人的收入、支出及比率	定量
	未来医疗业务收入预测	指根据当前一个或多个阶段的数据，对未来静配中心的纯医疗业务收入额度预测	定量
	未来医疗业务投入预测	指根据当前一个或多个阶段的数据，对未来静配中心的纯医疗业务支出额度（全面覆盖医院静脉用药调配所投入的人才、设备、物资、其他支出等）的预测	定量
人才培养	年均解决就业人群	指每年提供与静脉用药调配有关的工作岗位，涉及药物研究、调配、管理等岗位	定量
	中高级人才培养人次	指每年为行业培养的具有高职称或高学位级别的与静脉用药调配有关的专业人次	定量
	中高级人才占比趋势	指行业医院具有高职称或高学位级别的与静脉用药调配有关的专业人才占比，以及在专委会的任职情况	定量

评价模块	指标名称	指标内涵	统计类型
人才培养	未来中高级人才培养规模	指根据当前一个或多个阶段的数据，对未来全静配中心的人才及岗位需求预测	定量

注：上述表中均为虚拟数据，仅用来举例说明，不作为医院或科室实际业务管理方面的真实参考数据。

（二）社会效益评价的评价模块及指标侧重点

上述表格从静配中心的学科发展、服务患者、经济效益、人才培养 4 个维度，进行了社会效益评价的体系设计及定义。

学科发展模块主要从学术论坛、科技论文、指导医院、技术标准文件、专利、高校专业 6 个指标来体现医院静配中心的学科发展现状及对未来产生的影响。分析方法均可以采用定量分析法。科技论文和专利数据，可以直接证明该中心的科研实力；学术论坛、技术标准文件、高校专业、指导医院则可以直接说明该中心在当前阶段的影响力。因此通过上述指标的具体数据可以对其学科建设能力和水平进行科学合理的评估。

服务患者模块主要从年均服务患者人次数、年均患者增速、覆盖范围 3 个指标来体现静配中心的患者服务能力和水平。年均服务患者人次数和年均患者人数趋势主要统计当前阶段服务患者的能力和水平，而覆盖范围及趋势则说明该中心药物调配业务管理的辐射范围。如果辐射范围越来越广，患者数量越来越多，则可以根据数据对未来的发展进行合理的定性分析。

经济效益模块主要从年均医疗业务收入、年均医疗业务投入、收入成本比率发展趋势、次均服务收入成本比率、未来医疗业务收入预测、未来医疗业务投入预测 6 个指标来体现静配中心的经济运营管理能力。其中对当前阶段的年均医疗业务收入、年均医疗业务投入、收入成本比率、次均服务收入成本比率采用定量分析，而对未来医疗业务收入预测和未来医疗业务投入预测则采用定量和定性相结合的分析方式，从总体上进一步对未来经济业务管理能力提供数据支撑。

人才培养模块主要从年均解决就业人群、中高级人才培养人次、中高级人才占比趋势、未来中高级人才培养规模 4 个指标来体现静配中心人才管理的能力和水平。年均解决就业人群主要看每年为高校医学专业人才提供的就业岗位及社会医学人才岗位的投放数量；中高级人才培养人次和中高级人才占比趋势主要指每年为静脉用药调配行业提供的中高级人才培训和指导服务，以及对未来中高级层次人才培养的发展趋势的客观性评价；同时，在现有中高级人才的基础上，未来中高级人才规模则反映了未来为行业提供多少人才等。人才管理类指标从总体上对静配中心的人才规划提出了更高的管理要求。

（三）社会效益评价指标体系的逻辑关系

静配中心社会效益评价的学科发展、服务病人、经济指标、人才管理4个维度，从内在联系上相辅相成、互相影响。学科发展需要不断的科学研究与技术创新，科学研究与技术创新则需要高级人才规划与管理，具备科学的人才规划与培养管理才能更好地服务病人，进而影响静配中心经济指标类的发展，而经济指标则能够促进所有维度健康发展。因此，要发展好静配中心的业务，科学研究与技术创新、人才培养缺一不可。

三、社会效益评价结果

以上述西南某医院静配中心为例，对过去5年发展区间的学科发展、服务患者、经济效益、人才培养等多种数据进行归类，形成该中心社会效益评价的基础数据。通过后期处理整理，得到社会效益评价结果数据，具体如表5-3-2所示。

表5-3-2 西南某医院静配中心过去5年发展区间的社会效益评价结果表

评价模块	指标名称	指标结果	社会效益评价指标说明
学科发展	牵头举办全国性的静脉用药调配学术发展论坛及牵头次数	3（次）	每隔1年举办1次，即每2年举办1次
	重要的科技论文	19（篇）	统计过去5年间见刊日期在评价日之前的文章，其中核心2篇、统计源4篇、SCI论文13篇
	全国指导性医院数量	28（家）	以平均每年近6家的速度增长
	行业标准文件制订	5（份）	含技术标准、调配管理等规范性文件
	静脉用药调配专利数量	5（个）	其中静脉用药调配4项，协助企业研发1项
	高等院校专业设置	0（个）	没有形成高校专业

评价模块	指标名称	指标结果	社会效益评价指标说明
服务患者	年均服务患者人次数	1500（例）	统计过去5年服务患者的平均数
	年均患者增速	20（%）	统计过去5年服务患者的平均增速
	覆盖范围	28（个）	统计过去5年服务患者的省区数量
经济效益	年均医疗业务收入	100（万）	统计过去5年医疗业务收入的平均数
	年均医疗业务投入	80（万）	统计过去5年医疗业务成本的平均数
	收入成本比率	125（%）	统计比值
	次均服务收入成本比率	125（%）	一般与中心总体趋势取值一致
	未来医疗业务收入预测	200（万）	预测未来5年医疗业务收入的平均数
	未来医疗业务投入预测	130（万）	预测未来5年医疗业务成本的平均数
人才培养	年均解决就业人群	30（名）	过去5年每年提供的人才岗位
	中高级人才培养人次	200（名）	统计静脉用药调配的中高级人才数量
	中高级人才占比趋势	10（%）	统计静脉用药调配的中高级人才数量趋势
	未来中高级人才培养规模	3000（名）	预测未来5年静脉用药调配的人才培养数

注：上述表中均为虚拟数据，仅用来举例说明，不作为医院或科室实际业务管理方面的真实参考数据。

西南某医院静配中心过去5年的社会效益评价报告值从总体上讲是良好的。学科发展6项指标有5项都取得了不错的发展，仅有高等院校专业设置1项结果为"无"。服务病人维度充分说明了病人来源的多地区性，间接证明了医院静配中心的业务辐射能力，更间接推动了经济指标的快速发展。人才管理则主要提供了当前中高级管理人才、技术人才的统计数据，未来可以覆盖高校的专业毕业生及技术工程师级别。

从西南某医院静配中心过去5年的社会效益评价报告结果看，还存在有缺陷的指标，如高等院校专业设置、人才培养。高校专业设置与人才培养息息相关。

目前静脉用药调配人才全部依赖医院科室进行培养和培训，无论从经费还是精力角度讲，都有些力不从心，既不能满足行业人才的快速输送，也不利于人才的快速成长，特别是中高级人才培养，更是捉襟见肘。如果能够在全国有能力和技术的医学高校设置静脉用药调配专业课程，将单位人才培养的工作移交给高校，既能提高人才的培养速度，也能促进医疗行业专业人才的规范化管理。同时，高校科研经费充足，还有利于静脉用药调配的科研创新（如机器人的开发与利用），势必给静脉用药调配行业带来新的机遇。

从目前静配中心的社会效益评估报告看，仅涉及学科发展、服务病人、经济指标、人才管理 4 个维度。从医疗行业性的社会效益评价看，如果能够将该中心社会效益评价的维度延伸至卫生经济管理、卫生政治政策、民营医疗发展、医疗风险管理等多个方面，则该社会效益的评价报告将更全面、更有价值、更有影响力。

第四节　静脉用药调配中心的卫生经济学决策

卫生经济学是多种经济学科在卫生领域中的应用，与医学、卫生学、社会学有着密切联系。卫生经济学在发展过程中产生若干分支，包括医疗经济学、卫生计划经济学、医学经济学等。中国卫生经济学决策主要涉及卫生政策、卫生经济管理、卫生社会价值等决策。

一、静脉用药调配中心标准框架建立的决策

（一）静脉用药调配中心标准框架建立的目的

静配中心标准框架建立的目的：结合现代医院的管理要求和目标，确立现代医疗行业静脉用药调配的技术和流程标准，形成医疗行业内静脉用药调配的规范性文件，以便为医疗行业静配中心提供业务技术性指导，并有序推动静脉用药调配行业的长期可持续发展。

（二）静脉用药调配中心标准框架建立的要求

静配中心标准框架主要从技术标准、流程标准、管理标准、执行标准、考

核标准 5 个方面进行标准化建设。

1. 静脉用药调配技术标准

医院静配中心涉及多种抗肿瘤药物的调配，不同类型肿瘤使用的药物存在区别，抗肿瘤药物的调配直接影响病人的生命健康。要解决调配药物的隐患，就必须建立药物调配技术标准。药物调配技术标准涉及两方面：一是药物耦合要求（也可以认为是不同药物之间的耦合反应要求），二是调配技术要求（操作上的技术要求）。

（1）药物耦合要求。

药物耦合建立在各类药物特性的基础上。相互之间存在某种或多种反应的药物不能进行简单的调配，需要在某种条件下进行有机组合和调配。下面分别以肺癌类药物 A 和肝脏恶性肿瘤药物 B 的原药为例，具体介绍原药调配耦合技术标准的建立。两种抗肿瘤药物调配原药的耦合细项和注意细项如表 5-4-1 所示。

表 5-4-1　两种肿瘤类药物调配原药的耦合细项和注意细项信息表

抗肿瘤药物类别	调配前原药	耦合细项	注意细项	剂量
肺癌类药物 A	原药 1	不能与烃类药物发生耦合	谨遵医嘱 XXXX	X g/mL
	原药 2	无特殊说明	谨遵医嘱 XXXX	Y g/mL
	原药 3	可与苯基类药物进行耦合调配	无特殊说明	Z g/mL
	……	……	……	……
肝脏恶性肿瘤药物 B	原药 4	可以与代谢类药物进行耦合调配	无特殊说明	X g/mL
	原药 5	不能与烃类药物发生耦合	谨遵医嘱 XXXX	Y g/mL
	原药 6	可以与苯基类药物进行耦合调配	无特殊说明	Z g/mL
	原药 7	可以与苯基类药物进行耦合调配	无特殊说明	H g/mL
	……	……	……	……

注：以上数据均仅为说明问题，不代表真实调配药品数据，请勿直接应用于临床。

根据上表原药的耦合细项和注意事项，以编制"肺癌类药物 A"的药物调配技术过程为例，其药物耦合要求涉及如下规则：在一定情况下，可以将部分烃类药物纳入调配原药名单；如肿瘤病人是妊娠期妇女，在保证治疗效果的前提下，应在医嘱中严格控制原药成分剂量或规格；严格控制苯基类药物的使用与调配；药物禁忌反应标准或条件等。

（2）调配技术要求。

药物调配技术要求主要指调配过程中涉及的温度、湿度、规格、剂量、时间、环境等相关技术标准管理。下面的情况都是药物调配必须考虑的内容：抗肿瘤静脉药物在调配过程中必须严格控制温度；温度、湿度同时空气环境要求也必须达标；静脉用药调配加入的顺序；每种原药的规格、剂量、比例必须可控；洁净的静脉用药调配环境是病人生命安全的保障；调配过程中保证无菌操作等。

2. 静脉用药调配流程标准

静脉用药调配对调配药物的安全性要求很高，因此静配中心应该制订相关的管理流程，并对药物调配的流程进行从严管理。以西南某医院静配中心为例，其静脉用药调配流程如下。

（1）按照规定进入洁净区，保持洁净的工作环境（如换工作服、戴口罩等）。

（2）按照静脉药物设备要求准备静脉药物调配设备及其他随同设备。

（3）根据不同疾病清单准备原药，以备后续使用。

（4）按照药物调配工作的技术要求和耦合要求开展工作。

（5）按照静脉药品管理标准对调配药品进行规范化管理。

（6）按照原药药品管理标准对调配未使用的原药药品进行规范化管理。

（7）每次静脉用药调配结束，按照设备管理要求和标准对使用过的设备进行清洁，并保持干燥。

（8）对工作环境进行清场、清洁。

（9）有序退出静脉药物调配洁净区。

（10）其他应遵守而未列举的流程。

3. 静脉用药调配管理标准

静脉用药调配要求根据实际的调配业务进行可持续的管理，不能为管而管。管理要从业务流程入手，梳理相关控制环节的管理重点，并形成具体的管理标准。以上述静脉用药调配流程管理为例，管理上应该考虑调配工作环节，并形成相关问题的登记制度和问责制度。登记制度可以采用下列表格进行登记存档，以备后续管理使用，如表5-4-2所示。

表5-4-2　静配中心登记制度管理表

序号	登记日期	责任人	问题环节	问题描述	登记人
1	2021/11/1	张三	⑥	未按规定对剩余原药药品进行封存和储藏	李兵
2	2021/11/2	李四	④	未考虑原药药品耦合要求，导致调配药物失效	李兵
3	—	—	—	—	—

注：上述表中均为虚拟数据，仅用来举例说明，不作为医院或科室实际业务管理方面的真实参考数据。

4. 静脉用药调配执行标准

前面对静脉用药调配工作做了技术和流程规范，接下来就是根据相关要求和规范，认真执行，否则相关要求和规范就形同虚设。要高效地执行上述相关要求和规范，就必须加强以下方面的工作。

（1）提升静配中心的业务能力和管理水平。

（2）加强技术要求和调配规范的培训工作。

（3）严格执行问题登记制度和问责制度。

（4）定期回顾问题，加强考核。

（5）定期针对问题类型修订相关的要求、规范、流程。

5. 静脉用药调配考核标准

合理的考核标准有助于充分激发工作人员的主动性及积极性，进一步提高工作效率及质量。从事静脉用药集中调配工作的药学专业技术人员，应当接受专业知识考核并考核合格，定期接受药学专业继续教育。也就是说，每一位静配中心工作人员都必须按照培训大纲要求完成任务并通过考核，才能在静配中心工作。

（三）静脉用药调配中心标准框架建立的意义

标准框架建立的意义在于为医疗行业内静配中心的成立提供宝贵的指导材料，让后续成立的静配中心少走弯路，从而积极引导新成立的静配中心尽快步入正轨。

（四）静脉用药调配中心标准框架的展望

任何标准框架都不是一成不变的，因为随着标准的建立和静配中心的业务变化，任何标准都可能随着时间的推移而被改变、调整、修订、完善，甚至是被重建。但不管是被逐步完善，还是被重新建立，静配中心标准框架的建立在未来业务发展中都将起着积极的推动作用，借助大数据的挖掘技术，促进相关的技术、管理、流程等更加科学、更加合理、更具有推广价值。

二、静脉用药调配中心经济运营管理的决策

静配中心开展静脉用药调配管理，从卫生经济学决策方面讲，要符合多个方面的需求，如临床医疗的需要、医院内部的公共投入能力、不能大幅增加病人的就医经济负担等。因此，静配中心经济运营管理应该从医院资金投入（成本或支出）、医疗收费、病人负担等方面做出科学的管理决策。以下静配中心经济运营管理的决策主要从指标建设、效益管理、考核评价、科学引导4个方面进行阐述。

（一）静脉用药调配中心经济运营的指标建设

静配中心作为临床药品调配辅助类科室，其职能主要是调配静脉用药，并不能像临床服务科室有开单收入或者执行收入，因此经济运营指标管理，应根据科室实际情况进行指标大类的科学布局，主要涵盖成本、收入、业务量、病人等方面。以西南某医院静配中心为例，具体的经济运营指标如表5-4-3所示。

表5-4-3　西南某医院静配中心经济运营指标表

维度	经济运营指标	指标说明	期间
成本	人力成本	指科室所有人员的人力成本统计	月/季/半年/年
	耗材成本	指科室所有耗材成本统计	月/季/半年/年
	医用耗材成本	指科室所有医用耗材成本统计	月/季/半年/年
	非医用耗材成本	指科室所有非医用耗材成本统计	月/季/半年/年
	原药药品成本	指科室所有原药药品成本统计	月/季/半年/年
	设备折旧	指科室所有设备折旧成本统计	月/季/半年/年
成本	能源耗费	指科室所有水、电、气，有条件可将设备能耗单列	月/季/半年/年
	其他成本	指整个静配中心所有其他成本统计	月/季/半年/年

续表

维度	经济运营指标	指标说明	期间
业务量	静脉药品调配量	指整个核算期间的药品调配量统计	月/季/半年/年
	服务病人数量	指整个核算期间的病人服务量统计	月/季/半年/年
	静脉药品调配有效率	指整个核算期间的静脉药品调配的可用率统计	月/季/半年/年
收入	静脉用药调配收入	指整个核算期间的静脉用药调配技术服务收入统计	月/季/半年/年
	静脉用药收入	指整个核算期间的静脉药品收入统计	月/季/半年/年
病人	病人次均费用	指整个核算期间的病人静脉用药调配次均费用统计	月/季/半年/年
……	……	……	……

注：上述表中均为虚拟数据，仅用来举例说明，不作为医院或科室实际业务管理方面的真实参考数据。

上述表中的西南某医院静配中心经济运营的部分指标，需要医院静配中心管理小组及成本管理团队联合决定是否纳入经济运营管理过程，只有一致通过的情况下，才能纳入科室的管理指标中。

（二）静脉用药调配中心经济运营的效益管理

静配中心经济运营的效益管理是整个静配中心能否独立、健康、良好运转，以及能否独立支撑整个中心未来药物调配体系快速发展的关键。

1. 不能以单纯的收支结余作为科室的效益管理目标

若单纯从静配中心经济运营的效益管理角度讲，科室效益就是简单的收入减去支出的差额。但是作为抗肿瘤静脉用药调配的技术服务性科室，静配中心的效益管理不能仅遵循收入减支出的原理，而是应该根据其科室职责及主要业务，从肿瘤病人的生命安全及价值的角度，科学合理地制订其效益管理目标。

2. 效益管理目标应以科室具体指标建设为主

静配中心经济运营的效益管理目标是多方面的，涉及科室的财务状况、病人服务状况等。科室任何时候主导效益管理工作都应该从多个方面综合考虑，如上述表中的收入、成本、业务量、病人 4 个维度的相关指标，以此综合体现静配中心的效益管理方向。切忌为了应付医院或国家医疗行业的考核而盲目制订各类管理目标，否则将适得其反。

3. 效益管理需要具体而高效的执行措施

静配中心经济运营的效益管理需要配套相应的执行措施。以降低科室医用耗材的成本目标为例，需要从医用耗材的预算、采购、领用、使用、考核等多个环节进行控制，才有可能降低医用耗材成本，并达到效益管理的目标。不同的成本有不同的管控措施，因此不同效益目标的管理存在不同的管理模式，需要科室管理小组或成本管理团队积极沟通和协调，找出每个效益管理目标的应对之策。

（三）静脉用药调配中心经济运营的考核评价

考核评价是管理工作执行到位的动力与保障。静配中心的经济运营指标建立后，如果没有适当的考核制度和评价管理，则所有指标和效益管理目标都将形同虚设。考核和评价应该由医院负责绩效管理的部门具体负责。主要包括以下几点：一是根据静配中心的具体业务制订考核指标及规则；二是由科室提供考核期间的业务数据，以供考核时使用；三是绩效管理部门根据科室提供的数据开展考核工作，并将考核结果以适当的方式公开；四是在征求科室管理小组意见的基础上，将考核指标纳入绩效管理，以促进科室效益管理目标的达成。

（四）静脉用药调配中心经济运营的科学引导

在现代医院的业务管理过程中，好的管理思想和执行措施并非一蹴而就。静配中心的效益管理，涉及人力配备、设备采购与维修、医用耗材的预算与执行等诸多内部事务，不可能从业务开展时就一帆风顺。只有科学引导，用积极的心态应对药物调配中每个业务管理问题，在保证医院病人生命安全和医疗质量的前提下，合理优化人力配置，提高人文关怀，提升思维水平，才能将医院静配中心的效益管理目标最大化。

三、静脉用药调配中心社会价值评价的决策

静配中心以静脉用药调配管理为主，从卫生经济社会价值评价的决策方面讲，既要符合当下新时代的要求，又要符合当下现代医院管理决策的需要，否则可能与医疗社会的发展改革路线背道而驰。静配中心社会价值评价的决策以战略要求、科学指导、发展规划、引领推广4个方面的内容为主。

（一）静脉用药调配中心社会价值的战略要求

本章第三节详细介绍了静配中心社会效益评价的相关内涵，从侧面证实了静配中心社会效益评价的重要性。经过近年来的快速发展，静配中心已经成为很多三级甲等医院的规范部门，甚至在某些头部医院中已经形成了一个独立而完整的技术类学科。静脉药物调配业务关乎很多病人的生命安全，与病人的健康紧密相关，因此提高静脉药物调配质量，减少静脉用药调配差错是对静配中心每位工作人员的基本要求。医院静配中心应该以国家公立医院改革为契机，不断提升专业技能和水平，提高安全责任和意识，强化服务标准和规则，减少工作隐患和漏洞，本着"一切为了病人"和"为了病人的一切"的中心思想，切实保障广大病人的生命安全和健康，积极、高效、安全地推动静脉药物调配管理工作向更高水平迈进。

（二）静脉用药调配中心社会价值的科学指导

各个行业的社会效益评价报告的价值在于科学合理地引导社会同行业积极正向地发展，并在相关的技术、标准、规则方面给予指导。静配中心的社会效益评价报告则主要对医疗行业中同类科室从学科发展与建设、技术规范和标准化建设、业务管理规划、卫生经济学评价、经济运营管理等多个方面给予积极的引导。学科发展与建设主要从学术发展、学科设置、科研课题等方面，以推动静脉药物调配智能管理为标准，积极研究和应用静脉药物调配的前沿技术，提高静脉药物调配的科研水平；技术规范和标准化建设主要从技术规范和标准化的角度，要求静脉药物的调配过程不存在安全隐患和漏洞，确保病人放心使用调配药物；业务管理规划主要从科室内部管理角度，强调静配中心的日常工作要求，做好流程管控，避免造成人为隐患；卫生经济学评价和经济运营管理主要是利用科室经济运营指标进行效益管理目标的科学评价，发现日常管理过程中存在的问题，并积极给予完整的解决方案，从而不断提升科室经营管理的能力和水平。

（三）静脉用药调配中心社会价值的发展规划

静配中心社会价值的发展规划涉及科室未来的发展方向和具体目标，一定是科室管理小组共同确定后的发展主张。从涉及的具体事务讲，医院静配中心应从学术科研、技术标准、业务管理等方面拟定相应的发展规划。

1. 学术科研发展规划

静配中心的学术科研发展规划直接关系到未来静脉药物调配的技术是否更先进、安全是否更有保障、效率是否能够提升等，并影响到静配中心的学科规划、科学研究、体系设计等。从总体上讲，静配中心的学术科研发展规划直接决定了未来静脉药物调配的技术研发、科研迭代、人才培养、学术传播等。因此，学术科研发展规划是社会价值中最重要的价值规划。

2. 技术标准发展规划

静配中心的技术标准发展规划直接影响到未来静配中心在医院的职能地位，以及在医疗行业中能否成为头部调配中心。中心的技术更先进、更全面，参与制订的行业技术标准越多、标准越高，就越具有说服力，也越有可参照性。因此，在加强学术科学研究的基础上，技术标准要求越严格，则越有可能在未来的竞争中得到医疗行业的认可，这样的静配中心才可能在未来的竞争中越走越远，路越走越宽。

3. 业务管理发展规划

静配中心的业务管理发展规划直接决定着未来静脉药物调配的经济运营管理效率和水平。业务管理越规范，工作中发现的隐患和漏洞就越少，则造成病人生命安全事故的概率就越低。以国家公立医院改革为契机，业务管理发展规划主要以日常业务管理经验为依托，通过日常业务管理的经验总结，在为后续静脉药物调配储备专业技术人才的同时，积累宝贵的经验。

（四）静脉用药调配中心社会价值的引领推广

静配中心社会价值的引领推广就是医疗行业类社会效益评价报告的职能之一，简而言之就是"标榜"。如何把其中社会价值的内涵推广出去，让自己的经验和技术被"标榜"且被学习是社会效益评价的关键。从静配中心角度讲，只有不断地创新、不断地技术迭代、不断地加强管理，才能让自身的技术和标准成为引领推广的"标本"，也才能让科室成为静脉药物调配专业的领头羊。

静配中心的卫生经济学决策主要从行业标准化、经济运营管理、社会价值体系等方面提供一系列的经验、技术、标准，有效促进医疗行业内静配中心的良性健康发展。

第六章　以静脉用药集中调配模式促进医院药学服务发展

第一节　静脉用药集中调配模式的药学服务内容

一、静脉用药医嘱审核干预

（一）医嘱审核人员的要求

医嘱审核是指药学专业技术人员运用专业知识与实践技能，根据相关法律法规、规章制度与技术规范等，对医师在诊疗活动中为病人开具的处方进行合法性、规范性和适宜性审核，并决定是否同意调配发药。药师是用药医嘱审核的第一责任人，应当按《中华人民共和国药品管理法》《医疗机构药事管理规定》《处方管理办法》《医院处方点评管理规范（试行）》《医疗机构处方审核规范》等有关法律法规、规章制度等审核静脉用药医嘱，拦截用药错误，干预不合理用药，保障用药安全。负责用药医嘱审核的人员应当具有药学专业本科及以上学历、药师及以上药学专业技术职务任职资格，具有 3 年及以上门急诊或病区处方调剂工作经验，接受过处方审核岗位专业知识培训并考核合格。

（二）全医嘱的前置审核

国家卫建委等 3 部门 2018 年联合发布的《医疗机构处方审核规范》中明确规定，所有处方均应当经审核通过后方可进入划价收费和调配环节，未经审核通过的处方不得收费和调配。因此，静配中心应成立处方前置审核工作组，由医院药事管理与药物治疗委员会、医务部、药学部、信息科及软件厂商等挑选成员组成处方审核工作组。医院药事管理与药物治疗委员会委员负责牵头组织形成各项决议；医务部负责各部门之间的协调；药学部负责设置和维护用药规则，开展人员培训和前置审方；信息科和软件厂家负责审方系统，与医院对接及解决工作中遇到的系统问题。

审方系统中的自定义规则设置及维护建议由指定临床药师负责，以药品说明书为依据进行设置和维护。负责药师应每月对工作中的问题进行整理，与相关的医师或工程师沟通后不能解决的问题，由审核工作组中的药学部成员进行讨论分析，提出相应的解决方案，对依然不能解决的问题，提交到医院药事管理与药物治疗委员会。

医嘱前置审核内容包括：①形式审查，用药医嘱是否符合处方三个组成部分的要求，内容是否正确、完整、清晰，没有遗漏《处方管理办法》所要求的信息。②分析鉴别临床诊断与所选用药品的相符性。③确认药品品种、规格、给药途径、用法、用量的合理性与适宜性。④确认防止重复给药、静脉药物配伍的适宜性，分析药物的相容性与稳定性。⑤确认选用溶媒的适宜性。⑥确认药物与包装材料的相容性。⑦药物皮试结果和药物严重或特殊不良反应等重要信息的确认。⑧需与医师进一步核实的任何疑点或未确定的内容。

审核静脉用药医嘱应当特别关注以下几点：①评估静脉输液给药方法的必要性与合理性。②与医师紧密协作，根据医疗机构超出说明书用药管理规定，评估超说明书用药的必要性与适宜性。③审核静脉用药医嘱的合理性、相容性和稳定性。④选用溶媒品种与基础输液用量的适宜性。

（三）医嘱审核的方法

医嘱审核常用临床用药依据包括国家药品管理相关法律法规和规范性文件，临床诊疗规范、指南，临床路径，药品说明书，国家处方集等。静配中心应当落实由药师审核用药医嘱的规定，可以通过相关信息系统辅助药师开展审核，同时为进一步提高医嘱审核水平，可让临床药师跟随医师参加临床查房，进一步了解病人具体用药，对于疑难病人的医嘱可提前熟悉其病情，有助于合理用药分析判断。对处方审核信息系统，可由临床药师提前完善并定期进行更新。对于部分少见的疑问医嘱，可由经验丰富的临床药师进行实时讨论，共同判断其用药合理性。对于平时遇到的一些经典用药病例，可由专人提取病历信息，制作病案讨论课件，让静配中心药师集中学习，以提高审方能力，丰富用药经验。

（四）不合理医嘱的处理

药师应当充分运用药学专业知识与技能审核用药医嘱，经药师审核后，认为用药不适宜的，应当告知处方医师，建议其修改或者重新开具处方；药师发现不合理用药，处方医师不同意修改时，药师应当进行记录并纳入处方点评；药师发现严重不合理用药或者用药错误时，应当拒绝调配，及时告知处方医师并记录，按照有关规定报告。

（五）超说明书医嘱的处理

对超说明书医嘱，建议可参考广东省药学会《超药品说明书用药目录（2021 年版）》中的记载，经过审核工作组中药学成员讨论判断后进行处理；若无临床循证依据或有循证依据但在广东省药学会《超药品说明书用药目录（2021 年版）》中无记载，则建议经过医院药事管理与药物治疗委员会委员讨论同意并备案。因病情需要超剂量等特殊用药，应请处方医师再次签名确认。

二、保证成品输液质量的药学服务

（一）成品输液复核人员的要求

成品输液是按照医师处方或用药医嘱，经药师适宜性审核，通过无菌操作技术将一种或数种静脉用药品进行混合调配，可供临床直接用于病人静脉输注的药液。成品输液复核包括医嘱合理性，药品和溶媒种类正确，药品和溶媒用量正确，药品残留量符合标准，成品输液外观检查合格，无变色、异物、浑浊、沉淀、絮凝，无漏液、胀袋等。因此，对负责成品输液核对的人员具有较高的要求，要求无色盲色弱，并有良好的视力和责任心，还应当具有药师及以上专业技术职务任职资格。

（二）成品输液质量控制

质量是指产品的固有特性满足客户要求的程度。成品输液质量一方面反映静配中心的过程能力（如过程规范的程度），另一方面反映静配中心最终产品（即成品输液）的交付质量。成品输液质量控制体系是为满足成品输液的质量要求而实时进行的质量检测和监督检查系统。静配中心应对全体工作人员进行相关技术规范、规章制度、文档管理与工作记录等知识培训，明确各岗位职责和任务，确保每道工序与成品输液质量的可追溯性。成品输液复核人员应每天监督检查工作记录书写情况，对记录中存在的异常、错误，应及时指出并督促更正。静配中心负责人应定期召开质量评估会，记录、总结、优化或改进不足，建立持续的质量改进措施。静配中心药师应当与临床科室保持紧密联系，了解各临床科室静脉用药特点，调研临床静脉用药状况，收集临床科室有关成品输液质量等反馈信息。

（三）成品输液的使用管理

静脉用药是药物直接通过静脉进入体循环，没有吸收过程，生物利用度高，起效快，疗效好。但静脉给药时由于药物直接进入血管，未经胃肠道及肝脏的代谢，引起不良反应的概率远高于其他途径。如果发生用药错误，药物快速直接进入血液，易发生过敏、中毒等不良反应，解救难度大，易危及生命。

静配中心承担着静脉用药医嘱审核干预、加药混合调配、用药咨询、参与静脉输液使用评估等药学服务，为临床提供优质的成品输液。因此，静配中心对成品输液的使用管理也具有一定要求。

一方面是成品输液储存时限，部分药物调配好后成品稳定性较差，一般要求现配现用，如青霉素、清开灵、鸦胆子油乳、银杏内酯等；部分药物调配好后存储时限较短，配好之后应优先使用，如雷贝拉唑 2 h、谷胱甘肽 2 h、长春西汀 3 h 等；部分药物调配好后存储时限较长，配好之后可暂缓使用，如美罗培南 6 h、头孢唑肟 7 h、头孢替安 8 h、帕瑞昔布 12 h、格拉司琼 24 h 等。其余大部分药物的稳定性一般在 4 h 左右，因此确保每种药物在规定的稳定时间内输注，是保证药物安全和疗效的重要环节。

另一方面是成品输液使用顺序，应考虑到的因素包括临床诊断、药品适应证、临床用药目的、药物间配伍禁忌、药效药动学特点及相关的文献和指南报道等。

（1）组间有配伍禁忌的药品应间隔使用并冲管，或采取不同通道给药，如头孢唑肟滴完后再滴奥硝唑，由于输液管残留头孢唑肟，两药混合后可能变成红色。

（2）成品输液存储时限短的药物应先用，存储时限长的药物应后用，现配现用的药品应配好后立即使用。

（3）为了保证时间依赖性药物使用间隔时长，应优先滴注 Q8h 和 Q12h 的药物，以保证给药频次的合理性。

（4）预防用药应先于化疗用药，如昂丹司琼，用于放、化疗所致的呕吐，应在放、化疗开始前 15 分钟使用，以预防恶心、呕吐等不良反应。

（5）先主药后辅药，尤其是急性病病人，如急性颅脑损伤、脑外伤昏迷，应尽早使用具有脑保护作用的药物，如醒脑静注射液治疗，可对受损的血－脑屏障进行修复保护，进而降低继发性脑损害及脑水肿的风险，使病情缩短，提高生存质量和存活率。

（6）刺激性药物先于非刺激性药物。化疗药物是一类有着不同程度刺激性的特殊药物，经外周静脉输入时对静脉的刺激性很大，一旦渗漏，还会导致局部组织坏死。病人如果同时使用几种非顺序依赖的药物，原则是先给对组织刺激性强的药物，这是从保护外周静脉的角度来考虑的，因为治疗开始时静脉的结构稳定性好，药液渗出机会小，引起周围组织的不良刺激性也小。

三、面向病人的静脉用药服务内容

2018 年，国家卫健委、国家中医药管理局出台的《关于加快药学服务高质量发展的意见》中提到，药学服务是医疗机构诊疗活动的重要内容，是促进合理用药、提高医疗质量、保证病人用药安全的重要环节。药师是提供药学服务的重要医务人员，是参与临床药物治疗，实现安全有效、经济用药目标不可替代的专业队伍。药师为人民群众提供高质量的药学服务，是卫生健康系统提供全方位、全周期健康服务的组成部分，也是全面建立优质高效医疗卫生服务体系的必然要求。加快药学服务转型，提供高质量药学服务，需要转变药学服务模式，进一步实行药学服务模式的"两个转变"，即从"以药品为中心"转变为"以病人为中心"，从"以保障药品供应为中心"转变为"在保障药品供应的基础上，以重点加强药学专业技术服务、参与临床用药为中心"。通过转变模式，进一步履行药师职责，提升服务能力，促进药学服务贴近病人、贴近临床、贴近社会。

（一）临床用药咨询

用药咨询是医院药学的重要组成部分，不仅可为病人提供便捷的药学服务，同时对药师自身专业素质的提高也有较好的促进作用。近年来，由于各大医院医疗业务量的增长，就诊病人人数的增加，合理用药咨询的需求也相应增加。除了病人，部分医师和护理人员也有关于药物方面的咨询需求，尤其是针对高危病种、慢性病种、中西药联用、静脉用药等情况。因此，静配中心可开展临床用药咨询服务，配备专科临床药师，详细告知咨询者药物的正确用法用量、主要不良反应和特殊注意事项等，并回答咨询者提出的与本次就诊相关的若干药学问题，尤其是涉及静脉药物治疗过程中的合理用药问题。

（二）平台宣传

国家卫健委鼓励探索和提供互联网和远程药学服务，根据《互联网医院管理办法（试行）》和《远程医疗服务管理规范（试行）》，有资质的互联网医院可探索开设专科化在线药学咨询门诊，指导病人科学合理用药，提供用药知识宣教，解决病人药物使用中遇到的问题。鼓励借助人工智能等技术手段，面向基层提供远程药学服务。基于互联网的创新药学服务模式是当前的热点，医院药学工作模式转型、医院药师转型是社会发展使然，利用互联网、信息化平台、医联体等技术和平台创新药学服务模式是医院药学未来发展的重要方向。静配中心也可以借助互联网平台，采用微信公众号、抖音号等平台开展静脉用药知识宣传，提供用药咨询服务。同时，静配中心药师也应积极思考、主动创新，探索适合静脉药物集中调配、适应药学服务发展的新型药学服务，从用药科普、用药宣教、用药服务等多维度发挥药师作用，进一步优化药师队伍建设方案和体系内的管理考核方案，注重药师职能定位和服务观念转变。

（三）临床科室讲授

在医疗模式中，医师是医疗服务的主要实施者，支配和控制着整个治疗过程，而临床药师处于相对辅助地位，但可以利用专业知识和技能为医师及病人提供全面的药物管理及药学监护，有助于改善治疗效果，提升病人依从性，促进医疗费用控制。在该过程中，临床药师提供的专业知识和技能是否满足临床实际需求是影响临床诊疗质量的重要因素。因此，静配中心可选派具有丰富用药知识的临床药师定期参与临床用药查房，协助医师为病人设计药物治疗方案，发现并解决病人药物治疗的相关问题，指导病人安全合理地使用药物。同时，选派优秀临床药师到临床科室进行合理用药讲座，提供最新的药物临床相关信息和前沿知识，解答相应的药学问题。

（四）联合药学门诊

药学门诊指药师通过门诊的方式直接面向病人提供服务，其目的是改善病人药物治疗效果，包括独立的药学门诊和医学—药学联合门诊。近年来，随着药学服务转型的深入和药学技术人员服务能力的不断提升，病人对药学服务的需求不断增加，药师参与联合门诊可以提供相关药学服务咨询、用药教育、药物治疗方案调整、药学干预、药物不良反应监测、药物相互作用和用药随访咨询等；同时，药师将所学知识用于临床药学服务，可进一步激励自己深入学习临床用药知识，丰富临床用药经验。但是，鉴于我国静配中心药师目前的状况，药师还需进一步加强药学专业知识，积极补充临床治疗方面的知识，除了提供咨询、教育、药物治疗建议等药学服务内容外，还需加强对病人疾病整体情况的认知，加强与病人、医师及治疗团队的沟通和协作，形成一套各司其职、各负其责的药师参与某具体整合门诊的标准化操作流程。药师在参与联合门诊过程中，不应局限于用药教育与用药咨询，而应进行更深层次的药物治疗方案调整和用药指标监测，其本身也应加强对医学知识的学习与储备，以便更好地融入治疗团队。

四、面向临床的静脉输液使用评估

药师在静脉用药集中调配工作中，应当遵循安全、有效、经济、适宜的原则，参与静脉用药使用评估，宣传合理用药知识，为医护人员和病人提供相关药物信息与咨询服务。静配中心药师应当与临床科室保持紧密联系，了解各临床科室静脉用药特点，调研、评估临床静脉用药状况。

（一）静脉输液使用时间

静脉输液使用时间根据人体的一些生理功能或病理现象具有明显的昼夜节律，即时辰药理学决定给药时间和顺序。例如，血压在上午 9—11 点为高峰值，一般高血压只需白天用药，且上午用药量略大，若夜间继续用药，则血压下降得更低，易诱发脑血栓；必须长期应用糖皮质激素的病人，采用早 7 点一次性给药或隔日早 7 点一次性给药，不但可使药物的不良反应和停药后的不良反应降到最低，而且可获得最佳疗效；癌细胞在 10 点生长最快，第二个生长小高峰在 22—23 点，而正常细胞则在凌晨 4 点生长最快，因此，应在正常细胞不做快速分裂时给予化疗，上午 10 点用药是治疗癌症的黄金时间；喘息性疾病容易夜间发作或加重，因此，睡前给药可有效地控制哮喘的发作，氨茶碱以早上 7 点用药为宜，疗效可达 15~17 h。

（二）静脉输液使用方法

静配中心将调配好的成品输液运送至临床病区后，护理人员应对成品输液数量进行清点，确认数量无误后签字留底。同时，应逐瓶（袋）检查成品输液颜色是否相符，是否有变色、沉淀、絮凝、异物等情况，是否有漏液、漏配、胀袋、破损及药品错误等情况，若发现后应保留药品原样，第一时间与静配中心沟通联系。

护理人员在给病人输注前应仔细核对病人信息，避免病人间的药品用错或互换。由于成品输液的稳定性和空气、温度、湿度及光线有关，成品输液存放时间越长，稳定性越低，被污染的可能性也会随之增加，因此，在成品输液运送到达后，护理人员应在保证病人正确的输液时间和顺序下尽早使用，以保证药物疗效，降低被污染的风险。

第二节　静脉用药调配中心药学服务的延伸

一、充分发挥临床药师的作用

（一）保证医嘱合理

在临床药物治疗中，医嘱的合理性直接关系到病人用药后的疗效与生命安全。据报道，我国每年死于药物不良反应的病人近 20 万，其中临床不合理用药所占的病例数为 5%～17%。目前，不少大型医院在各自的信息系统中嵌入合理用药监控系统，这些合理用药系统可自动为临床医师提供合理用药相关信息，但警示内容呆板，仅限于剂量、疗程等简单信息的提示，不能结合临床实际情况对病人的合理用药进行分析。因此，静配中心可充分发挥临床药师的作用，在软件审核的同时进行人工审核，并对不合理用药医嘱进行在线干预，可有效促进临床合理用药水平的提高。临床药师还应不断提升与重点科室及重点医师的药学交流效率，加强对重点药物不合理用药监测，应以事前防控纠错为主、事后点评分析为辅，技术干预结合行政干预，促进合理用药水平持续提升，保证医嘱合理性。

（二）保证用药合理

医院合理用药是国家医疗改革的重要组成部分。当前，我国医院用药领域存在管理不严格、约束力不强、药品管控不具体等问题，导致药物治疗过程中出现不规范用药、过度用药等不合理用药现象。静脉滴注引发不良反应的风险高，尤其是在中药注射剂使用较多的医院，这就需要临床药师通过处方审核管理系统对其中存在的无指征用药、无指征联合用药等不合理现象予以前置审核，进行有效干预。同时，临床药师在日常查房中还应根据病人的特殊生理和病理特点，遵循个体化原则，参与给药方案的制订，并注意药物间的相互作用和可能引起的不良反应。通过处方审核管理系统及相关措施的有效干预，可以促进临床合理用药，降低不良反应发生率。合理用药有效干预是一项任重道远的工作，既是临床药师价值体现的机遇，同时也是临床药师面临的重大挑战，只有不断接受继续教育，强化临床药学知识和技能，提升有效干预水平，才能更好地促进临床合理用药。

（三）专业示范作用

临床药师是在临床用药实践中发现、解决、预防潜在的或实际存在的用药问题，指导病人安全用药，与医师、护理人员等共同保护病人用药权益，促进药物合理使用，提高医疗水平的一种职业，是医疗工作中药物治疗团队成员之一。临床药师的职责包括深入临床了解药物应用情况，参与临床药物治疗工作，审核用药医嘱，协助临床医师选药和合理用药，降低用药不良反应发生率，提高临床药物治疗水平；参与日常医疗查房和会诊，参加危重病人救治和病案讨论，提出合理用药建议；开展药学信息与咨询服务，宣传合理用药知识，进行用药教育，指导病人安全用药；指导护理人员做好药品请领、保管和正确使用工作；协助临床医师做好新药上市后的临床观察，收集、整理、分析、反馈药物安全信息；结合临床用药，开展合理用药和药物评价的研究，为提升药物治疗水平提供实验数据；承担医院药学教育和对医师、护理人员进行合理用药培训。临床药师在临床工作中担任了很多重要职责，是病人用药的宣教者、医嘱制订的参与者、个体化治疗的推行者、问题医嘱的干预者、药物不良反应的报告者、药学知识的普及者，可以起到很好的专业示范作用，为病人及医护人员提供优质的药学服务。

（四）提升服务品质

静配中心应加强多层次临床药学人才梯队建设，建立规范化、多层次的临床药学人才选拔、培养和再教育模式，通过专业教育、专科培训和专项技能培养相结合的方式，培养专科临床药师，制定专科临床药师工作制度，建立临床药师激励机制，推动临床药师队伍快速发展，使临床服务质量得到保证。有条件的医院可设立临床药师激励机制，提高临床药师的工作积极性，吸引优秀人才从事临床药学工作，对临床药学工作进行绩效考核，对未通过考核的药师进行相应的惩罚，同时改善临床药师福利待遇，使其福利待遇略高于同级别其他药师，激励临床药师开展高质量临床服务，建设满足临床需求的临床药师团队，提升药学服务品质。

二、基于静脉用药集中调配模式下的科学研究

（一）卫生环境的静态检测

根据相关指南，静配中心应定期通过取样对不同洁净级别区域进行空气监测、物体表面监测，以评估洁净区域环境质量状况。洁净区环境检测指标及标准见表 6-2-1。

表 6-2-1　静配中心洁净环境检测指标及标准（静态）

洁净级别	一次更衣室	洗衣洁具间	二次更衣室	调配操作间
	D（100000）级		C（10000）级	
尘埃粒子	≥0.5 $\mu m/m^3$	≥5 $\mu m/m^3$	≥0.5 $\mu m/m^3$	≥5 $\mu m/m^3$
	≤3500000	≤20000	≤350000	≤2000
细菌测试	沉降菌 ≤10 cfu/皿.0.5 h	沉降菌 ≤3/cfu/皿.0.5 h		
换气次数	≥15 次/小时		≥25 次/小时	
静压差	非洁净控制区＜一次更衣室＜二次更衣室＜电解质类等普通输液和肠外营养液调配操作间 非洁净控制区＜一次更衣室＜二次更衣室＞抗生素和危害药品调配操作间 （洁净区相邻区域压差5～10 Pa，一次更衣室与非洁净控制区之间压差≥10 Pa）			
温度	18～26 ℃			
相对湿度	35％～75％			
环境噪声	≤60 dB			
设备噪声	生物安全柜≤67 dB，水平层流洁净台≤65 dB			
工作区域亮度	≥300 Lx			
抗生素调配间排风量	根据抗生素间的设计规模确定			

1. 空气中微生物监测研究

空气监测：连续测定不同洁净级别区域空气中微生物和尘埃粒子数量，评估空气质量，以保证洁净的环境状况。空气中微生物监测主要采用沉降菌监测法，所用仪器与材料包括培养基、培养皿、恒温培养箱、高压蒸汽灭菌器等。可采用静态采样法，在操作全部结束、操作人员离开现场，净化系统开启至少30分钟后开始采样。采样点和最少培养基平皿数：在满足最少采样点数目的同时，还应满足最少培养基平皿数，见表6-2-2和表6-2-3。

表6-2-2 **最少采样点数目标准**

面积（m²）	洁净度级别/采样点数目		
	A（100）级	C（10000）级	D（100000）级
<10	2～3	2	2
10～20	4	2	2
20～40	8	2	2
40～100	16	4	2
100～200	40	10	3

注：对于A（100）级的单向流洁净室/区，包括A（100）级洁净工作台，其面积指的是送风覆盖面积；对于C（10000）级以上的非单向流洁净室/区，其面积指的是房间面积；C（10000）级为二次更衣室。

表6-2-3 **最少培养基平皿数**

洁净度级别	最少培养皿数（ϕ90 mm）
A（100）级	3
C（10000）级	3
D（100000）级	3

采样高度：距地面0.8～1.5 m，三点采样采用内中外摆放。培养基平皿摆放按采样点布置图逐个放置，从里到外打开培养基平皿盖，将平皿盖扣放平皿旁，使培养基表面暴露在空气中，培养基平皿静态暴露时间为30分钟以上。通常每个采样点采样一次。全部采样结束后，微生物培养、菌落计数与致病菌鉴别等应送至本院检验科完成，并出具检测报告。每个检测点的沉降菌平均菌落数，应低于评定标准中的界限，若超过评定标准，应重复进行两次采样检测，两次检测结果都合格时，才能评定为符合，具体见表6-2-4。

表 6-2-4　洁净区沉降菌菌落数规定（静态）

洁净度级别	沉降菌菌落数/皿放置 0.5 h
A（100）级	≤1
C（10000）级	≤3
D（100000）级	≤10

采样结果需记录归档，包括检测选用的培养基、培养条件、采样人员、采样时间和检测结果的判定等。另外需注意：检测用具应进行灭菌处理，以保证检测结果的准确性；采样前应仔细检查每个培养基平皿的质量，如发现变质、破损或污染，应当剔除；采样全过程应采取无菌操作，防止人为因素对培养基或培养基平皿的污染；应在关键设备或者关键工作活动范围处增加采样点；布置采样点时，应尽量避开尘粒较集中的回风口；采样时，测试人员应站在采样口的下风侧，并尽量减少走动；对单向流洁净台/室，培养基平皿布置在正对气流方向；对非单向流洁净室/区，采样口应当向上；为排除培养基平皿因质量问题造成假阳性结果，在洁净区采样时，应同时进行对照试验，每次每个区域，取 1 个对照培养基平皿，与采样培养基平皿同法操作，但不打开培养基平皿盖，然后与采样后的培养基平皿一起放入培养箱内培养，结果对照培养基平皿，应无菌落生长。

2. 空气中尘埃粒子监测研究

空气中尘埃粒子监测，采用计数浓度法监测洁净区悬浮粒子，即通过测定洁净区内单位体积空气中含大于或等于某粒径的悬浮粒子数，以评定洁净区的洁净度。仪器采用激光尘埃粒子计数器。对于任何小的洁净室或局部空气净化区域，采样点数目不得少于 2 个，最少采样点数目见表 6-2-5。

表 6-2-5　最少采样点数目标准

面积（m²）	洁净度级别/采样点数目		
	A（100）级	C（10000）级	D（100000）级
<10	2~3	2	2
10~20	4	2	2
20~40	8	2	2
40~100	16	4	2

续表

面积（m²）	洁净度级别/采样点数目		
	A（100）级	C（10000）级	D（100000）级
100～200	40	10	3

注：对于 A（100）级的单向流洁净室/区，包括 A（100）级洁净工作台，其面积指的是送风覆盖面积；对于 C（10000）级以上的非单向流洁净室/区，其面积指的是房间面积；C（10000）级为二次更衣室。

采样点位置：一般在离地面 0.8 m 的水平面上均匀布置；采样点多于 5 个时，也可以在离地面 0.8～1.5 m 的区域内分层布置，但每层不少于 5 个点。对于任何小的洁净室或局部空气净化区域，总采样次数不得少于 5 次，每个采样点采样次数可以多于 1 次，且不同采样点的采样次数可以不同。不同洁净级别区域，每次最小的空气悬浮粒子采样量见表 6-2-6。

表 6-2-6　洁净区空气悬浮粒子最小采样量

洁净度级别 最小采样量 粒径（L/次）	A（100）级	C（10000）级	D（100000）级
≥0.5 μm	5.66	2.83	2.83
≥5.0 μm	8.50	8.50	8.50

应在操作全部结束，操作人员离开现场，开启净化系统至少 30 分钟后，开始采样。在使用测试仪器时，操作程序应严格按照说明书操作，并记录结果。判定洁净级别时，悬浮粒子数要求：一是每个采样点的平均悬浮粒子浓度应当不大于规定的级别界限；二是全部采样点的悬浮粒子浓度平均值的 95% 上限，应当不大于规定的级别界限。洁净区悬浮粒子数要求见表 6-2-7。

表 6-2-7　洁净区悬浮粒子数要求

洁净度级别	悬浮粒子最大允许数（个/m³）	
	≥0.5 μm	≥5 μm
A（100）级	3500	0
C（10000）级	350000	2000
D（100000）级	3500000	20000

所用记录应归档，包括测试条件、方法、状态及测试人员、测试时间和测试结果判定等。另外需注意：在确认洁净室送风和压差达到要求后，方可进行

采样；对于单向流洁净室，粒子计数器采样管口应正对气流方向；对于非单向流洁净室，粒子计数器采样管口宜向上；布置采样点时，应避开回风口；采样时，测试人员应在采样口的下风侧，并尽量减少活动；采样完毕后，应对粒子计数器进行清洁；仪器开机、预热至稳定后，方可按测试仪器说明书的规定对仪器进行校正，检查采样流量和等动力采样头；采样管口置于采样点采样时，在计数趋于稳定后，开始连续读数；采样管应干净，防止渗漏；应按照仪器的检定周期，定期对监测仪器进行检查校正，以保证测试数据的可靠性。

3. 物体表面监测研究

为控制污染风险，评估洁净区域物品洁净度质量状况，应每 3 个月对水平层流洁净台、生物安全柜等物体表面进行一次微生物检测。仪器与材料包括培养基、培养皿、恒温培养箱、高压蒸汽灭菌器等。一般采用静态检测，采样时间在当日工作结束，清洁消毒后进行。采样方法包括：①擦拭采样法，用于平整规则的物体表面，洁净工作台采样可用 5 cm×5 cm 的标准灭菌规格模具板，放置于被检测物体表面，每一洁净工作台台面设置 5 个采样点。②拭子采样法，用于不规则物体表面，如门把手等，采用棉拭子直接涂擦采样，采样面积≥100 cm²，设置 4 个采样点，用一支浸有无菌洗脱液的棉拭子，在规格板内横竖往返均匀涂擦各 5 次，并随之旋转棉拭子，剪去手接触部位后，将棉拭子投入 10 mL 含无菌洗脱液试管内，立即送检验科检测判定。③压印采样法，亦称接触碟法，用于平整规则的物体表面采样，如生物安全柜、水平层流洁净台、推车、墙面的表面，以及地面、橡胶手套和洁净服表面等，采样时打开平皿盖，使培养基表面与采样面直接接触，并均匀按压接触平皿底板，确保其均匀充分接触，接触约 5 秒钟，再盖上平皿盖，立即送检验科检测判定。完成采样后的培养基平皿送本院检验科进行细菌培养，出具检测报告。擦拭或拭子采样法细菌总数≤5 cfu/cm²，未检出致病菌者为合格；压印采样法，菌落数限定值具体见表 6-2-8。

表 6-2-8　菌落数限定值（静态）

洁净度级别	设施表面（cfu/碟）	地面（cfu/碟）	手套表面（cfu/碟）	洁净服表面（cfu/碟）
A（100）级	≤3	≤3	≤3	≤5
C（10000）级	≤5	≤10	≤10	≤20

注：cfu 是菌落形成单位，指单位体积中的细菌群落总数。在活菌培养计数时，由单个菌体或聚集成团的多个菌体在固体培养基上生成繁殖所形成的菌落。

所用记录应归档，包括检测条件、方法、测试人员、测试时间和检测报告等。另外需注意：采集样本应当有足够的数量，且具有代表性。如洁净区可选择操作台、门把手等具有代表性的采样点；采样时，棉拭子应处于湿润饱和状态，多余的采样液可在采样管壁上挤压去除，禁止使用干棉拭子采样；接触碟法采样后，应立即用75％乙醇擦拭被采样表面，以除去残留琼脂；检测结果超过警戒限定值时，应分析原因，并进行微生物鉴定，调整清洁消毒方法，重新进行清洁消毒，然后再次进行取样检测。

4. 手卫生监测和手套指尖监测研究

方法同物体表面监测，结果判定为检测细菌菌落总数≤10 cfu/cm² 则为合格。另需注意：取样前，禁止接触75％乙醇等消毒剂，否则会造成假阴性结果；采用压印采样法时，调配人员需以双手或手套10个指尖都接触琼脂接触碟，并在琼脂上留下轻微印痕，取样结束后，应当清洁双手或废弃手套；检测结果超出限定值，则应分析不合格原因，检查双手消毒、穿衣程序、手套和表面消毒等是否规范、正确。

5. 生物安全柜风速、噪声和照度监测研究

在生物安全柜验收时，应参照《医用Ⅱ级生物安全柜核查指南》（YY/T 1540—2017）对其风速、噪声和照度进行核查验收。

风速测定可采用数字风速仪，分别检测下降气流流速和流入气流流速。下降气流流速检测方法为在安全柜工作区域里画出检验范围，检验范围与安全柜的内壁及前窗操作口的距离应为150 mm。在检验范围中等距分布不大于150 mm×150 mm的方形栅格，栅格的交叉点为检验点，检验点最少应有3排，每排最少应有7个。用夹具将风速仪探针定位在工作区上方高于前窗操作口上沿100 mm的水平面上进行检验，记录所有检验点的检验值并根据测量值计算出平均值。安全柜的下降气流平均流速应在标称值±0.025 m/s之间，且平均流速应在0.25～0.50 m/s，各测量点实测值与平均流速相差均应不超过±20％或±0.08 m/s（取较大值）。

流入气流流速检测方法为运行安全柜，将前窗开启到生产厂商标称高度。在前窗操作口画出测量点，测量点间隔约100 mm，距前窗操作口的侧边接近但不小于100 mm。用温度补偿式风速仪在前窗操作口平面的两排测量点测量气流流速，第一排在前窗操作口上沿下约开启高度25％的位置，第二排在前窗操作口上沿下约开启高度75％的位置。记录所有测量点，计算出平均值，流入气流流速平均值乘以前窗开启高度得到工作区每米宽度的流量。安全柜的

流入气流平均流速应在流入气流标称值±0.025 m/s 之间。Ⅱ级 A1 型安全柜流入气流平均流速应不低于 0.40 m/s，前窗操作口流入气流工作区每米宽度的流量应不低于 0.07 m³/s。Ⅱ级 A2、B1 和 B2 型安全柜流入气流平均流速应不低于 0.50 m/s，工作区每米宽度的流量应不低于 0.1 m³/s。

噪声测定可采用数字声级计测量，方法为打开安全柜的风机和照明灯，在安全柜前面中心水平向外 300 mm、工作台面上方 380 mm 处测量噪声。关闭安全柜的风机和照明灯，继续运行净化系统，在相同位置测量背景噪声。当背景噪声大于 57 dB 时，实测值参照表 6-2-9 进行修正。安全柜的噪声应不超过 67 dB。

表 6-2-9　噪声测量值修正表

测量总噪声和背景噪声的差值（dB）	从测量总噪声中减去的数
0~2	降低背景噪声，重新检验
3	3
4~5	2
6~10	1
>10	0

照度测定可采用照度计，方法为在工作台面上，沿工作台面两内侧壁中心连线设置照度测量点，测量点之间的距离不超过 300 mm，与侧壁最小距离为 150 mm。打开安全柜的灯，测量并记录照度值，安全柜平均照度应≥650 Lx 且每个照度实测值≥430 Lx。关闭安全柜的灯，从一侧起依次在测量点进行背景照度测量，平均背景照度应在（110±50）Lx。

（二）成品输液质量控制

国家卫建委发布的《静脉用药调配中心建设与管理指南（试行）》中提到要规范临床静脉用药集中调配工作，保证成品输液质量，保障用药安全，促进合理用药。静配中心成品输液也应按照《中华人民共和国药典（2020 年版）》注射液要求和《药品生产质量管理规范》（GMP）要求保证成品输液质量。因此，开展成品输液稳定性、无菌检查等研究，能进一步保障成品输液质量，同时为临床提供安全用药数据。

1. 不溶性微粒检查研究

本法是用光阻法以检查静脉用注射剂（溶液型注射液、注射用无菌粉末、注射用浓溶液）及供静脉注射用无菌原料药中不溶性微粒的大小及数量的方法。其检测原理为当液体中的微粒通过一窄细检测通道时，与液体流向垂直的入射光由于被微粒阻挡而减弱，因此由传感器输出的信号降低，这种信号变化与微粒截面积大小相关。光阻法不适用于黏度过高和易析出结晶的制剂，也不适用于进入传感器时容易产生气泡的注射剂。对于黏度过高的注射液，可用适宜的溶剂稀释后测定。试验环境及检测试验操作环境不得引入外来微粒，测定前的操作应在洁净工作台进行。玻璃仪器和其他所需用品均应洁净、无微粒。本法所用微粒检查用水（或其他适宜溶剂），使用前须经不大于 1.0 μm 的微孔滤膜滤过，结果判定见表 6－2－10。

表 6－2－10　光阻法测定不溶性微粒结果判定

装量	微粒直径	限定数
100 mL 或以上	10 μm 或以上	每 1 mL 不超过 25 粒
100 mL 或以上	25 μm 或以上	每 1 mL 不超过 3 粒
100 mL 以下	10 μm 或以上	每份不超过 6000 粒
100 mL 以下	25 μm 或以上	每份不超过 600 粒

2. 可见异物检查研究

可见异物指存在于注射剂、眼用液体制剂和无菌原料药中，在规定条件下目视可以观测到的不溶性物质，其粒径或长度通常大于 50 μm。临用前，需在自然光下目视检查（避免阳光直射），如有可见异物，不得使用。可见异物检查法有灯检法和光散射法，一般常用灯检法，也可采用光散射法。灯检法不适用的品种，如用深色透明容器包装或液体色泽较深（一般深于各标准比色液 7 号）的品种可选用光散射法，混悬型、乳状液型注射液和滴眼液不能使用光散射法。实验室检测时应避免引入可见异物。检查人员远距离和近距离视力测验，均应为 4.9 及以上（矫正后视力应为 5.0 及以上），无色盲。检查观测距离 25 cm，背景分别为纯黑色和纯白色，光照度 1000～1500 Lx。检查结果：供试品中不得检出金属屑、玻璃屑、长度超过 2 mm 的纤维、最大粒径超过 2 mm 的块状物、肉眼可见的沉积物、微粒群、蛋白絮状物、沉淀等。

3. 成品含量标准检查研究

成品输液在调配操作过程中可能存在药品损耗，导致药物含量下降，并且不同药物的成品输液稳定性不同，随时间变化也会导致含量下降，因此进行成品含量标准检查，是保证药物有效性的重要手段。可以采用高效液相法检测输液成品的含量或残留量。根据《中华人民共和国药典（2020 年版）》注射液要求，其装量差异限度见表 6—2—11。因此，通过高效液相法检测的成品输液含量或残留量在相应规定范围内即可认为符合成品输液质量要求。

表 6—2—11　注射液装量差异限度

平均装量或标示装量	装量差异限度
0.05 g 及以下	±15%
0.05 g 以上至 0.15 g	±10%
0.15 g 以上至 0.50 g	±7%
0.50 g 以上	±5%

（三）自动化、智能化、信息化建设研究

传统的静配中心工作由人工操作，一旦工作量增加，因工作人员有限，则会导致工作强度大、工作时间延长、职业损伤加重、药品调配差错等一系列问题。近年来，随着全国各医院静配中心的不断发展和科学技术的提升，静配中心在医院药学的重要性更加凸显。为了保证静脉用药安全，提高医务人员工作效率，越来越多的医院开始引入自动化、智能化、信息化设备，以提高静配中心工作效率，这也加速了我国医院药学部门的现代化进程，提高了医院药学部门服务效率及工作质量，将医院药学部门工作人员从繁重的医务工作中解脱出来，有利于提高医院的整体用药治疗水平。医院实施自动化、智能化和信息化建设已成为未来的发展趋势。

静配中心引进自动化、智能化设备的优点：①安全性有保障，剂量精准，自动化、智能化的设备杜绝了因人为因素产生的差错。②能够长时间不间断工作，不需要"休息"，效率高，能适应大批量药物调配工作。③消除因人为差错导致药物报废的成本。④削减人力成本，减少药师投入调配工作的精力，使其可以投入更多精力到促进合理用药、保障安全用药的工作中，减少职业损伤。但是，自动化、智能化设备也有不足，其价格昂贵，如果要满足大型医疗机构的静脉用药调配需求，则要求配备多台设备同时工作，因此在引进前需要进行投资回报分析。普通静脉药品和危害静脉药品不能在同一台调配设备上调配，调配速度有限，调配单支药品耗时较长，加入的药品越多，机械臂抓取、称量、抽取和注入的动作次数也越多，耗时越长。目前大部分设备暂时还无法完全取代熟练的人工调配，另外设备占地比较大，需要一定的空间容纳。

自动化、智能化、信息化设备将会给医院药学部门静脉用药集中调配工作带来新的重大变革，这也将药师的工作重心从药品调配转移到临床药学，使其更好地为病人服务。因此，加快对静配中心自动化、智能化、信息化的建设研究具有重要意义。

第三节　静脉用药集中调配模式保证医院静脉用药的安全性和高效性

一、集中调配保障安全用药

安全用药需要遵循 5R 原则：病人正确、药品正确、剂量正确、给药途径正确、给药时间正确。静脉用药正确及时不仅可以促进病人康复，还发挥着挽救生命的重要作用。若错误使用必将影响治疗效果，甚至危及病人的生命安全，特别是静脉药物存在在调配和使用过程中被污染、用药错误、过度使用等风险。而静配中心的建立使上述风险在内的医院用药安全问题得到一定程度的改善。静配中心作为全院输液的集中调配场所，根据《静脉用药集中调配质量管理规范》《中华人民共和国药品管理法》《医疗机构药事管理规定》等相关法律法规，建立全面的质量控制管理体系和标准并监督实施，促进静脉用药的合理使用，其设备与硬件均能够满足净化需求，可保障静脉用药安全。

（一）全面的质量控制管理体系

建立静配中心质控小组，包含组长及具有责任心和工作能力的小组成员，从人员管理、医嘱审核、混合调配、成品复核和配送接收、药品及物料管理、差错管理、感染控制、仪器设备等方面实施质量控制。静配中心质控小组的工作职责包含：①依据相关规章制度、流程标准等严格管控各工作环节的质量。②通过与临床科室沟通，以病人为中心，不断发现问题并改正问题。③对各工作环节的质量控制实施情况展开实时监督。④定期召开会议，发现问题，改进问题。

（二）精细的质量控制标准

根据《静脉用药集中调配质量管理规范》的要求，静配中心质控小组结合相关制度、操作流程、岗位职责等，分别从人员管理、医嘱审核、混合调配、成品复核和配送接收、仪器设备、感染控制、分类与质量管理、差错管理等方面，制订精细化关键指标，保证调配质量，从而保障用药安全。

1. 人员管理

静配中心质控小组成员应具有相应资质，通过健康检查并存档管理，同时定期对其进行继续教育培训并将考核结果归档。

2. 医嘱审核

审方药师参照《处方管理办法》《静脉用药集中调配操作规程》对医嘱审核后方可进行调配，针对存在潜在用药错误的医嘱，药师能及时反馈给医师并提出调整建议。对于用药不合理医嘱、不能保障输液安全的医嘱，药师有权利拒绝调配并记录报告。而相关记录有专人管理并统计分析，定期反馈临床，实施持续改进措施。同时对静脉用药开展"静脉用药医嘱专项点评工作"。

3. 混合调配

对调配区域进行管理，对调配人员无菌调配操作的流程与技术进行管理（如调配前七步洗手法、调配中无菌操作手法、调配后清场消毒等），对符合标准的调配残留量限度进行管理。

4. 成品复核和配送接收

成品复核和配送接收作为静配中心流程的最后环节，也是输液质量安全的最终呈现。通过对成品输液质量标准的控制，将复核合格的成品输液按照对应包装登记后置于相应科室的密闭容器中，加锁配送—交接—清点—登记。

5. 设备设施

静配中心具有供抗菌药物和危害药品静脉用药调配的生物安全柜、供肠外营养液和普通输液静脉用药调配的层流洁净台、净化空调设备、振荡器、冰箱等设施设备。这些设施设备不仅保障输液调配药品的安全，也保障静配中心质控小组成员的身体健康。

6. 感染控制

通过对洁净区、洁净台、非洁净区卫生环境的质量管理及环境监测，避免在配液过程中发生院内感染，提高调配输液质量安全。

7. 分类与质量管理

静配中心通过对普通药品、高警示药品、近效期药品、滞销药品、不合格药品、破损药品、结余药品和物料进行分类管理，在药品货柜摆放、有效期检查、药品报损、账务相符、环境温湿度等方面实施监督与记录，保障使用药品和物料的质量。

8. 差错管理

由于静脉用药的特殊性，虽然静配中心质控小组成员承担用药错误的重大风险，但是通过正确对待差错原因、分析汇总差错数据，并提出持续改进措施，可有效避免类似差错再次发生。

（三）严格的监督管理

静配中心质控小组通过组内监督、小组监督、科室监督等措施，了解并解决实际工作中存在的问题，以便消除隐患，更好地推进静配中心工作，使得静脉输液安全性得到全面、全程保障。

二、集中调配提升工作效率

依据《静脉用药集中调配质量管理规范》，提高工作效率、保证工作质量是静配中心的基本要求。

首先，集中调配工作应制订工艺流程和执行管理文件，以及标准的规范性技术操作规程，使得集中调配模式操作流程具有一定的科学性、先进性。医师开具静脉用药医嘱—药师进行适宜性审核、在输液标签中注明使用注意事项—贴签摆药—核对—加药调配与核对—成品核对—打包签发—装车配送—与护理人员交接签字—护理人员给病人滴注使用的标准操作流程，可以大大提高药师的工作效率。同时，在工作过程中不断通过实践改进工作模式与流程，优化人力资源和调配工具及技巧等，提高调配效率。

其次，随着现代化医院的发展，越来越多的智能化软件、设备应用在集中调配中，以助于提升静配中心工作效率。目前国内尚无成熟、规范、统一标准的医院静配中心系统，各医疗机构根据自己的实际情况研发适用于本医疗机构的信息系统进行智能化的静脉药物集中调配工作，例如：①静配中心智能实时审方系统。医院可根据实际用药情况，以药物说明书、《中国国家处方集》《新编药物学》《中华人民共和国药典：临床用药须知》等为理论依据建立药品知识管理库，能够对药品的配伍禁忌、药品组合限制、特殊人群用药、剂量限制、肠外营养液的糖脂比和热氮比计算结果及各离子浓度的审核进行维护更新。嵌入合理用药监测软件，进行合理用药自动审方。②静配中心智能操作系统。全程信息化管理调配、仓内核对和自动化分拣等功能，实现了全过程的可追溯性和可查询性及管理考核工作的量化统计。采用二维码扫描的方式控制核对药品进出仓、排药、调配、打包及病区签收等，并在调配仓内提示病区对药品调配前的退药、打包等操作。③智能配液系统。国内配液智能化设备主要以自旋体机械手、双向精密配液泵和智能机械手臂等技术进行开发和设计，如双向精密配液泵、智能静脉用药调配机器人等代替人工完成复杂的调配工作。④智能贴签摆药设备、掌上电脑、智能分拣设备、智能传送设备等硬件智能系统。以上这些智能化软件、硬件设备，最终实现了医嘱实时审方、药单管理、排批和打签系统的优化，代替人工完成机械性重复操作。静配中心相关数据查询统计分析将信息化软件与科室管理进行联动，最终提高科室管理效能。

最后，传统的静脉输液调配由护理人员在病区开放的治疗室环境中完成，护理人员在病区配药中花费了大量的时间和精力，但静配中心开展工作之后，真正实现将时间还给护理人员，将护理人员还给病人。护理人员有更多的时间和精力对病人进行整体和全方位的高质量护理，大大提升了护理人员的工作效率。

第四节　静脉用药集中调配模式提升药学
人员素质和临床药师水平

一、人员素质的提升

在传统的用药模式中，医师开具静脉药物处方后，调配药师直接审核处方后按照处方内容发药，护理人员领取药品后直接在病区开放的环境中给病人使用成品输液，这种模式缺少专业药师审方，可能导致处方潜在用药失误难以得到纠正。依据《中华人民共和国药品管理法》《处方管理办法》《病例书写基本规范》《静脉用药集中调配质量管理规范》《静脉用药集中调配操作规程》等法规政策有关规定，临床医师开具静脉输液治疗处方或用药医嘱后，负责处方或用药医嘱审核的药师应逐一审核病人静脉输液处方或医嘱，确认其正确性、合理性与完整性。这要求静配中心相应岗位的药师需要具备以下工作能力。

（1）相关处方或医嘱形式审查的能力，能够判断其书写是否正确、完整、清晰，能够判断其是否遗漏相关信息。

（2）分析鉴别临床诊断与所选用药品相符性的能力，能够判断开具药品的

"适应证""功能主治""作用与用途"与临床诊断或病情是否相符。

（3）分析判断处方或医嘱适宜性的能力，即确认遴选药品品种、规格、给药途径、防止重复给药。

（4）掌握静脉药物配伍特点，能够分析药物或药物之间的相容性和稳定性。

（5）正确选用溶媒的能力。

（6）判断静脉用药与包装材料的适宜性的能力。

（7）能够确认药物皮试结果，判断药物的严重不良反应、特殊不良反应等重要信息的能力。

（8）能和医师共同进一步核实任何未确定和有疑点的药物相关内容。

另外，在集中调配静脉用药时，药师应严格遵守无菌操作技术原则，建立并遵守相关静脉用药无菌调配操作流程、静脉用药调配质量标准规则等制度规范，故药师在静脉用药调配和使用中需要不断提升相关专业知识水平来满足工作基本需求，这必然使整个药学人员团队素质提高。

二、专业水平的提高

依据《医疗机构药事管理规定》，临床药师是以药学专业知识为基础，并具有一定医学和相关专业基础知识与技能，直接参与临床用药，促进药物合理应用和保护病人用药安全的药学专业技术人员。在静脉集中调配模式中，临床药师需要充分运用自身所学专业知识，发挥出较普通审方药师更明显的专业优势，配合临床医师为广大病人提供合理用药服务。这要求静配中心的临床药师具备以下工作能力。

（1）能够结合病人所患的全部疾病进行诊断，避免"照本宣科"，综合研究分析病人病情，并进行处方审核，可以对药品的药理作用、用药禁忌、配伍情况进行分析，若存在抗菌药物不合理使用、溶媒选择错误、用药时间错误等问题能及时与医师沟通。

（2）能够在临床药学实践工作中培养临床思维，在审核医嘱过程中结合相关疾病治疗指南或指导原则促进临床更合理用药。

（3）能够深入科室进行药学查房，参与指导临床医护人员合理用药，促进"医—药—护"的良好沟通及学习，更全面地了解药学知识。可以对临床医护人员就有关药物用法用量提供用药咨询，提醒临床护理人员在药物输注过程中的注意事项。

（4）对静脉用药使用情况进行周期性汇总，汇编药学服务相关内容。特别是对新药加强监管，为新药的推广、合理使用提供平台，发挥药物最佳疗效。

三、继续教育的开展

开展静配中心相关工作，对工作人员（尤其是药师）的专业知识有更深维度和广度的储备要求。因为一旦药师的专业能力、操作技能和职业道德不达标，就可能导致医疗差错甚至医疗事故的发生。同时，药师在审核处方过程中，涉及对不合理处方或医嘱的干预，这不仅需要专业的临床药学理论知识，还需要良好的沟通技巧。静配中心的药学服务属于高度专业化的工作，培养规范、专业化的静配中心药师，对于静配中心的建立与实施有至关重要的作用。

（一）健全规范化培养制度

提供完善的静配中心药学服务的前提是相关药师需要有规模化的正规学院教育作为后盾且具备一定的专业素质。我国静配中心药师培训还处于起步阶段，学历教育所涉及的静配中心相关理论知识有限，如2016版人卫版"十二五"全国高职高专教材《医院药学概要》中，仅有7000字左右篇幅讲解静配中心概况。建议可参考临床药师规范化培养模式，开展继续教育以提高静配中心药师的专业技术水平。而规范化培养的首要前提就是建立健全相关管理制度，这有利于提升与考核静配中心药师的实践工作能力。静配中心药师相关管理制度及概要见表6-4-1。

表6-4-1　静配中心药师相关管理制度及概要

制度名称	内容概要
院感管控管理制度	废弃物处理、无菌操作、职业暴露、细胞毒性药物溢出的处理等
工作流程管理制度	审方、贴签、排药、调配、复核、医疗废物处理、调配筐清洗、药品领用、耗材领用、每日盘点、月盘点等
信息系统管理制度	药师工作站系统使用及应急预案等
职业风险防控管理制度	自我防护、成品输液质量及安全性、药品安全信息等
人员基本要求及培训管理制度	人员要求、培训内容、培训要求、培训计划、培训考核等
实习带教管理制度	实习学员管理、教学、考核、评价等

制度名称	内容概要
科研和教学管理制度	科研项目的申请、实施、结题，教学相关要求等
成本控制管理制度	设施设备管理与维护、人员薪酬、耗材管理等
设备设施管理制度	规范使用管理、保养管理、损失赔偿、应急管理等
创新管理制度	管理理念的创新、管理工作的创新、设备设施的改进等

（二）开展适合静配中心药师的特色岗前培训

由于静配中心属于洁净级别空间的集中调配部门，普通药师或新入职人员可能缺乏对其的具体了解，有必要针对性地对静配中心药师开展有序的、高效的、连续性的岗前培训，目的在于让其胜任工作，并明确在工作中承担的义务、风险和法律责任。上岗前的培训内容应包含：①静配中心的基本概念、工作意义、职业道德和相关法律法规政策解读、常规岗位职责和操作流程。②针对无菌技术和无菌操作的相关培训：无菌基本概念、医院感控知识、区域内清洁消毒流程、无菌区设备使用和保养、无菌调配药物技能、水平层流洁净台调配操作、生物安全柜调配操作、人员更衣及手卫生操作。③药学专业知识培训：结合具体医疗机构情况，对临床常用静脉输液药物（如肠外营养液、细胞毒性药物）的药化特性、药理作用、药代动力学特点、用法用量、配伍禁忌、注意事项、药品不良反应、药物相互作用、储存条件等进行学习，以便为审核医嘱奠定基础。④突发事件处理的紧急预案培训：应急处理（如自然灾害、恶劣天气、停水、停电、防火防盗等）、紧急处理（如锐器刺伤、药物外漏等人员意外伤害）、医疗废物处理等相关事件的标准操作流程。

（三）打造多元化药师教育体系

由于工作实践经验的积累远比学历更重要，且静配中心相关技能知识需要通过长期岗位实践学习，故有必要加强实习带教的师资队伍建设。而在授课师资的人员中，可突破药学部内部人员作为授课教师的局限性，邀请临床科室、护理部、院感科、医务部、保卫部人员甚至院外相关专家参与授课。多元化的师资队伍开展不同专业层面的针对性授课，可以保障每一位静配中心药师掌握标准操作流程，熟知岗位职责，具备保质保量完成静脉药品调配工作的能力，同时拥有一定的工作责任心和团队协作能力。静配中心药师培训师资队伍及培训内容见表6-4-2。

表6-4-2　静配中心药师培训师资队伍及培训内容

培训师资		培训内容	培训目标
药学部	静配中心	工作操作流程（审方、贴签、排药、调配等）、设施设备应用与维护、临床药物治疗学、特殊药品专题培训	掌握
	住院/门诊药房	科研能力培训	熟悉
	临床药学室	处方或医嘱审核	掌握
		处方或医嘱点评、沟通技巧、药品知识专题培训	掌握
护理部		输液冲配质量、临床无菌的操作规范	掌握
临床科室		疾病治疗进展、心理健康培训	熟悉
检验科		细菌学相关知识培训	熟悉
院感科		院感知识培训	掌握
保卫部		安全知识培训	掌握
院外专家		专业知识进展、继续教育培训	熟悉

（四）突破传统静配中心教学模式

众所周知，传统静配中心教学通常为药师实际工作中的一对一带教、多媒体教学、实时讲授的集中授课等模式，培训内容主要涉及医嘱审核、临床药物治疗学相关知识、新药信息、静配中心常见差错、设备维护等。开展以上一系列教学活动的目的在于让静配中心药师通过培训，可以不断巩固和提高静脉药品调配的相关技能，解决实际工作中遇到的各种问题。但在这种教学模式下，药师仅仅知道相关医嘱审核标准、药物信息，甚至记忆许多具体设备使用方法，这对于成为一名专业的静配中心药师远远不够。由于固定知识信息不能够代替药学思维和判断力，能够实际去解决问题的能力相对于记忆信息的能力更为重要，所以在传统的理论知识教授的基础上，可结合以问题为中心的学习方法（Problem-Based Learning，PBL），对静配中心药师展开授课。有医学方面的研究显示，PBL教学法在提升医学操作或实践能力、提升学生理论课程成绩方面均优于传统教学法。故可以采用PBL教学法调动静配中心药师的学习积极性，提高其发现问题、分析问题和解决问题的综合能力，让静配中心药师建立全面、系统的知识体系。

（五）采用 PDCA 循环模式管理考核静配中心药师

近年已有大量研究显示，PDCA 循环法运用在静配中心工作中取得的成效体现在降低医嘱不合理率、降低配方差错率、降低药品破损率、提高个人配液速率等方面。故在静配中心药师培养考核方面，也可采用 PDCA 循环模式，通过发现培训相关问题、收集资料、确定考核目标、制订培养实施计划，根据计划开展培训，评价培训效果，总结经验，遗留问题进入下一个 PDCA，逐步完善和建立静配中心药师培训教育体系。

第七章　静脉用药调配中心智能化管理

第一节　静脉用药调配中心智能化设备

　　国外静配中心已经有了一些自动化的静配设备，如美国健康导向公司研制的"易达利五代"静脉药物调配机器人及加拿大智能医院系统公司推出的"里瓦"静脉药物调配机器人。但目前这些自动化静配设备并不符合我国人口基数大、病人众多、输液使用量大的国情。虽然我国的静配中心经过近二十年的发展已较为规范，但从作业方式上讲还属于洁净环境下的密集型手工作业，这种方式存在占用场地面积大，人工配液效率低，医护人员高强度、长时间工作易出错，全程得不到监控，细胞毒性药物易对环境造成污染等问题。而静配中心使用智能化设备后可以实现节约场地、配液效率高、减少差错、全程可追溯、避免职业暴露等目标。目前，市面上已出现静配中心使用的自动配液设备，如智能配液机器人、自动贴签机、分拣机等。静配中心是否需要配备智能化设备，如何选择适合自己医院的自动化设备已成为静配中心筹建、升级的重要问题之一。

一、静脉用药调配中心智能化配液设备系统

　　智能化配液设备系统是静配中心实现自动化配液的核心设备。理想的智能化配液设备系统需要具备诸多要素来实现各种药品的自动化配液功能，需考虑配液准确性（品种、数量、体积）和配液效率等问题，同时还要考虑操作便利程度、设备及环境洁净程度，以及药品损耗率、追溯功能、残留量等指标是否符合要求。现有设备具备一些功能和要素，但还不能完全实现所有功能和要素。现将静配中心已经投入使用的智能化配液设备进行介绍。

（一）双向精密配液泵

双向精密配液泵是一类高效的配液设备，可以准确、快速地抽取液体，满足各种输液调配的需求。该设备可抽取液体的最小体积为 0.2 mL，可用于批量药品的溶解和抽吸，降低人工操作的工作强度。用于调配肠外营养液则可按照指定的顺序，快速、精确地将药液从包装中定量抽出并混合到输液袋中，调配速度快而准确、误差小，可用于肠外营养液的混合调配。该系统借助二维码技术的一键调配简化了操作流程，减少了人为误差。另外，该系统严格遵循调配顺序，避免了人为调配顺序出错而带来的潜在风险，还可显示调配结果报告，可全程溯源。

（二）超净配药器

超净配药器是一个微型可移动静配中心，可调配各种静脉用药（粉针剂、安瓿），内置高效过滤器和一次性使用无菌无芯杆溶药注射器。其工作原理是超净配药器开机吹出正压风，经过气路管到达手柄，手柄前端有 0.22 μm 聚四氟乙烯滤膜，可以完全滤除掉空气中的微粒及微生物，经过过滤的持续洁净气流 4s 即可局部达到系统静态百级洁净度，创建洁净配药环境，为安装溶药器做准备。安装溶药器过程中，持续洁净气流靶向性保护溶药器尾端达到动态百级（有空气流体动力仿真分析验证）。安装完毕后，独特刀口密封型设计使溶药器尾端与高效过滤器紧密衔接，达到密闭局部百级；溶药器出厂时预留满管洁净空气，只需单向排出部分洁净空气，预留部分洁净空气置换药液，彻底解决空气污染问题。

超净配药器适合静脉用药集中调配，无须反复抽拉，按前进或后退键实现抽吸、冲洗等配液模式，减少穿刺，避免脱屑。同时，采用侧孔针也能有效减少脱屑问题。溶药器为特制针筒，普通一次性注射器不可兼容，因其耗材价格原因，如实行"一筐一药一针"规定，调配成本将大大提高。

（三）自动化配液设备

现有自动化配液设备已经可用于临床 99% 以上西林瓶和安瓿瓶的药品调配，具有占地面积小、操作灵活、配液效率高、所需人力资源少、职业防护功能强等特点，有的还有数据监控可追溯、降低耗材使用量的功能。既有配液一体式的自动化配液设备，又有可放置于生物安全柜内的小型自动化配液设备，这些自动化配液设备适用场景广，可满足不同医院静配中心的配液需求。

（四）智能配液机器人

智能配液机器人是目前自动化、智能化程度最高的配液设备，可有效避免调配过程中对调配人员造成的职业损伤，安全性高，能有效降低差错，减少液体残留，将药物与人员充分隔离，保护调配人员安全，提高调配准确率。部分自动化、智能配液机器人详见图7-1-1。

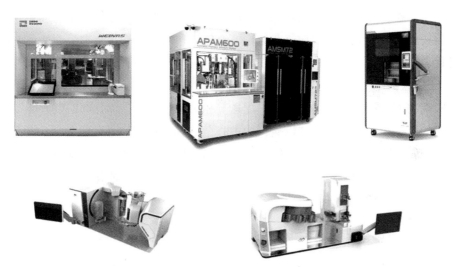

图7-1-1　部分自动化、智能配液机器人

智能配液机器人总体分为四大板块，即库存板块、调配板块、净化消毒板块、监控板块。①库存板块：通过静配中心的二级库信息系统提示的库位，由工作人员取出药匣将药品填满药匣后扫描核对，把所需药品自动补充至库存板块。②调配板块：在需要配液时按下启动按键，机器人根据电脑设定的程序，由系统自动从库存板块调取所需调配药品至调配机位，实现自动配液功能。③净化消毒板块：能够实现设备调配环境的百级净化、空气及药品的紫外线消毒，以及酒精喷雾消毒等功能，从而保障配药环境的安全洁净。④监控板块：库存、配液等每一步骤、环节都有监控记录，可查看完整调配流程，进行全程追溯。监控板块不仅有图片、条码、药品的高度识别功能，还带有抽液前后重量差异对比功能。

最终配好的成品输液进行贴签，经过设备分拣系统自动分科后传出待药师核对，医疗废物严格按照规定分类打包，自动传出。

二、静脉用药调配中心智能化物流系统

(一) 医院智能化物流概述

医院智能化物流利用自动识别技术、数据挖掘技术、人工智能技术及地理信息系统技术等将传统物流技术与智能化系统相结合,构建信息化处理和网络通信技术平台,实现医院物流业运输、仓储、包装、配送等基本医疗活动的信息化、智能化、自动化、透明化功能。

"以人为本"的医院智能物流发展理念促进了医院物流作业的全程智能化,在医院物流业运输、仓储、包装、配送等相关环节实现一体化和医院智能物流系统的层次化,更加突出"以病人为中心"的医院智能物流发展理念,根据病人用药需求变化灵活调节。医院智能物流的发展将促进医院资源优化配置,提升医院物流社会化水平。因此医院智能物流未来将呈现智能化、一体化和层次化、社会化的特征。

(二) 静脉用药调配中心智能化物流模式

成品输液配送是静配中心工作流程中重要的一环,配送的及时性直接关系到病人的治疗效果及成品输液的质量,配送过程中成品输液的保护、与临床科室数量的交接也是配送环节需要重点关注的地方。

1. 传统物流模式

静配中心将成品输液打包送到各个科室,大部分医院大多采用"人力+转运箱和推车+电梯"模式。即静配中心工作人员将核对好的药袋装入对应科室的运输箱中,附带有药袋清单明细,上锁后放上推车,工勤人员只需要根据运送箱上的科室进行配送,到达临床科室后,护理人员验收,确认无误后在交接记录本(记录出发时间、配送数量、静配中心复核交接工作人员信息、工勤人员信息、签收护理人员信息等)上签字,工勤人员带回静配中心。

为使成品输液能准时送达各个科室,避免人流、物流交叉,需要采取规划配送路线、专用药梯或协调配送时段、电梯专用等手段进行保障。传统物流模式的缺点是耗时、耗费人力,优点在于有"人"的参与,突发事件便于解决。

2. 轨道小车传输模式

轨道小车传输模式多为架空式传送模式,通过铺设在医院内部的特定轨道

来实现多部门之间的传输（如图7-1-2）。该套系统主要包括站点、自推进小车、转向器及转向控制器、中央控制系统装置、消毒装置等硬件装置及中央控制及检测系统。

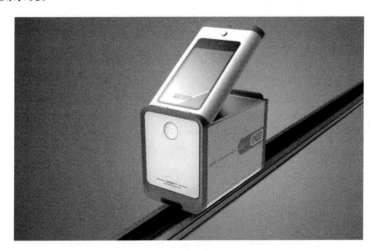

图7-1-2　轨道小车传输

轨道小车物流能将医院内各部门，如门诊、药房、供应室、手术室、检验科、住院大楼等全面充分地联系起来。但多部门联合使用，造成局部高峰时间段"堵车"，虽然可以通过中央监视系统进行调度控制，但是耗时耗力。可结合医院具体实际情况，多部门协商后分时间段使用，紧急情况则由中央控制系统调度。

轨道小车物流的优点在于成品输液传输为点到点，节省人力物力，缺点在于传输过程中可能出现"卡顿"，需要耗费人力进行排查，如出现账物不符的情况，静配中心与临床科室之间责任难以划分。同时，操作人员需进行岗前培训，熟悉操作流程和注意事项，尽量减少操作失误，提高工作效率。

3. 气动管道传输模式

医用气动物流传输系统早在20世纪80年代末就已经登陆我国。气动管道传输模式，顾名思义是通过密闭管道，利用气压的动力将所需传递的物品送达指定科室（如图7-1-3）。该物流传输系统由中央控制器、压缩主机、传输管道、承载器、传输站及换向器等组成。

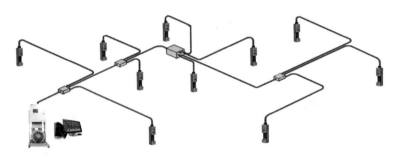

图 7-1-3　气动管道传输

　　压缩主机主要提供空气动力，传输管道提供传输的通道，传输站是接收或发送物品的地方，控制器是控制整个系统传输运行的中枢，换向器是切换物流传输方向，承载器是物品的载体。其速度可在 2~20 m/s，利用换向器可组成符合各种需要的管路，不受楼层限制，传送距离可达 1000 m 以上。虽然该物流传输系统传输效率极高且方便，不仅节省了时间，而且节约了空间，但还是存在一些问题，如药液溢出后管道如何清洁，一次性使用承载器能否实现，承载器大小限制了配送成品输液数量，而多部门共用承载器增加院内感染风险。如果压缩主机中途发生故障，短时间内无法修复，装有药袋的承载器将长时间滞留在管道内，这样存在污染隐患，延长成品输液存放时间，影响成品输液质量。

　　4. 自动导引车传输模式

　　自动导引车（Automated Guided Vehicle，AGV）又称"自动导引车载物系统"，是一种无人驾驶自动导航的载物车，通过电脑程序设定路线，利用医院无线访问节点接收信息，在同一楼层及不同楼层之间来回穿梭，将药品运输至指定目标（如图 7-1-4）。

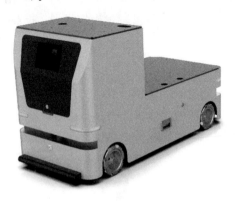

图 7-1-4　自动导引车传输

自动导引车采用电力驱动，环保节能，通过传感器为智能系统提供参照信号，校正小车的位置信息，避开障碍物。通过电脑程序设定路线到达指定配送点后并返回，全程无人操作，大大减少人力，取代劳动密集型的手推车。其具有安全性及防盗性，且容量大，可减少运送车辆和次数。

自动导引车在医院的运用，不仅节约了人力成本，而且密闭式运送减少了院感风险。目前自动导引车续航时间可达6小时左右，其闲置状态可进行自动充电，减少投入成本。自动导引车已经较广泛地运用于酒店行业，属于较成熟的产品，是病区或静配中心物流可参考的模式之一。

（三）静脉用药调配中心智能化物流系统构建

对于新建楼宇而言，静配中心应尽早参与楼宇规划、物流传输设计，不论采取哪种模式进行成品输液配送，静配中心位置及配送路线都应提前设定。根据医院总体设计，尽量采用智能化物流模式，配备一到两种物流配送系统，常用模式与应急模式同时兼顾，减少人力资源支出，提高配送效率。

对于后期建设、改造的静配中心，应该根据自身情况，从实际情况出发，以人、物流、时效性为考虑因素进行规划。

三、静脉用药调配中心智能化辅助设备

随着信息化、自动化、智能化技术的广泛应用，静配中心智能化辅助设备开始代替人工完成机械性的重复操作。智能化辅助设备逐渐覆盖静配中心工作流程的各个环节，包括贴签机、剥盖机、统排机、分拣机、洗筐机等智能化辅助设备。

静配中心应用智能化辅助设备的优势在于：提高工作准确率、效率，降低劳动强度，减少工作场所占地，节约人力资源，便于工作留痕及差错追溯等。

（一）智能贴签机

批次调整结束后，信息系统自动将医嘱信息传到贴签机（如图7-1-5），根据医嘱信息打印医嘱标签，标签尺寸根据医院需求定制，使用前对不同大小输液袋进行精确调整。当溶媒与医嘱不符时，贴签机停止贴签，直至更换正确溶媒，若无溶媒识别功能，则需人工从设备尾部查找错误溶媒并更换。溶媒的包装形式包含软袋、可立袋等目前市场上常规使用的规格（玻璃圆瓶除外）。系统可选择按主药、溶媒、科室或自定义优先权等多种贴签规则模式或者混合

模式进行设置。

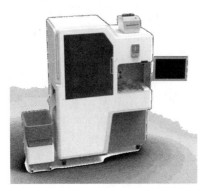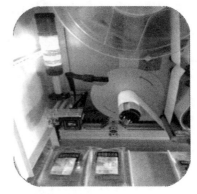

图 7-1-5   智能贴签机

设备参数参考：贴签速度及精度；连接方式（能与医院信息系统、静配中心管理软件实现无缝连接）；日期及批次选择；可选贴签工单；通过重力感应或红外感应液袋，计数所放液袋总数；液袋图像识别功能；二维码扫描进行二次核对；出药口设有手动补扫功能；具备开机自检功能，人员操作保护，电机过热、过流、过载保护，紧急情况按下急停按扭实现紧急停机功能；设备噪声；设备功率。

（二）智能分拣机

静配中心需将调配好的成品输液分拣到不同的病区，传统的手工分拣耗时耗力，差错率高，给病人用药带来安全隐患。以拨板、太极轮等技术为代表的分拣设备越来越多地应用于静配中心，提高了工作效率，减少分拣差错带来的安全隐患（如图 7-1-6）。

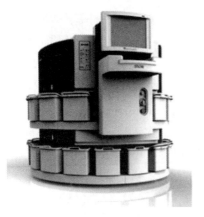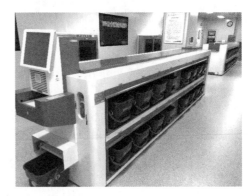

图 7-1-6   智能分拣机

整套设备包含操作控制台、控制系统、智能分拣传输带、接收筐、内置扫描识别系统、数据显示等。整体数据、报警、提示在电脑屏幕集中显示，每个科室有独立接收筐信息显示，以及数量显示、满箱报警提示。按分拣机形状区分，市面上分拣机主要分为长条形和圆形。

设备参数参考：基本要求（将成品输液自动分拣至各个病区，至少满足30个病区需求），设计和勘探要求（需对现场进行踏勘，并有详细的设计方案，提供平面尺寸布置图、设备布局尺寸图和效果图），分拣速度及精度，分拣液袋类型（包括软袋、可立袋等），具备液袋图像识别功能，连接方式（能与医院信息系统、静配中心管理软件实现无缝连接），成品收集箱（采用医用塑料，盛装成品输液量袋数规定，可拆卸清洗），计数监控及核对（能够自动监控分拣量，一体机跟踪记录，可生成分拣记录单，可追踪记录过程），合并及拆分病区分拣（对于分拣量小的病区，能够合并分拣至一个收集箱内，对于分拣量大的病区，能够分拆至多个收集箱内），分拣形式（有保护药品不因设备运行而破损的技术或措施），成品分拣回收（成品输液存在误差时，包括未完成成品输液核对等情况，能够自动分拣回收至回收收集箱，具备报警提示），操作系统（图表化界面，具备统计功能，监控应调配量、已分拣量、剩余分拣量、退药量），安全防护（开机自检，人员操作保护，电机过热、过流、过载保护，紧急情况按下急停按扭实现紧急停机）。

目前，以拨板为主的长条形分拣机，体型大，占地面积大，拨板形式易拍破液袋，但接收筐容量大，速度快。圆形分拣机原理为依靠轨道传入的动力实现液袋分拣工作，优势在于占地面积小，但上下层分拣速度存在差异，且接收筐容纳少，更换频率高。其他辅助功能如动态仓位功能、支持避光药品的分拣、统领单打印功能、紫外消毒功能可根据需求进行选择。

（三）洗筐系统

《静脉用药调配中心建设与管理指南（试行）》中提到"摆药筐每日用250 mg/L含氯消毒溶液浸泡30分钟，然后用常水冲洗干净，自然晾干。危害药品摆药专用筐单独浸泡冲洗"。目前大多已建静配中心把空间多留给贴签摆药核对区域或调配区域，普通清洗间面积预留不够。根据新的要求需要较大面积用于摆药筐消毒及晾干。洗筐系统可以在完成清洁、消毒摆药筐的情况下，大幅缩小占地面积，达到标准要求（如图7-1-7）。

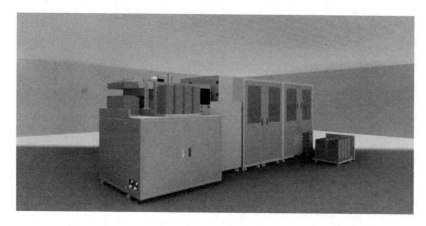

图 7-1-7　洗筐系统

设备参数参考：根据实际占地定制洗筐系统，洗筐速度要求，设备功率要求，消毒方式为规定浓度的含氯消毒溶液浸泡，人员操作要求简便。

静配中心用智能辅助设备除上述设备，还有剥盖机（如图 7-1-8）：利用机械冲击力剥落西林瓶瓶盖的设备，具备自动调节剥盖大小、记录剥盖数量等功能；统排机（如图 7-1-9）：接收医院信息系统医嘱信息后，能够按设定的规则（如统排、单排、打包等）自动、快速、准确地将药品送至药师面前，提示药品位置及所需数量，满足静脉用药集中调配中心排药需求；空气消毒机（如图 7-1-10）：通过滤过、净化、杀菌等原理对空气进行消毒的机器，除了杀灭细菌、病毒、霉菌、孢子等，有的机型还能去除室内空气中的甲醛、苯酚等有机污染气体，而且还可以杀灭或者过滤花粉等过敏原。

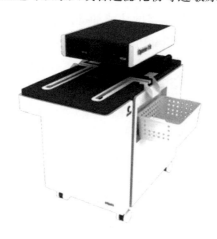

图 7-1-8　剥盖机

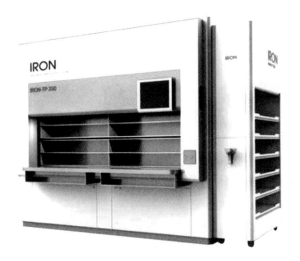

图 7-1-9　统排机

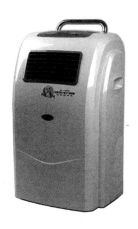

图 7-1-10　空气消毒机

第二节　静脉用药调配中心信息系统

一、静脉用药调配中心工作流程智能化管理

医院信息系统（Hospital Information System，HIS），是利用计算机软硬件技术、网络通讯技术等现代化手段，覆盖医院所有业务和业务全过程的信息

管理系统。医院信息系统厂家多，药品系统及业务的构架各不相同，加上在HIS运行过程中各医院的个性化修改，可以说没有两家医院的HIS是完全相同的。

静配中心信息系统属于HIS外的业务系统，需要独立的服务器，两者间需要数据接口。静配中心信息系统根据HIS数据完成业务流程。同时静配中心内智能化设备依托静配中心信息系统开展工作。由此可见，静配中心工作流程智能管理主要依托HIS及静配中心信息系统，它们如同静配中心内两条"神经"，贯穿整个工作流程，缺一不可。

由于静配中心在我国起步较晚，前期建立的静配中心大多基于HIS，由HIS按照静配中心工作流程设计开发操作系统，存在功能简单、使用烦琐和效率低下等问题，已不能满足静配中心的正常工作需要。随着信息化技术的快速发展，越来越多的静配中心进行了信息操作系统的升级和优化。静配中心专用信息系统从审方、医嘱处理、调配、核对和分拣等方面实施静配中心的全程信息化管理，实现全过程可查、可追溯及管理考核工作的量化统计，与前期工作相比，工作效率、工作质量及成品输液质量都得到明显提升。

（一）静脉用药调配中心工作流程信息化搭建

工作流程决定静配中心信息系统的基础与构架，如哪些药品可以进，哪些科室可以进，哪些给药途径可以进，肠外营养液和危害药品开临时医嘱能不能进，夜班时临时用药谁来调配，药费、调配费在哪个环节收取等。信息化系统的搭建需要统筹规划，充分与HIS及静配中心信息系统供应商进行沟通。

下面列举在信息化系统搭建过程中需要明确的内容，以供参考：①静配中心服务范围。②进入静配中心医嘱的限制条件。③静配中心是否有单独药房。④病人入院当日用药如何处理。⑤摆药起止时间。⑥批次规则。⑦退药规则。⑧计费规则。⑨库存不足时的处理流程。⑩与移动护理、智能化设备对接的问题。⑪数据接口方式。

（二）静脉用药调配中心工作关键环节智能化管理

1. 智能审方系统

静配中心的审方环节是静配中心工作流程的第一步，智能审方系统对降低不合理处方发生率、促进临床合理用药具有重要意义，是确保病人用药安全的核心环节。

2. 智能摆药系统

经过审核的医嘱由 HIS 自动传输给智能摆药系统，实现了贴签摆药智能化。贴签摆药是指按照输液标签所列药品顺序、性质、用药时间，分批次将药品放置于不同颜色容器内的过程，是静配中心工作流程中的重要环节。由于静配中心的工作量大，传统手工摆药模式效率低、差错率高，已不能满足实际工作需要。近年来出现了自动摆药机、贴签机等智能化设备，大大提高了工作效率，并减少了差错。

3. 智能配液系统

智能配液系统是医院静配中心的核心智能系统。在自动化、智能化快速发展的今天，智能配液系统将更好地体现抽吸精准、调配效率高、实现全程可追溯并与 HIS 紧密结合等优势。现有自动化安瓿瓶、西林瓶配液设备及全智能化配液机器人均能与 HIS 相对接，是现代化医院静脉用药集中调配工作建设中必不可少的一部分。

4. 智能分拣系统

智能分拣系统是提高静配中心工作效率不可或缺的智能系统，它能与静配中心管理系统无缝对接，将成品输液自动分拣至各个病区。它扫描条码后由主机对条码信息进行判断，实现自动按科分拣、自动纠错监控、自动显示分拣成品数量，当分拣容器已满时还可通过语音或屏显提醒工作人员，避免输液袋堆积落地。系统同时自动生成差错报表，个人可随时查看自己发生差错的情况及占总差错的比例，且记录过程只需点击鼠标即可完成，无须人工填写。

总而言之，静配中心信息系统智能化管理是基于物联网实现成品输液的全流程管理，是通过成品输液上的二维码标签来实现的智能化管理。静配中心的智能化管理"物联网技术"利用射频技术和各种扫描设备使成品输液相关信息在 HIS、静配中心、移动护理等系统中进行流转。信息流转发生在静配中心与 HIS、审方系统、各工作环节设备、移动护理单元、统计软件的各节点，需要稳定的接口和严密的逻辑，通过智能化和人工核对相结合、异常数据警示提醒和数据持续监控达到静配中心智能化管理的目的。但是，由于静配中心信息系统和智能化设备的使用尚处于探索阶段，技术不完全成熟，导致使用过程中难免出现各种问题和突发情况。因此，静配中心应针对不同突发情况制订相应的应急预案，以保证工作的正常开展。

二、静脉用药调配中心绩效智能管理

（一）绩效智能管理

传统绩效管理以工作业绩为主，关注事后目标考核，指标和数据可能不全面。而且这些信息只反映过去的业绩，不能实时监控和分析影响业绩的关键因素。同时，大部分医院还停留在人工"算奖金"阶段，浪费人力且有出错风险。

绩效智能管理是运用大数据、信息化手段，实时收集员工各时间段的工作信息，分析影响业绩的关键因素，从而在实际工作流程中找到方法激发员工的工作潜能。整个管理工作流程使用绩效智能管理系统的扩展职能管理、组织绩效管理、个人绩效管理等相关功能模块。绩效智能管理系统成为静配中心进行日常管理、绩效考核、决策分析的工具。智能绩效管理包括下列主要内容。

（1）智能组织管理：整合人员信息管理、岗位编制管理、基础人事管理，实现静配中心人力资源基本框架信息化。

（2）智能绩效评估：运用平衡计分卡思想，通过绩效智能管理系统广泛筛选、提取、挖掘各类绩效指标，自动引用相关统计、考核数据，实现部门绩效评估的自动化、规范化，提升可信度和公信力。

（3）智能部门目标考核：将医院、药学部对静配中心的考核指标进行量化，包括医疗质量、院感工作、科研教学、满意度调查等，能够自动进行阶段性智能化自我评估。

（4）智能个人绩效考核：充分利用 HIS、静配中心系统中现有信息，增加必要的智能考核管理方法和流程，按照分级、分类管理原则，对个人的工作量、工作质量、能力素质进行自动化全面考核，并与绩效工资直接挂钩。

（二）静脉用药调配中心智能化绩效管理构建

HIS 的建立和智能扫描终端的应用，为静配中心开展智能化绩效考核提供了技术支持。智能化绩效考核是指自动对照工作目标或绩效标准，采用科学方法，评定员工的工作目标完成情况、工作职责履行程度和个人发展情况等，并将上述评定结果定期反馈给员工的过程。

公平、公正的智能化绩效考核体系可增加医务人员工作的主动性和敬业精神，提高工作效率。静配中心建立完善的智能化绩效考核体系对于工作的开展尤为重要，是管理者实现智能化管理的重要手段。

三、静脉用药调配中心智能化院感预防与控制

传统静配中心院感防控一直都采用定期开展抽查、检测的模式。数据以人工判断总结上报、人工追踪的方式管理，在实际管理中普遍存在感染情况反映滞后、工作烦琐等情况。随着现代通信技术、计算机网络技术的飞速发展，智能化的概念开始逐渐渗透到各行各业及我们生活的方方面面。院感管理手段也逐渐高效化、智能化。

（一）信息技术在院感管理中的应用

由于院感覆盖面广、内容复杂，需要统计分析大量数据，传统的手工处理不准确且效率低下，已经无法满足院感管理的实际需求。将智能化静配中心院感监测纳入院感统一管理与监控，建立院感自动监测系统，可大幅提高院感管理质量、监控水平和工作效率。环境卫生学及消毒效果监测是院感管理工作的重要内容。

1. 环境卫生学信息化监测模式设计

按照监测工作流程环节实施智能化信息化管理，设置 7 个智能功能模块。监测内容调查是院感部门根据环境卫生要求发布监测任务，内容包括自动监测区域、监测项目和监测频次等。监测工作追踪是静配中心执行界面，接收监测任务，自动提醒执行监测任务，可打印任务条码。监测标准是根据国家规范及要求，设定监测方法及结果判定标准。监测概况模块自动汇总了每月及全年监测结果。院感专职人员使用统计模块统计分析监测结果并指导科学感控。监测材料管理是微生物实验室准备各类材料及管理使用数量的功能模块。检验模块用于微生物实验室扫描条码接收样本和登记签发报告。环境卫生学信息化监测模式见图 7-2-1。

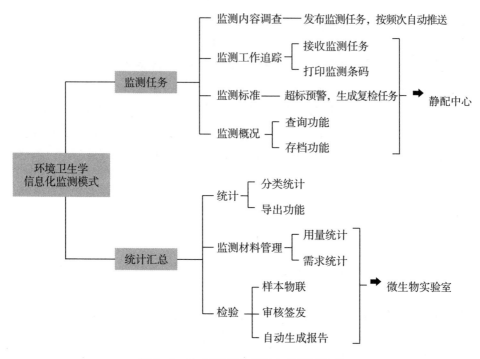

图 7-2-1　环境卫生学信息化监测模式

2. 环境卫生学信息化监测系统应用

（1）自动下达监测任务：医院感染管理部专职人员依据《静脉用药集中调配质量管理规范》和《医院消毒卫生标准》要求，按监测频次定期通过智能管理系统给静配中心下达环境卫生学监测任务，信息系统会自动生成对应条码。

（2）自动接收并执行任务：静配中心质控人员在本科界面可通过智能管理系统自动接收监测任务，打印监测项目条码。微生物实验室同步自动接收任务准备材料，质控人员到微生物实验室领取所需材料，当日进行采样送检。

（3）扫码接收标本：微生物室扫描条码接收科室样本，系统自动生成科室监测内容，包括部门名称、监测时间、监测项目。

（4）签发报告：微生物室样本检测完毕后，将结果录入系统，信息系统自动生成报告，并统计材料用量。

（5）查看报告：静配中心在科室界面可选择监测时间查看报告，直接保存电子版或打印。

（6）结果超标预警：监测结果若不合格，会在感染管理部界面启动红色预警，在科室界面自动生成复检任务。

（7）自动统计数据：院感管理部可以实时查看静配中心环境卫生学信息化

监测系统工作情况，每月将自动生成的数据导出并进行统计分析；微生物实验室通过信息系统可以自动生成监测材料用量统计。

3. 院感智能化管理系统的应用特点和优势

（1）静配中心智能化院感信息化系统为院感管理专职人员提供了科学、先进的网络监测平台，方便管理人员对静配中心环境卫生进行质量监控，从而预防和控制污染情况的发生。

（2）静配中心智能化院感信息化系统根据监测需要智能化安排监测任务，避免与其他临床科室扎堆检测的现象。

（3）静配中心智能化院感信息化系统的自动化功能提高了工作效率，减少了手工填写录入可能产生的错误。

（4）静配中心智能化院感信息化系统的数据查询功能实现了可追溯性，出现差错或遗漏时可查找问题源头。

（5）静配中心智能化院感信息化系统的监测预警机制具有主动反应的特点，与传统的人工上报相比，院感管理部门介入的方式不同，院感预警机制通过数据分析及时锁定院感风险因素，便于管理部门及早采取干预措施。

（6）静配中心智能化院感信息化系统管理实现了院感监测方式的转变，从抽查检测转向全面综合性监测，从过去的回顾性调查转向前瞻性监控，提高了院感管理的水平。

（二）静配中心智能化院感物联网技术的应用

1. 静配中心智能化院感物联网的架构体系

静配中心智能化院感物联网的架构体系由静配中心的物联层、适配层、数据层、应用层四部分组成（如图7-2-2）。

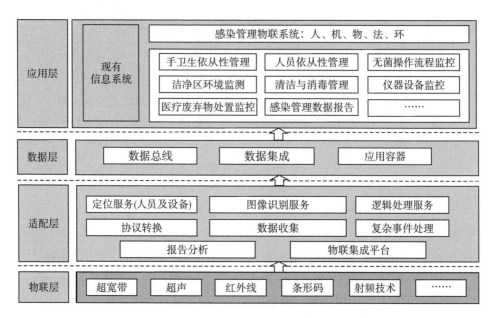

图7-2-2 静配中心智能化院感物联网的架构体系

物联层：主要是设备层和协议层，包含面向不同场景的传感器、基站、条形码等设备，以及这些设备与设备之间、设备与上层系统之间的通信协议。

适配层：以物联层的设备功能为基础，识别物体，采集信息，实现特征功能服务，如实时定位服务、图像模型识别服务、逻辑处理服务，成为支撑上层应用的物联集成平台。

数据层：汇总由各设备、人员生成的数据，通过数据总线技术进行有效的处理和传输，最终供应用层使用，如定位流数据、设备状态数据等。

应用层：系统应用终端，可实现院内感染监测与控制的可视化展示等，结合院感管理的相关业务特征，可划分为多个子系统，如手卫生依从性管理系统、人员依从性管理系统等。

2. 静配中心智能化院感物联网在院感管理中的应用

在物联网技术的基础上构建一种智能化、可视化的院感监测、预防与控制体系，智能地对人和物进行监控和管理，实现对每个细节的全方位监督管理。

（1）相关子系统简介。

①手卫生依从性物联网管理系统。

管理目标：有效监督医护人员手卫生执行情况，能提醒和引导未执行手卫生的医护人员进行正确手卫生消毒操作，对手卫生依从性进行统计，分析手卫生与感染管理关键指标关系等。

关键技术：高精度室内定位技术、姿态传感器技术等。

主要设备：声光提醒功能胸牌、出液识别器（自动出液器识别器、手动出液器识别器等）、区域识别器（非洁净控制区识别器、洁净区识别器等）、出入口识别器、无线访问节点及后台管理系统。

②人员依从性物联网管理系统。

管理目标：监督工作人员在岗出勤情况，以及调配人员洁净服、口罩、手套等防护用品的穿戴等。

关键技术：搭配标签识别的图像模型识别、多区域管理的室内定位技术、人员依从性管理规则库等。

主要设备：带人物特征模型提取的高清摄像头、带人员识别的高精度定位标签、短距离触发的定位基站与摄像头、人员依从性规则解析服务器等。

③清洁消毒物联网管理系统（含追溯系统）。

管理目标：清洁、消毒全流程追溯和管理，操作人员防护措施管理，以及消毒剂浓度监测、更换时间记录等。

关键技术：个性化定制流程编码技术、图像模型识别技术、识别设备和人员的超高频射频识别技术、UWB定位及智能区域划分技术等。

主要设备：高频无线电波识别器、超高频射频识别设备、安置于房间进出口的区域识别装置、室内定位系统、条形码识别器等。

④感染管理监测数据报告系统。

管理目标：感染管理监测数据通报、监测数据变化提醒、数值超标预警等。

关键技术：数据存储和分析处理服务器、现场模拟技术、预警技术和可视化展示等。

（2）物联网技术发展的局限性。

建设使用成本：目前，物联网的建设成本还比较高。其中的主要费用在于硬件购买和维护、软件开发，以及后期的数据分析、存储和维护，这使得物联网很难形成大规模的应用。

安全和个人隐私保护问题：物联网在其早期发展中已暴露出隐私和数据泄露方面的隐患，主要是数据采集、传输和处理等过程中的秘密信息泄露。传输路径上的转载点越多，数据被窃取或受攻击的概率就越大。物联网的安全问题在很大程度上制约着物联网的进一步发展。此外，院感管理物联网大部分子系统会使工作人员处于被实时监控的状态，这样就难以避免侵犯个人隐私。

技术难点：射频识别技术频率标准不统一、标签识别准确率不够、物联网与医院其他系统不兼容等问题。

信息和资源共享的问题：医院内部的数据、信息交流存在瓶颈，"网络通而数据不通"的现象普遍。院感管理物联网需要打破各科室信息独立管理的限制，如何实现科室之间乃至全院的互联互通、资源共享，这是亟待解决的问题。

尽管目前院感管理物联网的发展和应用存在着诸多问题和难点，但作为一项新兴的技术，物联网技术在院感管理工作的应用颠覆了传统的工作模式，真正实现了院感智能化、一体化管理，极大地提高了院感的科学化、规范化、标准化管理质量与监控水平。

3. 应用实例

某医院开发并顺利运行了智能环境在线监测调控系统。该系统依托于静配中心智能运营服务平台，主要负责数据采集和设备控制，实现了对静配中心洁净区压差及温湿度的 24 小时实时监控、预警与远程调节。

（1）静配中心智能环境在线监测调控系统总体设计。

静配中心智能环境在线监测调控系统是一套多点式实时监控系统，能够实时并且动态监测各个相邻工作区域的环境安全指标，通过数据的实时传输控制洁净区域的回排风量、温湿度及操作台的相关参数，在线对洁净区的压差、温湿度等安全数据进行调节。该监测系统主要由现场监测装置（物联层、适配层）和智能终端管理系统含机柜（应用层）组成，无线远程通讯装置负责网络传输（数据层）。现场监测装置主要包括高精度空气压差传感器、温湿度传感器、超净工作台运行参数监控装置。通过可编程序的逻辑控制器（Programmable Logic Controller，PLC）实现应用系统智能化控制。同时，重要数据上传至云服务平台管理，以实现 24 小时动态实时监测压差、温湿度及操作台运行参数。该系统具有控制、报警、数据分析、查询、曲线分析、自动调节、权限管理等功能。

（2）静配中心云平台应用技术。

静配中心云平台应用技术为远程监测和在线调控的实现提供了技术支撑。静配中心智能管理终端将现场测得的数据经分析处理后上传至云平台，静配中心管理人员和系统维护工程师可通过静配中心智能云平台提供的服务，在移动终端实现数据的实时监控及智能调控等操作。

（3）静配中心智能运营平台的硬件。

静配中心智能运营平台的硬件包括电子压差表、定量风阀、电动调节阀、温湿度计及操作台等。借助回馈控制系统与回风电动调节阀、空调系统进行数据互动来实现压差、温湿度及操作台的调控，始终保证房间送风风量恒定，并远程智能控制电动调节阀的开关，从而维持压差的稳定。

第三节　静脉用药调配中心审方系统

2018 年 7 月 10 日，国家卫健委印发《医疗机构处方审核规范》，该规范中明确规定，所有处方均应经审核通过后方可进入划价收费和调配环节；药师是处方审核工作的第一责任人，应当按照"四查十对"制度对处方各项内容进行逐一审核；医疗机构可以通过相关信息系统辅助药师开展处方审核，对信息系统筛选出的不合理处方及信息系统不能审核的部分，应当由药师进行人工审核。

静脉用药集中调配是医院药品调剂工作的重要组成部分，而审方又是静配中心工作流程的第一步，对减少不合理处方、促进临床合理用药具有重要意义。医院医嘱数量大，审方工作效率要求高，HIS 无法满足目前的审方需求，因此有必要利用信息化手段来协助药师审方。

一、审方模式及流程

（一）系统后台干预模式

此模式中审方系统内嵌于 HIS，根据设定的审方规则实时对医嘱进行警示或拦截，临床药师或静配审方药师在规定时间点对医嘱进行复查，定期点评医嘱。此模式属于事后审方，不能及时对医嘱进行干预，点评不合格率高。

（二）人机结合模式

人机结合模式为多数医院采取的审方模式。审方采用计算机合理用药系统初步审核与药师人工审核结合的模式。医嘱审核模式包括事前干预、调配过程干预和医嘱点评三部分，而事前干预包含系统警示干预和人工审核干预两部分。当发现问题时，审方系统会对存在问题的医嘱用颜色进行标识。而药师则根据自动审方系统的提示再次确认问题医嘱，进一步判断是否予以拦截。通过智能审方系统可明显缩短审核时间，并且可以实现实时监控，对不合理医嘱进行实时干预，能够有效增强审方药师与医师的业务能力及合理用药意识，进而最大限度地控制不合理医嘱的出现。

审方工作开展前应先统计分析临床科室的医嘱开具习惯。以病区为单位，通过合理用药系统收集一定时间段内的不合理医嘱，重点审查适应证、用法用量的正确性、溶媒品种及剂量的选择、给药途径的合理性，以及是否有配伍禁忌等，记录、整理常见不合理医嘱问题。在病区开展静脉用药集中调配前，将这些信息作为与临床科室沟通的一部分，当意见达成一致后再开展调配工作，可有效地减少与病区之间交流的障碍。

系统警示干预是指医师在医师工作站开具医嘱后，医嘱内容传入合理用药系统进行系统审核，如果医师开具的医嘱与系统规则相符则会自动通过，如果医师开具的医嘱与系统中设置的用药规则相矛盾，系统则会出现不同颜色的警示灯加以警示。不合理医嘱会强制退回医师工作端，自动弹出对话框提示此医嘱存在的问题，提醒医师修改或者直接拦截。

人工审核是指医嘱经系统审核后，系统判定医嘱存在问题，但是医师未及时关注的医嘱或者未修改的医嘱会传到审方中心，药师则需要利用自身掌握的专业知识并参考病人具体信息（如病人现病史、用药史、疾病诊断、年龄、身高、体重、实验室检查等）判定该医嘱的合理性，如果合理则给予通过，进入静配中心进行调配。如果药师认定此医嘱存在用药安全隐患则退回医嘱并告知医师存在的问题，医师需要对此医嘱进行修改后再发送至静配中心。若医师认为医嘱无误，则双签名后直接进入备药环节（如图 7-3-1）。

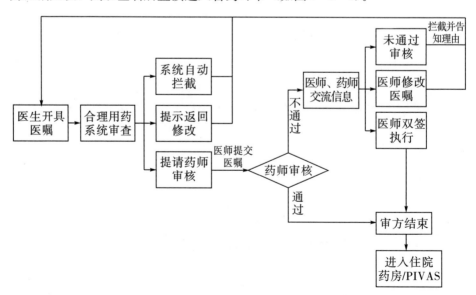

图 7-3-1 人机结合模式审方流程

二、审方规则的制订

(一) 审方团队的建立

审方规则的制订是集体智慧的结晶，每一条审方规则都需要经过历史数据分析、证据检索、集体讨论、流程审批才能生效。审方团队由项目负责人、审方药师、规则维护药师、基础信息维护药师、系统管理员构成，均由药学专业技术人员组成，各成员职责如下。

项目负责人：负责处方审核项目实施的总体管控与协调、项目的验收和运行监管，以及拟修改规则的审批。

审方药师：负责处方和医嘱的审核工作，收集处方和医嘱审核过程中存在的问题并及时提出审核规则修改建议。

规则维护药师：负责系统审方规则的启停及修订维护工作。

基础信息维护药师：负责 HIS 与处方审核系统的药品对码、药品说明书的对照及与审核规则相关的药品属性维护工作。

系统管理员：负责系统日常运营和使用权限的维护，收集非审核规则方面的问题，定期向项目负责人汇报，提出处理建议。

审方团队定期召开例会，承担审核、修订审方规则，组织审方规则培训，临床科室宣教等工作，审方规则审批流程见图 7-3-2。

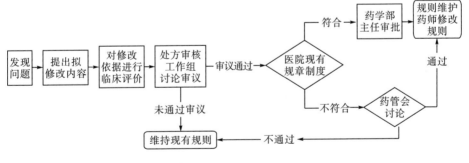

图 7-3-2　审方规则审批流程

(二) 审方规则维护管理

1. 审方规则维护管理的主要任务

(1) 根据国家法律法规及医院的各项管理制度调整审核规则。

（2）关闭审方软件内不适宜医院日常医疗活动的内置审核规则。

（3）根据医院的相关规定自定义管理审核规则。

（4）根据最新版说明书、指南、药物警戒信息等，及时调整审核规则。

2. 审核规则维护的工作机制

（1）审核规则修改的提出。

假阳性问题：审核结果错误的内置规则。

假阴性问题：处方审核、点评、药学监护中发现的问题，但系统缺失相关的审核规则。

临床科室认为不适用于日常医疗工作的审核规则并提供相关循证依据。

以上情形，可由审方药师、临床药师或临床医师提出修改审核规则的申请，填写审核规则修改申请表，见表7-3-1。

表7-3-1　处方审核规则修改记录表

拟修改审核规则	问题类型	□适应证　□多日用量　□剂量范围　□给药途径 □重复用药　□不良反应　□药物禁忌证　□妊娠用药 □儿童用药　□越权用药　□配伍浓度　□哺乳用药 □性别用药　□其他_____
	涉及药物及问题内容	
	修改前状态	□拦截　□警示（警示级别：□禁用 □不推荐 □慎用 □关注） □可用 生效范围：□通用　□部分科室_____
	修改内容	
	修改后状态	□拦截　□警示（警示级别：□禁用 □不推荐 □慎用 □关注） □仅弹出提示框，不经过药师审核 □可用 生效范围：□ 通用　　□ 部分科室_____
	提出人	提出时间
临床评价	依据类型	□说明书　□法律法规　□规范性文件　□指南　□临床路径 □专家共识　□权威专著　□专业数据库　□其他
	依据名称	
	依据原文	
	集体讨论	（讨论意见）　　　　（讨论人签名）
处方审核工作组讨论决议		年　　月　　日

药学部主任审批				年　　月　　日	
修改人		复核人		修改时间	

（2）审核规则修改依据的临床评价。

临床药师查阅法律法规，依据循证医学证据，对拟修改的审核规则进行临床评价，临床药学室集体讨论通过后，将临床评价意见提交处方审核工作组。

（3）审核规则的讨论。

由处方审核工作组对拟修改审核规则的临床评价意见进行讨论。符合医院现有规章制度的，经过处方审核工作组讨论通过，药学部主任审批后执行审核规则修改。暂无规则的，提交医院药管会讨论通过后，执行审核规则修改。

（4）审核规则修改。

规则维护药师每次修改审核规则时应做好相关记录，并附处方审核工作组或药管会决议；在正常工作范围内完成信息维护，保管好登录系统密码，确保个人账户及医院信息安全。

（三）审核依据及内容

1. 审核依据

处方审核依据包括基于临床的循证三级证据：临床用药法规级证据、临床用药指南级证据和临床用药辞书级证据。法规级证据包括《中华人民共和国药品管理法》《中华人民共和国药典》《医疗机构药事管理规定》《处方管理办法》《国家基本药物目录》《医院处方点评管理规范》《国家基本医疗/工伤/生育保险药品目录》等。指南级证据包括《中国国家处方集》《药物临床应用指导原则》《临床诊疗指南》《临床路径治疗药物释义》等。辞书级证据包括《马丁代尔药物大典》《药物临床信息参考》等。

（1）合法性：依据《中华人民共和国药品管理法》《处方管理办法》《医疗机构麻醉药品、第一类精神药品管理规定》《医疗用毒性药品管理办法》《抗菌药物管理办法》《中成药临床应用指导原则》《中药注射剂临床使用基本原则》《医院中药饮片管理规范》等法律法规和规范性文件。

（2）规范性：药品名称、剂量、规格、用法、用量等的开具是否规范，普通药品处方量及处方有效期等依据药品说明书、《处方管理办法》。抗菌药物、麻醉药品、精神药品、医疗用毒性药品、易制毒化学品等的使用符合相关管理规定。

（3）适宜性：说明书适应证过于宽泛或模糊的，依据中华医学会的临床诊疗指南等指南级证据。非说明书适应证，依据超出说明书用药管理相关规定。

2. 审核内容

根据《处方管理办法》《医疗机构处方审核规范》《静脉用药调配中心建设与管理指南（试行）》等要求，审核内容主要包括以下方面。

（1）形式审查：处方或用药医嘱内容应当符合《处方管理办法》《病例书写基本规范》的有关规定，书写正确、完整、清晰，无遗漏信息。

（2）分析鉴别临床诊断与所选用药品的相符性。

（3）确认遴选药品品种、规格、给药途径、用法用量的正确性与适宜性，防止重复给药。

（4）确认静脉药物配伍的适宜性，分析药物的相容性与稳定性。

（5）确认选用溶媒的适宜性。

（6）确认静脉用药与包装材料的适宜性。

（7）确认药物皮试结果和药物严重或者特殊不良反应等重要信息。

（8）需与医师进一步核实的任何疑点或未确定的内容。

3. 批次规则设置

批次排定工作往往与审方工作相衔接。智能批次排定规则应得到系统的支持，可在系统中预先设置并自动排定，降低工作强度，减少差错发生率。批次规则设定原则需要考虑的内容如下。

（1）医嘱执行时间。

（2）药品药理作用。

（3）单批次液体量。

（4）给药频次。

（5）批次配送间隔时间。

（6）特定品种、特定类别药品固定批次或固定打包。

（7）科室其他需求。

静配中心信息系统可以自动拆分批次，仅需将药品属性、科室用药习惯、批次药品的输液量等信息维护到系统中，选择智能拆分批次即可，仅需对个别医嘱进行调整，大大提高了工作效率。

（四）审核规则系统维护案例

案例一：

多烯磷脂酰胆碱注射液说明书规定："严禁用电解质溶液（生理氯化钠溶液、林格液等）稀释，若要调配静脉输液，只能用不含电解质的葡萄糖溶液稀释!"此规则维护为"是非"逻辑，采用"拦截"不允许保存医嘱的模式。涉及溶媒选择审核规则可参考图 7-3-3 进行设置。

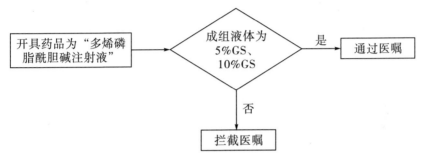

图 7-3-3　多烯磷脂酰胆碱注射液溶媒选择审核规则

注：5%GS、10%GS 为 5%、10% 葡萄糖溶液。

案例二：

注射用阿昔洛韦审方要点包括给药频次、溶媒选择、调配浓度、配伍禁忌等，根据药品说明书进行了以下设置（如图 7-3-4）。由于软件功能限制，能够判断的给予"拦截"，不能准确判断的在医师开具界面给予"警示弹框"。

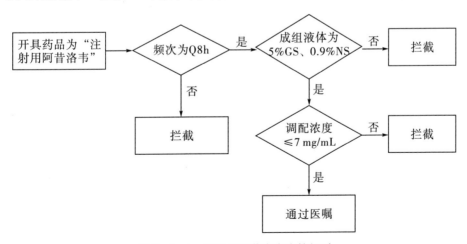

图 7-3-4　注射用阿昔洛韦审核规则

注：Q8h 为每 8 小时一次；5%GS 为 5% 葡萄糖溶液，0.9%NS 为 0.9% 氯化钠溶液。

三、医嘱审核难点及对策

(一) 超说明书用药

超说明书用药是指药品使用的适应证、剂量或给药方法不在药品监督管理部门批准的说明书之内的用法。

2021 年 8 月《中华人民共和国医师法》修订,对超说明书用药有了明确规定:"在尚无有效或者更好治疗手段等特殊情况下,医师取得病人明确知情同意后,可以采用药品说明书中未明确但具有循证医学证据的药品用法实施治疗。医疗机构应当建立管理制度,对医师处方、用药医嘱的适宜性进行审核,严格规范医师用药行为。"因此应在医院范围内建立院内超说明书用药数据库,实行审批备案制度,医嘱审方时严格按照数据库内容执行。

(二) 基础数据缺失

审方软件功能是通过 HIS 基础数据库内容来进行计算、判断并实现的,HIS 基础数据库内容不全或字段缺失将导致系统审方不准确或不能进行。针对这种情况,可以采取分类分药品的方式,对个体化用药程度高、使用风险大的药品设置为人工审核,待条件允许后再进行审方规则设置。

(三) 医嘱审核时效性

医嘱前置审核属于时效性很强的工作,有时会遇到需要进行沟通却找不到当事医师的情况。可以采取建立医药护企业微信群、设置审方专线、确定临床医嘱联系人、超过规定时间联系带组医师的方式,使问题医嘱及时得到解决。

(四) 全医嘱审核

医嘱审核不仅指审核静配中心调配的药品,还包含审核未在静配中心调配的口服药品和非口服药品、病人自带药品、外购药品、入院前已服用的药品。这些需要大量信息录入及判断,真正做到全医嘱审核是一个巨大的挑战。

四、智慧审方的发展方向

将静配中心的自动审方系统与全院医疗数据进行连接,药师在审方过程中可以随时获取病人的既往病历信息、用药信息、不良反应信息及实时更新的检查检验结果等相应内容，这可以使药师在审核病人静脉用药医嘱正确性、安全性的基础上更加着眼于判断评价病人用药的合理性及个体化给药，实现药师从原来的单纯药品供应到"以病人为中心"的全面药学服务的职能转变，保障病人用药的安全、有效、适宜、合理。

第四节　静脉用药调配中心智慧化管理的难点

建设智能、高效、安全的智慧静配中心，需要实现"人""物"的全面物联接入支持。传感设备和接入设备的多样化是当前及以后智慧静配中心发展中的最主要特点。如何高效、便捷地连接物联网中的感知层设备，如何将不同种类的传感数据更加有效地融合并计算出更准确的数据，使得底层采集的数据能够最大限度地满足管理应用的需求显得尤为重要。除了这些技术瓶颈，在静配中心智慧化管理建设中还有不少需要面对的问题和难点。

一、静脉用药调配中心智慧化管理成本压力

智慧化管理模式虽然能够有效降低静配中心人力成本，提高运营效率，但是在传统管理模式向智慧化管理模式转变的过程中，医院需要投入相当量的资金来建设互联网相关平台，购入大量智能化设备及相关技术的应用软件，而这些软件和硬件成本较高，同时也要投入不少人力资源，这就给静配中心带来了资金等方面的压力。

二、静脉用药调配中心人力资源管理挑战

随着社会的发展，智能化水平不断提升，以往那些简单的重复性机械劳动将会逐步由自动化设备取代。这就对静配中心员工的水平提出了更高要求，相应的部门管理人员也需要更高的水平，尤其是智慧化时代，静配中心管理者需要掌握信息技术相关应用，同时也需要对具有良好信息技术操作水平及其他专业素养的人才进行管理。人力资源管理是一个动态过程，如何建立一个有效的静配中心人才培养机制，是静配中心管理模式转型中需要解决的问题。

三、静脉用药调配中心管理理念的重塑

管理模式由传统静配中心管理模式向智慧化静配中心管理模式转变的过程中，除了资金问题，最重要的一环是如何在静配中心内部建立起新的管理理念，只有员工普遍认识到智慧化管理对静配中心和药学发展的重要性，才能更好地实施智慧化管理流程。现在员工大都已经形成了传统的思维模式，如何转变他们的思维，让他们接受智慧化管理模式，是管理模式创新中的难点，这需要部门管理者在确定智慧化发展模式之后，努力在部门内部组织学习与宣传，逐步实现思维模式的转变。

四、静脉用药调配中心技术人才的缺乏

缺乏与静配中心智能系统相关的专业物联网技术人才，特别是高层次的研究型技术人才。静配中心智能系统涉及对 5G 研究与应用技术、ZigBee 技术的深层次研究与应用技术、云服务和大数据的研究和应用技术、物联网的硬件制造技术和软件开发技术等的研究与应用。这些技术如何与静配中心智能系统无缝对接，真正做到静配中心"万物互联"还需要很长一段时间。

五、智慧化管理改造和实施中的技术难点

（一）传感设施的多样性问题

静配中心智慧化管理传感设施涉及多种类型的物联网设备和应用系统供应商，由于缺乏相关技术标准，不同厂家产品的通信协议、技术指标和功能存在较大差异。

（二）静脉用药调配中心智慧化管理中海量传感数据的融合处理问题

静配中心智慧化管理需要通过智能化融合技术提高传感数据的有效性、准确性，然后通过应用平台实现不同系统相互之间的连接，从而实现设备、数据、资源的共享共用及应用系统之间的互联互通。而当前物联网环境中传感数据面临的主要问题是接入节点众多、连接管理复杂、数据量大、数据共享需求

强烈等。

（三）静脉用药调配中心智慧化管理中的算法开发问题

静配中心智慧管理需要基于数据挖掘而实现自主决策、自主管理、自主学习。从数据源采集、数据呈现、数据分析到自行诊断、自动反馈、自动调整控制，都离不开算法的开发。而算法的开发是一个跨界和多学科交叉的工作，既要有对静配中心管理的深入理解，又要有 IT 的技术思维，因此算法的开发也是静配中心智慧管理实施的一大难点。

物联网技术是静配中心智慧化管理的重要技术支撑，虽然有一定的发展前景，但是依然面临着很多问题和挑战，需要各方面不断努力和完善，才能更好地发挥物联网技术在静配中心智慧管理建设方面的作用。

第八章　智慧化院感管理在静脉用药
调配中心的运用

第一节　院感管理在静脉用药调配中心的地位和模式

当前，静脉输液几乎是临床应用最广泛的给药途径，80％以上的住院病人均需要接受静脉输液治疗，若输液药物调配不严格按标准执行，环境和人员管理混乱，则极易造成静脉用药质量不合格，甚至引起输液的不良反应和院内感染。因此，加强静配中心院感的控制，降低因静脉用药调配不当导致的院内感染，不仅是确保临床治疗效果的根本，而且是确保安全输液、有效控制院感的重要环节。

一、院感管理在静脉用药调配中心的地位

院感管理是当今医院管理中的一项重大课题，尤其是当前静配中心的职业暴露问题日益突出，不仅严重影响静脉用药质量，增加调配人员的职业暴露风险，而且其医疗废物也已成为突出的公共卫生问题，引起各级卫生行政部门、医院管理者及广大医务人员的高度重视。随着医院信息化发展，将信息技术与院感管理工作相结合，已成为院感管理的必然趋势。

如果说医院的医护工作是一场与病魔的战斗，检验科和病理科是瞄准镜，放射科是夜视镜，手术是利刃，那么静配中心的无菌输液供应就是先行的粮草和弹药库。也有专家讲，静配中心就像是豪华酒店的后厨，担负着全院静脉用药调配、分类、包装、配送、监测等工作。

静配中心是医院的重要科室之一，可提高临床上静脉用药的安全性，可促进临床治疗效果显著提高，但相关文献报道，静配中心发生院感事件的概率较

高。为保证临床输液治疗更合理、更安全、更有效，需不断加强院感管理。

合格的成品输液和院感监测对于防控院内感染、保障病人用药安全、提高医疗质量具有重要意义。因此从"人、机、料、法、环、测"六要素对院感管理质量进行挖掘，使院感专职人员了解静配中心感染风险，尽早干预，降低感染事件的发生。

二、静脉用药调配中心院感管理的内容

目前，医院静配中心的院感管理主要根据《静脉用药集中调配质量管理规范》和《静脉用药调配中心建设和管理指南（试行）》，通过从手卫生、无菌操作、消毒隔离、环境管理等感染控制方面对静配中心进行管理，依靠院感人员现场采集数据、手卫生依从性考核、职业防护培训等进行监测，存在漏报、错报、误报等问题。专职人员采取人盯人战术，效率较低，常常是出现危急情况后才采取应对措施，属于回顾性监测，很难提早发现问题并予以事前防范和预警。而采用数据集成的方式，基于静配中心临床数据中心（Clinical Data Resposiry，CDR）集成静配中心各职业暴露和院感风险点位的实时数据，搭建院感信息平台，可以实现高危感染信息的集中展现，为院感监测和管理提供支撑，确保院感和职业暴露数据统计上报的及时性和准确性。

第二节　智慧化院感管理在静脉用药调配中心的运用

一、门禁系统是静脉用药调配中心院感防控的第一道关口

静配中心院感防控的第一道关口就是门禁，这道安全屏障成为日常管理工作的重中之重。在信息化水平快速提高的当下，静配中心传统的出入管理模式已经不能满足医院员工、财物的安全需要，因此采用升级全新的智能门禁出入管理模式，建立信息化智慧医院出入管理系统迫在眉睫。

静配中心要求输液在洁净环境下调配，降低微粒和微生物对调配过程的影响，提高输液的安全性。洁净室中污染物主要有微粒污染和微生物污染。微粒污染主要由人员和设备产生，人员引起的污染占35%，生产工具和设备引起的污染占25%。在智慧化院感管理下，洁净室系统执行严格的准入控制管理，

如在各个门禁点对医护人员设置不同的准入条件，给予准予通过或使用的条件设置。

（一）分级授权，限时进出

静配中心需要设立按等级、时间及地点区分的出入管理机制，设定只有已授权的医务人员才可进入的区域，并设定出入时间，在规定时间内获得授权的医务人员可进入特定的区域工作。对于需临时出入的工作人员亦可开通在规定时间内出入的权限，这在一定程度上杜绝了非授权人员随意出入带来的安全隐患，保障静配区域的正常运营和院感防控。智慧门禁系统在药师出入各个门禁的过程中进行信息记录，做到整个流程信息的追踪管理。

针对临时人员，如进修生、研究生、实习生，需获取人员科室、姓名、性别等基础信息，在系统中初始化人员身份等状态信息。系统对临时人员能够发放临时卡，利用系统建立的管理员专用卡进行智能终端的高级别操作维护。

针对访客或者病房转运人员，可视化门禁系统可通过设备让调配室门内外人员进行可视化沟通，从而实现信息交互。

（二）满足长期发展需求，适用医院未来扩展

目前绝大多数医院的门禁系统都是传统的磁卡，而非接触式感应卡的特点是无源、免接触、免操作、使用寿命长。置入工作牌而呈现出一卡通的形式，数据交换不受除金属外的介质的影响，使用方便。一般情况下防水、防尘、防静电干扰，适应各种恶劣环境。第二代产品的感应距离更远，可达5～15 cm，安全可靠、误读或不读卡的概率几乎为零。

目前智慧化门禁系统与医院人力资源系统、排班系统关联，根据权限放行，且可以实行考勤。第一代门禁系统的刷卡可能逐渐被人脸识别所取代，但人脸识别随着新冠肺炎疫情口罩防护的需要，面临识别困难的情况，从而出现指纹识别、虹膜识别等智慧门禁手段，对进入静配中心相关人员实施可控管理。

二、智能防护服和鞋帽是静脉用药调配中心院感防控的铠甲

用于保护医护人员避免接触感染性因子的各种屏障用品，包括手套、护目镜、防护面罩、防水围裙、隔离衣、防护服、防护拖鞋、鞋套等，是静配中心职业防护的铠甲。智慧化院感管理的重点，就是实现静配人员穿戴防护用品的

智能化管理。

（一）智能防护装备发放柜

智能防护服发放柜可实现自主、自动、智能发鞋衣，且根据工作人员是否进入调配室而发放不同级别的防护服，防止过度使用或者防护级别不够，防护服的发放数据还可以进行实时统计；可以显示数量不足预警提示，并传输至消毒供应中心；根据调配药师信息，绑定本人，联动医院消毒供应中心仓管进行追溯。

智能防护服发放柜还能发布药事管理系统、排班系统，防止非工作授权的使用，如遇加班则需上级主管批准开柜；系统自动记录调配人员身份信息，将开关柜门时间生成报表；支持不间断电源，具有自动恢复、杀菌、柜门开关状态自动检测、语音操作提示等功能；也可以进行成本管控。

（二）穿脱隔离服行为辨识系统

进入静配中心穿脱隔离服的环节，以前都是院感人员对医务人员进行培训，而新的 AI 技术可提供人工智能视频分析技术，也可以与院感人员的手机绑定视频监控系统，利用人工智能视频行为识别方法和语音识别技术，只需普通电脑搭载外置摄像头即可组建穿脱隔离服行为辨识系统，实现实时指导医务人员规范穿脱防护服。对于穿脱隔离服不合格的行为会有语音提示，并禁止操作门禁出入洁净区。

（三）智能鞋套机

传统的手穿鞋套方式不符合相关的院感要求，于是第一代自动鞋套机产生了。放置在鞋套机箱体结构内成叠的鞋套通过下部的脚踩电器开关控制分布在鞋套机内角落的四个磁力线圈，形成电磁力驱动四个立柱杆位移收缩使鞋套上四个周边套环以极高的同步率实施包套整鞋的最终动作。

但院感人员发现，每个人的脚码不一样，且踩踏鞋套机的力度不一，经常出现穿鞋套的部位不一、鞋套穿戴高度不等的情况，导致鞋套不能完全封闭整个鞋体。而随后研发的第二代智能鞋套机则可以根据使用者的脚码实行薄膜自动覆盖，且自动感温对覆膜进行塑封，完全包裹使用者的裤腿和鞋面，达到完全密封状态。

三、手卫生是静脉用药调配中心院感防控的必备环节

控制院内感染最简单、最有效、最经济的方式就是手卫生，严格执行手卫生制度，由专人负责检查、督导、培训，认真执行七步洗手法。手接触是医疗实践过程中病菌传播的主要途径，保持手的卫生是避免病菌传播和预防医源性感染最重要的措施。

目前的图像辨识系统采用高精度 3D 手势关键点检测技术，精准判别静配中心人员洗手的步骤和时间是否正确，同时与设置的标准进行比对，再结合面孔识别技术，准确给出静配中心操作人员的手卫生依从性和正确率，并通过语音系统对正确率低于 90％的静配中心人员进行重新洗手的提示。当然 AI 技术还有自主学习的功能，其洗手正确率的算法还可以不断修正，可以看到算法能够分清左右手，如果某个动作只洗了一只手，算法会立即提醒，保证洗手动作的标准、正确和完整。

智能手卫生管理系统是一种在洗手时智能提醒和引导未执行手卫生的医护人员进行正确手卫生操作的物联网管理系统，系统由胸牌、出液识别器（自动出液器识别器、手动出液器识别器等）、区域识别器（床区域识别器、污染区识别器、洁净区识别器等）、出入口识别器、无线访问节点及后台管理系统组成，针对医务人员手卫生行为进行追踪记录。作为智能物联网管理系统，其主要通过室内定位技术、行为识别技术、无线通信技术等实现。

智慧院感实时监控系统添加手卫生物联网管理模块，通过物联网设备智能检测每个医护人员的洗手情况，也包括静配药师的操作，每个操作区门口都有门口识别器，每个平台都有点位识别器，每个静配人员都佩戴智能胸牌，当静配人员进出调配室、脱包室、清洁间及靠近操作台面后，智能胸牌都会发出提示，提醒药师进行洗手操作。此外，管理人员从系统中都能实时监控每个调配人员的工作情况和洗手情况。手卫生物联网管理将洗手情况纳入智能化管理，可以大大提升医院对手卫生的管理水平。

四、人流和物流系统管理是静脉用药调配中心院感防控的基石

随着医院自动化、信息化和智能化建设的程度越来越高，传统的"人力＋转运箱和推车＋电梯"的运输模式正在被先进的自动化物流传输系统所取代。

通过对医院物流体系的改造和物流信息系统的建设，形成安全、高效、规

范的医院物流管理体系。智慧物流系统在近年来的大型医院建设中开始流行。

物流包含很多方面，如运输、仓储、包装、装卸、配送、回收等环节，以及相关的物流信息化。静配中心所涉及的医院自动化物流系统主要是医院的院内配送，也就是供应、管理、配送（Supply，Processing，Distribution，SPD）流程。一般的静配中心要求只有经过专门培训和批准的人员方可进入洁净区，且要求医务人员消毒双手，穿戴好防护用品，在穿戴整齐后经智慧门禁系统检测进入缓冲区，最后进入洁净区，在进入调配室后，需尽量一次完成调配工作，保证洁净室内相对封闭的状态，避免不必要的走动。静配中心的传统院感防护通过洁、污分开窗口及运送工作人员的自我防护（手卫生—戴口罩—工作服—工作帽—戴橡胶手套）来实现，不仅流程烦琐，而且对隔离服的浪费极大。传统的人工运输物资方式是目前医院的主流，静配中心都有数量不等的运送人力，他们主要承担运送静配原材料药品和成品等最为基础的工作。抛开流动性大、更换率高等工勤行业的普遍现状，单就运送方面，其工作模式也存在很大问题，如易发生运输成品输液错拿、错送等失误事件。相比之下，智慧物流系统具有明显的优势。

箱式物流传输系统：通过在院内搭建独立的传输通道实现物资在任意部门之间的自动化传输。医用智能箱式中型物流系统将工人运送药品至各个病区更改为通过"物流轨道"传送至服务的病区。通过物流轨道将成品输液传递至病区只要 2 分钟左右，可以将配好的成品输液以最快的速度送至指定的临床科室，大大节省了送药时间，提升了工作效率。系统由垂直提升机、水平传输线、智能收发工作站、物流专业软件、接驳车（可选）及消防装置组成。以传输箱为载体，全自动完成医疗物品快速平稳发送与接收。系统传输范围涵盖医院 95％以上的医用物品，颠覆传统的运输方式，同时弥补了其他院内小型物流传输能力不足的问题，开创了医院多元智慧物流的新模式。

物流配送机器人：由于很多医院在修建之初并未规划相应的物流轨道，建筑层高也不够，箱式物流再建不现实，因此可以考虑配送机器人。静配中心每天的配送任务繁重，而且输液袋体积和重量相对较大，无法使用气动运输，轨道小车载重最大约 15 kg，而且施工难度和成本高，因此一些老式建筑的医院比较适合使用机器人配送。目前设计的智能配送机器人单次最大运载量可以达到 300 kg，比人工配送效率高很多，而且可以 24 小时不间断工作。作为人工智能在药品保障领域的应用雏形，医院物流机器人目前在全美超过 150 家医院、全球超过 200 家医院均有使用，主要用来运输药品等各类医用物资。从医院管理角度来说，其极大地提升了医院物流运输的效率，让医护人员从繁杂的低附加值劳动中获得解放；从病人角度来说，结构坚固、防护安全的机器人避免了运输过程中物资的损坏及被盗取等意外的发生；从院感角度来说，减少了与抗肿瘤药物密接者的职业暴露风险和暴露于外界空气中的污染风险。

医院几种物流方式的比较如表 8-2-1 所示。

表 8-2-1　医院几种物流方式的比较

类型 特点	气动物流	轨道小车	中型箱式物流	无人搬运车
传输速度	6～8 m/s	0.6～1 m/s	水平 0.4 m/s、垂直 1.75 m/s	0.5 m/s
传输重量	每瓶 5 kg	每车 10～15 kg	每箱 30～50 kg	50 kg 以上
可传输物品	小型物品（包括账单、病历、X 光片、盒装药品、检验样本、病理标本、血液等）	较大物品（包括标本、配液、药品、小型器械、手术用品等）	可运送除污物外的所有物品	可运送除污物外的所有物品，用于物资的局部传输
与建筑的关系	墙内打孔、楼与楼之间架设管道，安装水平和垂直气动管道	需车库，楼道内安装水平和垂直轨道	需垂直井道	需改造电梯
优点	速度快，效率高	效率高，可解决大量物品的传输问题	可以解决大量物品的传输问题，节省电梯和人力资源	载重量大
缺点	传输量小，输送物品种类受限，维护困难	车体易翻转，物品形状受限，不宜用于易碎、滴漏物品的输送，需要专门的车库	需要垂直井道	价格较高，需改造电梯

五、操作规程管理是静脉用药调配中心院感防控的保障

静配中心工作流程要求洁净的环境，要求每位静配人员严格掌握各项仪器的使用方法，防止空气污染影响洁净度。

虽然目前静配中心能够提供一个相对洁净的环境，但是空气过滤装置及其他设备的使用也很有可能带来外部空气污染，随时监控洁净区域内部空气质量

能够确保环境的洁净程度，保证操作人员的职业安全。目前 AI 技术下的静配中心空气监测设备具有实时监测和动态追踪的特点，监测的内容包括空气内部甲醛含量、PM2、TVOC、室内温度和室内湿度。监测技术具有传输、读写和申请功能，能够针对静配中心内部空气的各种物质进行监测。在其内部装有小型传感器，选用最先进的液晶显示器显示监测结果，结果呈现动态变化，一旦与规定的范围有很大出入或者确认监测结果超出正常值范围时，报警器就会启动，提醒工作人员。

药品管理的智慧化院感防控：①药品包装需在拆包区拆除，经非洁净控制区传入洁净区。②为了避免对药品质量产生影响，还需将二级库内温度、湿度、空气、光线控制在适宜范围，常规情况下，需安装空调，冷库及药品冷藏柜温度维持在 2~10 ℃，湿度维持在 35%~75%，随着药品存放时间的延长，还会增加药品失效率，对此需遵循就近原则。③在静配中心的院感防控中，重要的职业暴露节点之一就是拆包。而采用拆包机可以减少职业暴露风险。拆包机是替代人工拆包投料的一种趋势产品，可实现瓶装药品组的自动拆包，提高拆包的效率，实现拆包自动化，方便与注射剂后续生产线的其他设备衔接。最重要的是减少了静配中心人员接触细胞毒性药物的气溶胶的机会，减少职业风险暴露。

目前国内一些医院已建有感染信息系统，但数据交互通常采用分别与各业务系统开发视图或 Web Service 对接方式，存在数据口径分散、统计效率低等问题，无法有效为院感管理工作提供帮助。目前新型的基于医院集成平台的智能院感实时监控系统对静配中心的院感防控具有超前预警和智能管控的作用。对多业务系统实时集成临床数据有助于临床医师和控感办人员及时掌握全院感染事件发生情况，在感染事件发生前实施有针对性的指导和干预，最终实现院感实时控制。如通过智能传感器和样本采集器，当产品安全性、交叉污染安全性指标超过菌落数的 cfu/次的预警值，或者气道密闭性指标风速、风压、排气量出现异常时，会自动启动电机风机及消毒机，使换气次数能达到 D 级（十万级）≥15 次/小时，C 级（万级）≥25 次/小时的要求。院感人员应该和静配中心人员、工程师及设备厂家进行现场测试，按照《实验室生物安全通用要求》（GB 19489—2008）及《静脉用药调配中心建设与管理指南（试行）》，确保静配中心的设施、设备、个人防护装备、材料等符合院感有关的安全要求，定期修订和测试相关数据。

六、机器人环境消毒是静脉用药调配中心院感防控的趋势

静配中心洁净区洁净级别：一次更衣室、洗衣洁具间为十万级，二次更衣室、调配操作间为万级，操作台为局部百级。静配中心的消毒尤为重要。

静配中心的消毒机等大都离不开人工操作，必然会面临如下两大难题：一方面，考虑到运营成本和人力投入，高效的消毒作业难以实现；另一方面，人工操作消毒设备（常伴有一定腐蚀性）势必会对人体造成或多或少的危害。

现在的静配中心消毒机器人已经应用于实践，消毒机器人整合了VHPS©干法灭菌技术和激光导航技术，将过氧化氢消毒机和自主移动机器人技术充分结合。机器人利用激光雷达获取周围环境信息，根据坐标实现路径规划和目标点导航，可满足洁净区房间多、布局复杂的环境灭菌要求；与此同时，内置过氧化氢浓度检测器，可以实时检测过氧化氢浓度和残留浓度。

七、静脉用药调配中心医疗废物的智慧化处理

医疗废物的管理：规范生活垃圾和医疗垃圾，严防垃圾外流污染环境，每位工作人员严格遵循处理流程，对于使用过的化疗药物、敷料、输液袋、注射器需标识黄色警示，分别放置在医疗废物专用桶的双层医疗废物专用袋中和医疗废物专用锐器盒中，统一封闭处理，以免药液蒸发污染净化区空气，这是传统院感人员对静配中心的操作规范。

在新冠肺炎疫情形势下，AI技术最先被引入医院的就是物流中的医疗废物运送。医疗废物在线监测管理平台利用物联网、互联网及智能终端采集技术，对各类医疗废物进行二维码标识，实现医疗废物从院内分类收集、交接、转运、入暂存点、出暂存点、院外转运、入库直至最终处置的全流程闭环式信息管理。

医疗废物处置机器人平台利用人工智能仪器仪表盘识别技术实现医疗废物重量数据的自动化录入、复核。医务人员、医疗废物暂存机构、医疗废物处理机构仅需将医疗废物过磅并拍摄上传称重设备表盘上的重量数值，即可在平台自动录入、复核医疗废物重量信息。当然，AI技术下的医疗废物运送机器人可以实现识别、称重、盘点、交接、转运、登记、分析的全程管理，使医疗废物人员的接触时间和步骤都大为减少。

第九章　共享静脉用药集中调配服务模式的探索

第一节　共享模式在我国医疗体系中的实践

一、医疗机构共享服务的政策和发展情况

（一）医疗背景

我国人口日趋老龄化，看病难、看病贵等问题日益凸显，医疗需求日益加剧，而与此同时存在医疗资源分配不均、布局结构不合理等问题。大量优质医疗资源过度集中在少数大城市，尤其是少数三甲医院。基层医院的诊疗水平明显偏弱，难以满足病人对优质医疗资源的需求。长期以来，在基层诊疗水平偏弱的情况下，病人养成了不管大病小病都去大医院的习惯。

（二）发展情况

为解决我国医疗资源不均衡、服务费用不断增长等问题，国家出台政策，一方面促进医疗资源的整合，各医疗机构之间建立分工协作、分级诊疗的合作模式，另一方面大力推动医疗服务行业的发展。在对医院控制成本、提高医疗水平的迫切需求及国家政策的一系列支持下，共享医疗模式应运而生。

第三方医疗服务是共享模式中比较多又具有代表性的模式，是医院、病人之外的第三方参与医疗服务，第三方医疗服务的诞生和发展与医疗服务行业的整体发展和分级诊疗的实行是分不开的。第三方医疗服务机构在2000年左右随市场需求逐渐发展，逐步趋向商业化、规模化。2009年，《医学检验所标准（试行）》的出台意味着独立实验室正式获准进入医疗机构，为独立实验室在全

国的发展提供了机遇。2016 年，国家出台了医学影像诊断中心、医学检验实验室、病理诊断中心和血液透析中心 4 个独立机构的设计标准和管理规范。2017 年，国家又出台了消毒供应中心、体检中心等 6 个第三方医疗机构的相关规范，总计有十大类独立设置的第三方医疗机构。2018 年，国家卫生健康委员会发文，明确医疗机构可以委托独立设置的医学检验实验室、病理诊断中心和医学影像诊断中心等提供第三方专业服务。随着一系列标准与政策的出台，我国第三方医疗服务机构逐渐向合法、规范、市场化良性发展。截至2020 年 3 月，我国独立医学实验室数量已达 1500 家以上。

为了进一步保障医疗水平的均衡发展，国家正积极推动以优质资源共享、专业水平支持为目标的医联体模式，这将进一步优化共享医疗模式的发展。在分级诊疗的大背景之下，随着公立医院综合改革的推进，医疗共享服务模式将承担越来越重要的医院诊疗工作和更多职责，并且随着医疗改革的不断深入，新的医疗需求必然会催生新的服务和机构。在相对较新的领域，可参照已开展类似项目的国家或地区，做好相关调研，探索我国在医疗改革中的可行之策。

二、第三方医学诊断中心的实践和发展

（一）第三方医学诊断中心发展现状

据《2013 年中国卫生统计年鉴》统计，截至 2012 年年底，全国共有各级各类医疗机构 950297 家，其中医院 23170 家，几乎每家医院都设置了检验科，但相关设备的使用率和饱和率不高，造成医疗资源浪费。以自动生化检验仪为例，一台高档自动生化检验仪每小时可以完成 1000 余个样本的测试，一家三甲医院一天的样本一般只需几小时便可完成，设备不能充分利用，造成很大的资源浪费。

（二）第三方医学诊断中心的发展及政策支持

第三方医学诊断产业是医疗服务外包产业的重要分支，在发达国家已经进入了较为成熟的发展阶段。随着社会老龄化加剧和医疗体制改革，医药外包服务业得到全面发展，成立独立的临床医学检验中心或区域临床医学检验中心满足了社会对医疗资源紧缺现状的需要。我国东部和长三角地区涌现出了一些实力较强的第三方医学诊断机构，其中又可细分为病理诊断部门、医学检验部门。

　　两个部门在医院内具有一定的相似之处：①均是对人体的组织或细胞取样，对样本进行一定的技术处理获得结果性报告，作为临床医师评估病人健康、诊断病人病情的依据。②均需要使用试剂类耗材，借助一定的仪器才能够获得检验结果。③均是医院评级中不可或缺的科室，并且随着医院规模及业务量的扩大，需不断增加仪器设备及场地面积，对人员、设备、建设规范等有着明确的要求。往往科室的建设及仪器的投入就达上百万，后续开展业务还需试剂耗材的采购，但是当医院自身的业务量不足以支撑科室盈利的时候，弊端就会显现。一次性投入大、回报周期长、设备闲置率高、耗材采购贵等一系列问题成为基层医院科室发展的障碍。

　　2013年10月，国务院出台《关于促进健康服务业发展的若干意见》（国发〔2013〕40号），明确指出"大力发展第三方服务，引导发展专业的医学诊断中心和影像中心"，首次以法律形式肯定了第三方医学检验商业模式的可行性，很大程度上消除了行业内对此模式的疑虑，为第三方医学检验行业的健康快速发展扫除障碍。第三方医学检验业务又称独立医学实验室（Independent Clinical Laboratory，ICL），是经卫生行政部门许可，具有独立法人资格，独立于医疗机构之外，能独立承担相关医疗责任，从事医学检验或病理诊断服务的医疗机构。目前ICL与医院存在以下几种合作模式。

　　1. 外发模式

　　外发模式是第三方实验室与医院最基本的合作模式，也是最主要的业务模式，医院负责采样，实验室负责样本的收集及技术处理，输出结果性报告给院方。该模式的优势在于不改变原科室业务结构与组织，外发的项目可以是本院因技术能力有限无法开展的项目，也可以是检验量少的医院无法长期稳定开展的项目。独立实验室因其标本数据量大，检测项目覆盖范围广，因此可与医院互补发展。

　　2. 共建模式

　　共建模式是医院提供人员及场地，第三方检验机构为医院提供检验试剂、设备、信息系统、人力和技术支持等，医院按照合同约定的付款方式定期支付给第三方检验机构。合作共建的目的在于优化资源、节约成本。第三方检验机构通过自身上下游产业的整合以相对较低的价格对试剂、仪器进行集约化采购，供医院使用。

　　3. 区域中心模式

　　区域检验中心作为国家医疗联合体建设的一个重要组成部分，在近年来得到了迅速发展。以区县级区域检验中心为例，下级医院如社区卫生服务中心、乡镇卫生院，仅需保留基本常规及急诊检验即可，其他标本都可以送到县级区域检验中心。目前，区域检验中心又大致可分为商业性质的独立医学诊断中心和由公立医院牵头成立的诊断中心。

区域病理诊断中心：据国家卫建委的统计数据，全国有执照的病理医师近10000人，全国平均每百张病床病理医师数为0.52，按照每100张病床配备1~2名病理科医师计算，缺口高达90000人。宁波市病理中心是原宁波市卫生局与复旦大学附属肿瘤医院合作建设的全国首家区域性临床病理诊断中心。设置宁波病理中心前，原宁波市卫生局对全市各级医院的病理科做了调查分析，发现主要存在以下问题：一是病理检查业务开展不平衡。部分病理科业务量相对偏低，部分则依托其他医院代为检查。为开展相应的病理业务，各单位仪器设备有较高重复度，另外很多耗材试剂有一定保质期，每家单位单独订购，常面临耗材试剂过期风险。二是病理人员配置明显不足。全市7家市级医院总床位有7000余张，而病理科人员仅65人，包括临床人员33人、技术人员28人、其他人员4人，其中正高4人、副高12人。三是病理业务范围比较局限。受设备、技术、人员限制，大部分医院诊断模式以基础诊断为主，辅以免疫组化，而分子病理技术当时基本是空白。四是病理科业务流程不合理。市内几家医院病理科均存在空间布局及操作流程不合理的问题。宁波市医院面临的问题也是我国其他二、三级城市医院病理科所面临的问题。

为解决该问题，宁波市政府设想：一是整合资源，建立统一管理、分工合作的运作模式。二是优化流程，完善统一的病理网络管理系统。三是拓展业务，建立分子诊断等先进技术诊断平台。四是规范学科建设和人才培养，提高整体诊断水平，从而推动临床医疗更上一个台阶。

基于这样的思路，经过两年的筹备，2011年8月，宁波市将市李惠利医院、市第一医院、市第二医院、市妇儿医院、宁波大学医学院附属医院、市中医院6家市级三甲医院病理科成建制剥离，组建宁波病理中心，实现区域病理诊断、医技人员与设备的整合与统筹。原来出于成本效益的考虑，各医院病理科仪器设备往往不能及时更新，设备老旧，自动化程度不高，影响诊断质量，制约新技术开发。宁波病理中心成立后，卫生主管部门对中心设备设施建设给予大力支持。2015年，总面积11700 m² 的新大楼投入使用，病理工作环境有了质的飞跃。同时，该中心引进了一系列先进的专业设备，进一步推进了病理诊断结果的标准化和精准化。截至2017年，中心服务的医疗机构由成立之初的6家扩展至16家，覆盖基层医院和民营医院。中心共有职工174人，比组建初期增加 67%，其中正高增加 80%，副高增加 54%。中心业务量逐年递增，总标本数由 2012 年的 24.4 万例增长至 2018 年的 42.85 万例，增幅达到 75.6%。

宁波病理中心服务模式的成功，提升了区域病理检测能力和水平，有效帮助各医院降本增效，并且实现了病理的同质化服务和检查结果的区域互认，有助于优化医疗资源，促进分级诊疗的推进。

（三）医学独立实验室的意义

医学独立实验室作为国家认可的商业模式和健康服务业的支撑产业之一，对于基层临床服务能力的提升有着重大意义。随着分级诊疗制度和医联体建设的推进，发展专业的共享实验室显得越发重要，其在优化资源调配、提高中小医疗机构综合实力、提升临床诊断及科研水平、减轻病人和医疗保障体系经济负担等方面扮演重要角色。

三、第三方医学影像诊断中心的实践和发展

（一）第三方医学影像诊断中心在我国的发展

医学影像诊断作为医疗服务链中重要的环节之一，提供给医师判断疾病的诊断资料，已经成为现代医学诊断所依赖的有效手段之一。常见医学影像诊断有电子计算机断层扫描、核磁共振成像、X 线成像、超声波检查等。

第三方医学影像诊断中心在发达国家已经成型，而我国在 2016 年之前，由于政策限制，医疗机构的影像诊断服务均限制在各医院内部，同时因为发展的限制，导致了诊断标准不统一、影像设备和影像医师资源分配不均或欠缺等种种问题。2016 年，随着国家各种政策的相继出台，尤其是在《医学影像诊断中心基本规范》和《医学影像诊断中心基本标准》文件发布之后，我国相继涌现了一批资本投资医学影像诊断中心，中国医学影像诊断市场在此之后发展迅速。

（二）第三方医学影像诊断中心的优势

第三方医学影像诊断中心从资源整合及提升服务的角度给医院、病人、医疗监管机构都带来了益处。从医疗服务出发，独立的医学影像诊断中心在检查上缩短了病人就诊的时间；从诊断上看，模块化的医学影像诊断中心诊断服务比传统的模式更能提供有效精准的诊断服务；而从病人角度出发，病人通过医

学影像诊断中心能够在节省就诊时间的前提下得到更好的检查和诊断服务；在政府层面，引入第三方医学影像诊断中心能够触发市场运营模式，在降低医疗投入的情况下提升整体医疗水平发展。

（三）对第三方医学影像诊断中心的未来展望

第三方医学影像诊断中心等医疗机构实现区域医疗资源共享，使用一致化标准、先进的仪器设备，提高了诊查质量，实现了医疗大数据储存、调用、管理集中化，充分利用专家医师的资源，降低了各医院的运营成本，降低了政府医疗资金的支出，提升了基层医疗机构的诊疗服务能力，对于推进分级诊疗的实施有着重要作用。

医学影像诊断中心产生的原因之一是医师诊断资源稀缺，而医学影像诊断中心行业的发展同样面临着医师资源稀缺。在资源不足，尤其是短时间难以补充医疗资源的情况下，通过新技术的应用，如"医疗＋AI"，能有效对行业短板进行补充，在发展线下实体的同时结合我国实际情况进行"大数据＋智能化"的一体化发展。我国医疗发展水平对比发达国家仍然相对落后，第三方医学影像诊断中心的发展仍处于初级阶段，不管是线上依靠互联网的医学影像诊断中心还是线下实体均需要面对不同的政策问题，还需要行业和政府共同协调解决。

第二节　共享静脉用药调配中心在国外发展的历史与现状

一、国外共享静脉用药调配中心的起源和发展现状

共享模式在静脉用药调配领域的直接体现即共享静配中心，这种模式在国外政府监督管理部门和医疗系统中通常被称为外包调配设施。不过，外包调配设施的业务范围通常比共享静配中心更大，静脉用药调配只是其业务范围的一部分，其不仅承担药品调剂工作，还可承担制剂生产工作，如生产许可范围内的口服药、眼科用药、外用药等。在美国，一些外包调配设施不只是使用获得美国食品药品管理局（Food and Drug Administration，FDA）批准的商用无菌药品，还会使用非无菌原料药进行调配工作。因此，在概念和涉及范围上，共享静配中心可被认为已包含在外包调配设施中。

药房调剂调配是药学专业的历史基石。在传统上，药物调配是指根据医师

开具的医嘱，药师进行临时调配和分配各种剂型的药物以满足病人的医疗需求。随着时间的推移，医院药房的重点已从生产和分配药物逐渐转移到临床病人的治疗与管理上，同时随着药物品种越来越多，药物调配变得越来越专业和复杂，其对软件、硬件和人员的要求也在不断提高，但不是所有的医疗机构都能够承担设计建立洁净室、保持训练有素人员和维护昂贵设备系统的高昂成本。在国外，这一转型让一些商业企业找到了填补空白的机会，外包调配设施由此诞生。

（一）外包调配设施在美国的发展历史和现状

美国是最早成立外包调配设施的国家。在美国，最早进入外包调配设施这一领域的是药品生产商。1982 年 7 月，美国百特医疗（Baxter Healthcare）开始运营其区域调配中心业务，并于伊利诺伊州莫顿格罗夫首次开设了一个调配中心，然后又在新泽西州布里奇波特开设了第二个调配中心。1991 年，贝朗医疗（B. Braun Medical）成立了一个名为中央药房调配服务（Central Admixture Pharmacy Services，CAPS）的全新部门，开始为没有能力自行调配的医疗机构提供即用型肠外营养液。从此之后，越来越多的商业机构进入这一领域，为医院、诊所、社康中心等医疗机构提供服务。截至 2021 年 10 月，在美国 FDA 注册登记的外包调配设施一共有 74 家，业务区域涉及除阿拉斯加州和夏威夷州以外的 48 个州，在服务对象上，全美使用外包调配设施服务的医疗机构超过一半。根据 2019 年的一项调研，全美 1~100 张床位的医疗机构中有 56% 使用外包服务，这个比例在 101~200 张床位的医疗机构中为 78%，在 201~400 张床位的医疗机构中为 71%，而在 400 张床位以上的医疗机构中为 77%。

（二）外包调配设施在英国的发展历史和现状

英国也已建立了外包调配设施的运营体系。与美国不同的是，英国外包调配设施的服务对象多为国家医疗服务体系（National Health Service，NHS）下的公立医院。2000 年 6 月，英国巴斯大学的格林汉姆·斯维尔教授成立了巴斯无菌用药服务机构（Bath Aseptic Services Unit，Bath ASU），开始以教学、培训和科研的形式为企业和家庭护理提供有限服务。2006 年，Bath ASU从巴斯大学分离出来开始商业化运行，同年获得了首个 NHS 合同以提供剂量标准化（Dose Banded）的多柔比星静脉推注用药，并将客户发展到丹麦等欧洲国家。此后有一些具有药品生产商背景的商业机构也开始参与到这一领域。

截至 2021 年 10 月，已在英国 NHS 医疗机构和药品监督管理局注册的外包调配设施共有 17 家，它们为 NHS 医疗机构提供了 30％左右的无菌用药。

二、国外共享静脉用药调配中心的监管和法规要求

今天，医务人员已认识到无菌调配是一项高度专业的药学技术，它需要合适的场地、严格的环境、高素质的人员和合理的流程。但这项认识不是一直存在的，也不是一蹴而就的，而是经历了数十年的发展，对外包调配实施的监管和法规要求也有这样的一个发展过程。

（一）国外共享静脉用药调配中心发展初期的问题与事故

当美国首批外包调配设施出现时，政府监管部门对此持较为保守的态度。因为在美国，医疗机构的调配药房归各州药房委员会（State Board of Pharmacy，BOP）管理，而药品生产商则由 FDA 监管。外包调配设施既涉及药品调剂又涉及制剂生产的业务形态，让 FDA 对外包调配设施采取了非常谨慎的态度。当美国百特医疗的区域调配中心投入运营后，尽管其取得了商业上的成功，但也引起了 FDA 的注意，FDA 认为百特区域调配中心生产的药物是新的药物剂型，其经营活动违反了《联邦食品、药品和化妆品法案》（Federal Food, Drug, and Cosmetic Act, FDCA），因此要求百特医疗关闭这项业务。

然而，医疗机构仍在寻求将某些药物的调配工作外包给商业机构，贝朗医疗为此成立了中央药房调配服务公司，并获得了一些州药房委员会的许可。贝朗医疗和百特医疗经过与 FDA 的反复沟通，最终得到了 FDA 的许可，但附带条件是两家的外包调配设施需要在 FDA 注册，并雇佣专业的药师和药学技术人员，要满足动态良好生产规范（Current Good Manufacture Practices，cGMP）中关于商业药品生产的严格质量要求，不过 FDA 并未在任何官方的规范或指南中明确这一要求。

尽管百特医疗和贝朗医疗设立的外包调配设施主要是使用 FDA 批准的商用无菌药品进行调配工作，但随后一些新成立的外包调配设施开始用非无菌原料药进行大规模调配而未在 FDA 注册。非无菌原料药调配成无菌制剂是一项高风险活动，与仅使用 FDA 批准的商用无菌药品进行无菌调配的要求相比，用非无菌原料药进行调配需要有更加严格的质量控制要求。

在此期间，FDA 对外包调配设施行业的关注不断增加，并作为政府监管部门与美国专业调配中心（Professional Compounding Centers of America，PCCA）

及国际调配药剂师学会（International Academy of Compounding Pharmacists，IACP）等专业药学组织进行了反复沟通与拉锯。1997 年至 2013 年，双方围绕 FDCA 及其修正案进行了法律诉讼，该案历经第五巡回上诉法院、第九巡回上诉法院和最高法院的审理，最终各级法院得出了大相径庭的判决，这使得业内对外包调配设施的监管一直处于模糊状态。

在此期间，由于认知、法规和监管的不到位，外包调配设施行业陆续出现了一系列错误和事故，一些事故造成了病人死亡，这些事件涉及肠外营养液、心脏停搏液等多种药品类型。例如，2012 年，美国新英格兰外包调配设施的调配成品被污染，造成了全国性的真菌性脑膜炎大暴发，事故最终导致 751 名病人被感染，其中 64 人死亡。事后根据 FDA 的检查，新英格兰外包调配设施存在运输成品的无菌箱取样造假、违规使用非无菌原料药进行调配、明知无菌调配间被污染却无纠正措施等诸多问题。据统计，在 2000 年 1 月至 2012 年年底，美国还发生了其他 11 次调配事故，涉及 207 名病人，其中 17 人因此死亡。

（二）国外共享静脉用药调配中心监管体系的建立

由于这些灾难性事故的发生，美国国会加快了完善《联邦食品、药品和化妆品法案》的速度。2013 年，美国国会通过了《药品质量和安全法案》（Drug Quality and Security Act，DQSA）。该法案完善了《联邦食品、药品和化妆品法案》的第 503A 章节，即对传统调配药房的定义和要求（被称为 503A 药房）。503A 药房被界定为只能根据病人特定的处方（即个体化处方）进行调配，它们可以免于遵守 cGMP 的严格要求，而只需要满足有关调配的一般要求。

该法案还为《联邦食品、药品和化妆品法案》创建了一个全新的部分——503B 章节，它给了从事大批量、非个体化调配的药房明确和正式的法律地位（被称为 503B 药房）。这些 503B 药房如果向 FDA 自愿申请注册，可以获得部分豁免，不用像药品生产商一样要完全满足《联邦食品、药品和化妆品法案》中所有的严格要求，而只需满足适用于 503B 药房的 cGMP 和 FDA 药房调配咨询委员会指定的专项标准。

美国 503A 药房和 503B 药房在监管机构、适用标准、FDA 检查、各州检查、服务限制、使用机构要求等方面有许多差异，具体的差异可以见表 9-2-1。

表 9-2-1 FDA 503A 和 503B 药房间的差异

	503A 药房	503B 药房
监管机构	各州药房委员会	FDA，根据联邦立法制定的指导方针；各州可能会增加要求
适用标准	《美国药典》的调配标准；FDA 503A 法令	FDA 503B 法令，cGMP；另受各州可能的法律约束
FDA 检查	可受 FDA 根据授权执行 503A 检查	受基于风险的 FDA 检查和执法程序的约束
各州检查	受各州药房委员会的检查约束	如果各州法律有额外要求，可能需要接受各州检查
服务限制	只能根据特定病人的处方（个体化处方）进行调配；允许"有限数量"的预调配，但预调配处方必须是个体化处方；受到 FDA 对州际分销的限制；不得调配明显难以调配的药物；不得调配 FDA 批准产品的复制品；不得使用某些原料药进行调配	无需在各州药房委员会注册；可选择性地进行个体化调配；可能会根据客户订单进行调配，或预调配以维持库存；联邦对州际贸易没有限制；只允许采用批准清单上的原料药进行调配；如果某种 FDA 批准产品在短缺清单上，可以用原料药中合成 FDA 批准产品的复制品
使用机构要求	FDA 指南中尚未提及	允许；禁止转售，但"转售"不包括购买者的管理或分配

对于在美国经营的外包调配设施来说，可以根据其具体业务的需要，选择进行 503A 药房还是 503B 药房的注册。例如，一个外包调配设施在某个地区只根据医疗机构的医嘱进行肠外营养液调配，那么它只需要在所在州药房委员会注册为 503A 药房；若一个外包调配设施在某个地区只进行非个体化用药的大规模调配，那么它需要向 FDA 注册为 503B 药房；若一个外包调配设施在某个区域既要根据医疗机构的医嘱进行个体化处方调配，又要进行非个体化用药的大规模调配，在法律上它只需要在 FDA 注册为 503B 药房，因为 503B 药房可以选择性地调配个体化处方，但所在州通常会要求它向州药房委员会注册为 503A 药房。在商业实践中，这种既涉及个体化又涉及非个体化处方的外包调配设施通常会设立两个独立的药房，分别进行 503A 和 503B 注册，以规避多重监管和设计运营冲突的情况。

在其他国家，外包调配设施的监管与美国类似，都需要在药品监督管理机构进行注册备案。不过其他国家的外包调配设施所涉及的业务一般都比较传统，局限在药品调剂而不涉及制剂生产。因此，其药品监督管理机构目前对此还没有强制性的法令和要求，也没有像美国 FDA 一样将调配行为分为 503A 和 503B，由不同机构进行不同方式的监管。例如，在英国，外包调配设施统一需要向英国药品监督管理局和 NHS 进行注册备案，在法规上满足 NHS 的无菌调配要求，即可接入 NHS 的医疗机构网络进行运营工作。

（三）国外医疗机构与共享静脉用药调配中心的运营实践

国外医疗机构在向外包调配设施寻求和购买服务时，通常有一系列的评估和采购流程。以美国为例，美国卫生系统药剂师协会（American Society of Health-System Pharmacists，ASHP）专门针对外包调配设施制定了实施指南，为医疗机构和外包调配设施提供了工作指引。

1. 影响医疗机构采购外包服务的因素

环境情形和市场力量的综合因素会影响医疗机构购买外包服务的决定，这些因素如下。

（1）组织和运营。

当医疗机构考虑取消或减少传统药学部门的规模时；可用的空间、技术资源有限（如无菌调配区、存储区、设备等），难以提供无菌用药服务时；医疗系统或医联体进行内部资源整合，存在向同系统其他单位提供无菌用药服务的压力时；对现有药房调配进行更改、重建或升级时；不满足 FDA 503A 法规要求时。

（2）人员配备。

缺乏在无菌调配上有经验和能力的药学人员时，缺乏有效的对员工进行无菌调配技术的培训资源、经验或投资时。

（3）财务和成本控制。

预算受限时，运营成本的增加时，药物成本增加时，更加重视衡量人员配备和成本方面的绩效时。

（4）药品短缺。

无法获得药物或特定剂型时，药品供应链受到限制时。

（5）质量保证。

病人、监管机构对提高用药安全、降低院感发生率和遵守联邦与州法规的期望不断增加时。

（6）政府和监管。

联邦和州政府对无菌调配法规的重视程度增加（监管力度加强）时。

2. 医疗机构对外包调配设施的评估与选择

医疗机构应对外包调配设施进行深入的评估，并组成评估决策小组。评估决策小组中应包含医院首席执行官、首席财务官、首席运营官、首席医师、药学部主任、护理部主任、法律顾问、药物安全人员、风险管理主任和其他相关人员。评估内容主要包含关键信息文件和实地考察。

医疗机构应要求外包调配设施提供关键信息的文件资料，这些文件资料应至少包含以下内容。

（1）外包调配设施的基本情况，包括经营年限、设施的数量和位置、服务客户的大致数量，以及每月或每年交付无菌成品的大致数量。

（2）外包调配设施的监管状态、执照和许可或注册信息。

（3）无菌成品（或服务）的产品目录和所有费用。

（4）无菌成品典型的订购流程和周转时间。

（5）外包调配设施的应急能力及对业务连续性和灾难恢复计划的描述。

（6）是否曾经成为 FDA 或州药学监管部门的强制执行或认证行动的对象及存在产品召回记录。

（7）受雇药师和调配人员的执照、注册信息和培训记录。

（8）外包调配设施的质量保证计划、标准操作程序等质控资料。

（9）药物稳定性、热源检测、无菌保证的测试程序和政策，或是临床参考资料。

（10）对例行时间、非常规时间（如放假、周末）和紧急情况下交付的描述和应对方式。

（11）对非正常无菌成品（如被污染、泄漏、信息错误）的应急处理方式。

除了关键信息文件外，医疗机构应派出代表访问外包调配设施的办公室和洁净调配区，确定外包调配设施的理念、硬件、软件、流程和管理符合医疗机构的要求。此外，医疗机构还需要和外包调配设施进行协调，允许医疗机构对外包调配设施进行不干扰日常活动的突击检查，并将此作为医疗机构对无菌调配工作质量控制的一部分。

3. 外包调配设施提供的无菌成品类型

外包调配设施的产品目录是以医疗机构的需求为导向的。在过去的十多年中，外包调配设施的产品已经发展成为一套较为成熟的体系，这个产品体系主要包括以下内容。

（1）肠外营养液。

由于许多医疗机构不具备调配肠外营养液所需的场地、环境或人员，且肠外营养液所需的药物成分较多，在用药医嘱下达时，一些基层医疗机构可能需要临时进行采购调度，影响病人用药的时间，因此肠外营养液是外包调配设施最早介入的产品领域。

（2）标准化用药。

标准化用药是外包调配设施产品体系的重要组成部分，这些药物调配以标准化、通用性和非个体化为主要特点。医疗机构不需要根据已开具的医嘱再下单，而是根据日常用量提前批量下单，外包调配设施进行调配并配送至医疗机构后，医疗机构只需进行冷藏储存和库存管理。在商业实践中，常见的标准化用药为催产素、硫酸镁、葡萄糖酸钙、磷酸钾、万古霉素、地尔硫卓、肾上腺素、去甲肾上腺素、去氧肾上腺素和氨基丁三醇。

（3）化疗药物。

出于多种因素考量，医疗机构可能会从外包调配机构采购抗肿瘤药物。首先，从员工关怀角度考虑，化疗药物属于危害药物，调配人员会面临职业暴露的风险。其次，一些国家或地区对从事化疗药物调配的药学人员有较高的要求，一些医疗机构难以维持足够的数量。最后，一些国家或地区对化疗药物有专门的法规，如《美国药典》800 章中对化疗药物调配的场所、环境和设施有相关的要求，一些医疗机构没有资源进行新建或改进。不过，由于化疗药物多是个体化的，医疗机构和外包调配设施在选择具体的化疗药物时，双方都需要做非常多的基础研究与论证，以确保具体产品的稳定性、有效性和安全性。

（4）心脏停搏液。

心脏停搏液是外包调配设施较多涉及的一个产品领域。由于心脏停搏液被认为属于高风险类别产品，一些医疗机构习惯从外包调配设施直接购买此类产品。在商业实践中，心脏停搏液包含血液心脏停搏液、晶体心脏停搏液、del Nido 停搏液和微停搏液。

（5）麻醉和精神药品（简称"麻精药品"）。

在美国，调配麻精药品需要在美国缉毒局（Drug Enforcement Administration，DEA）注册备案，并需要受到相应的监管，因此一些医疗机构倾向于从已在 DEA 注册备案的外包调配设施中采购麻精药品等受控类药物。外包调配设施通常会将常用剂量和浓度的麻精药品进行标准化预调配，方便手术室快速使用，同时减少用药错误，提高效率并减少浪费。在商业实践中，有代表性的麻精药品包括芬太尼、布比卡因、氢吗啡酮、氯胺酮、咪达唑仑和吗啡。

（6）连续肾脏替代疗法用药。

当医疗机构需要连续肾脏替代疗法用药时，这对部分日常工作量接近极限的药房来说通常是一个挑战，因为此类用药需要花费大量的时间，此时一些医疗机构倾向于从外包调配设施获取此类用药，以节省药房宝贵的调配资源。

4. 医疗机构选择外包调配设施的结果影响

医疗机构选择外包调配设施会给药物调配供应带来许多改变，这些改变有正面的也有负面的，其影响取决于医院所在地区、自身需求、运营架构、管理能力和药学服务能力等多种因素。国外医疗机构在使用外包服务的实践中，总结出了一些较为典型的结果影响。

（1）组织和运营。

正面：外包服务解决了医院自身调配时运营效率低的问题（如调配量、人员调度和高峰期问题）；外包服务能够提供超出医院自身调配能力之外的产品（如肠外营养液）；外包服务能使医疗机构重新分配资源和专业知识，以执行其他优先事项（如将现有员工重新分配到病人护理领域）。

负面：外包服务可能因各种原因导致无菌成品的配送延迟，尤其是那些急需的、稳定性差的和有效期短的药物；医疗机构对外包服务形成了难以逆转的依赖性；医疗机构失去了对无菌调配的决策或控制能力。

（2）人员配备。

正面：外包服务允许医疗机构无需招聘难以招募的调配人员就可获得优质的无菌用药成品，并专注于招募其他更紧缺的医务人员；允许医疗机构达到最佳的人员配备水平，以实现质量和生产力目标。

负面：药学调配人员减少到了无法接受的水平。

（3）财务和成本控制。

正面：医疗机构可控制或降低服务的成本（如通过将与无菌调配相关的成本从固定成本转移到可变成本）；医疗机构可控制或降低劳动力成本（如将员工、福利和负债的责任转移给外包调配设施）；医疗机构通过与外包调配设施划分无菌调配的相关责任来分摊风险；医疗机构将设施改造或维护的成本降至最低，以满足联邦和州政府法规要求。

负面：医疗机构采用外包服务后，因各种因素反而增加了成本；医疗机构采用外包服务运营失败后，医疗机构无法恢复自身原有的无菌调配工作。

（4）质量保证。

正面：外包调配设施提供了高质量和高同质化的无菌成品，提高病人用药安全性；医疗机构能够将资源偏向保持和提高病人护理质量方向（如扩大临床服务或建立新服务）；医疗机构能为医务人员和护理人员提供更多支持，加强医师、护理、药师之间的合作；通过学习外包调配设施的运营经验和知识来改进程序，尤其是用于提高安全性的技术（如自动化技术、机器人技术、标签条形码或防篡改技术）。

负面：医疗机构和外包调配设施的价值观和理念存在差异，存在质量安全风险；医疗机构失去了对无菌调配质量保证的直接控制；医疗机构无法对外包调配设施调配人员进行资格认证和评估管理。

（5）政府和监管。

正面：医疗机构采用外包服务后，更容易满足无菌调配法规的要求。

负面：为了满足无菌调配法规的要求可能会影响运营的效率。

第三节　我国共享静脉用药调配中心的探索

一、我国医疗机构静脉用药调配中心建设中的成果与局限

（一）我国医疗机构静脉用药调配中心建设的成果

我国自1999年建立第一家静配中心以来，静配中心的工作模式得到了较快且健康的发展。我国静配中心和集中调配工作模式的总体发展方向正确，运行良好，作用显著。药师在静配中心中的专业技术作用正在逐步发挥，大幅度提升了医疗机构的成品输液质量，促进了合理用药，达到了静配中心预期的建设目标，取得了明显的社会效益。

以静配中心为代表的集中调配和供应模式也体现了十分明显的效益：①由药师负责的静脉用药集中调配模式大幅度提高了成品输液质量。有调查研究显示，静配中心的用药错误率、不规范用药医嘱率、成品输液合格率和人力资源节省率皆优于病区分散式调配模式。②静配中心消除了医院内危害药物开放式调配对护理人员的健康影响。有调查研究显示，相对于病区分散式调配模式，静配中心能有效降低调配人员受到危害药物伤害的风险。③有利于医疗机构护理专业的建设与发展，将护理人员从调配工作中解放出来，投入更能体现护理价值的工作中去。④静配中心加强了药学部门自身的药品管理，不仅让药品损

耗率大幅降低，而且使得药学部门的账物相符率大幅提升。

（二）我国医疗机构静脉用药调配中心建设中存在的局限

我国医疗机构静配中心经历了从无到有、从小到大、从探索到规范的发展过程，静配中心建设取得了不错的成果。但是从全国范围来看，静配中心建设在各地都遇到了一些问题和困扰，这些问题和困扰从多方面影响了医疗机构静配中心的发展，同时也暴露出目前医疗机构静配中心主要存在以下问题。

1. 静配中心建设和运营成本较高，难以在所有医疗机构开展

2017 年 10 月，药品零差率在全国各级公立医院全面铺开，医疗机构原有的运营管理模式受到较大冲击，医疗机构的药学部门从原来的"利润中心"变成"成本中心"。但是，目前国内还没有全面实施药事服务费收费，静配中心的药物调配收费也非常有限。目前我国只有 13 个省（自治区、直辖市）设置了静配中心的收费项目和收费标准，但收费水平普遍较低，大部分地区只有抗肿瘤药物才收取调配费用，即便如此，收费一般只能占到静配中心防护用品和清洁用品的 1/7~1/3，更无法与国外医疗机构静配中心或共享静配中心的收费相比。

静配中心建设和运行的投入成本非常高（包含房屋建筑、设施设备、人力资源和日常维护费用），并且各医院静配中心的规模不同，在直接成本和间接成本的测算上还存在较大的差异，这给医疗机构静配中心的建设和运营带来了巨大挑战。因此，我国目前开展静配中心建设和运行的医疗机构多为三级综合医院及肿瘤、妇幼保健专科医院，在二级以下医院和其他基层医疗机构很难开展。这些医疗机构的静脉药物治疗占比并不低，甚至更高，但它们的调配质量和规范程度难以与建立静配中心的医疗机构相比，它们的病人也面临更高的用药安全风险。

2. 静配中心超负荷运转与资源利用不足情况并存

在我国静配中心建设的实践中，如何将静配中心的调配能力和医疗机构需求（包括未来需求）相匹配是一大难题，尤其是对于那些准备承接普通药物和抗生素调配的静配中心。尽管我国目前对静脉用药调配的规范和指南要求中，没有要求普通药物和抗生素实行集中调配和供应，但许多医疗机构静配中心为了实现对全院静脉用药的质量管控，仍积极承担了这两项药物的调配工作。

医疗机构静配中心的调配能力与多种因素直接相关，内部因素包括静配中心的场地大小、人员调配和设计合理性等，外部因素包括医院发展、院内物

流、科室安排和信息对接等。这些复杂因素互相影响，导致医疗机构很难在设计之初精确地匹配调配能力和实际需求（或预测需求），往往是通过经验进行规划和设计，这使得我国目前医疗机构静配中心在运营实践中存在以下状况。

（1）当调配能力与实际需求相当时，静配中心处于平衡状态。这类静配中心大多在调配量和工作负荷中寻找到了最佳平衡点，如有些静配中心只承担抗肿瘤药物与肠外营养液的调配，有些只开放了部分科室的普通药物与抗生素的调配，而这类静配中心往往难以在现有情况下增加调配能力。

（2）当实际需求大于调配能力时，静配中心处于超负荷的工作状态。长期处于超负荷工作状态会产生安全隐患，增加出现调配错误的风险。引起超负荷工作状态的直接原因主要是场地限制、人员不足和临时需求增加，尤其是对于一些建设时间较早的静配中心。

（3）当调配能力大于实际需求时，静配中心处于利用率不足的状态。长期处于利用率不足的状态会导致医疗机构投入场地、资金和人力资源的浪费，并且也不利于药学部门自身管理水平的提高。

由于对场地、环境和设备的限制和要求，静配中心一旦建成很难进行调整和改造，一般只能通过增加或减少人员来调整调配能力，因此医疗机构静配中心面对实际需求的弹性调整能力普遍较差。尤其是对于处于超负荷工作状态的静配中心，往往需要投入新的资金和场地建设新的静配中心才能缓解或解决问题，而在此之前，现有静配中心可能会长期处于超负荷工作状态。

3. 静配中心人才队伍建设面临挑战

目前，静配中心属于典型的"劳动密集型"业务科室，每天的调配工作需要大量人员参与，其工作质量和工作效率与人员结构和素质直接相关。在我国静配中心建设中，主要建议施行"由药学部门管理，由药师进行负责"的集中调配工作模式，人力资源配置上也应以药学人员为主。

但无论哪种工作模式，静配中心建设对人员数量和质量都有较高要求。在数量上，由于我国长期存在药师和护理人员紧缺的情况，再加上静配中心的工作特点，使得大多数静配中心没有足够的调配人员，即使是数量达标的静配中心也往往存在较高的人员流失率。在质量上，随着我国在药品研发和供应领域的改革，创新型药品上市数量出现明显递增趋势，越来越多的新型药品进入静配中心，这对静配中心的人员素质提出了更高要求。在职业价值上，任何专业技术服务都应有相应的报酬，调配收费则是尊重药师劳动价值的体现，而静配中心药物调配收费目前存在的种种限制显著影响了药学人员从事静配中心工作的热情和积极性。

这些因素的相互作用使得我国静配中心普遍面临着人才队伍建设的困难，在资源短缺的基层医疗机构尤其如此。而且，随着我国加速进入老龄化社会，这种困难还可能呈现"此消彼长"的加剧态势：一方面各医疗机构的病人数量逐年递增，静配中心的调配工作量不断增大；另一方面，新进入静配中心工作的新生代药师和护理人员逐年减少，导致调配能力和实际需求越发失衡。

（三）共享静脉用药调配中心探索的主要原则

1. 结合我国深化医疗体制改革的政策方向

静配中心作为一个全新的概念和模式，其发展必然要符合我国深化医疗体制改革的发展方向。促进优质医疗资源均衡布局，推动形成有序的就医格局，实施分级诊疗制度是我国深化医疗体制改革中的重要内容，其主要从以下几个方面开展。

（1）推动优质医疗资源扩容和下沉，统筹规划国家区域医疗中心建设，针对省、市、县不同的诊疗需求，加快补齐服务短板，减少群众跨区域异地就医。

（2）推进医疗联合体建设。推进县域医共体和城市医疗集团试点，强化网格化建设布局和规范化管理，提升基层服务能力。

（3）持续提高县级医院的综合能力。持续推进县级医院的服务和管理能力建设，提升核心科室，夯实支撑专科，打造优势专科，提高县域就诊率。

在二级以下医院和基层医疗机构中，静脉药物治疗更是重要的工作之一，在临床治疗手段中所占的比重也普遍比三级医院更高。

在实施分级诊疗制度后，二级以下医院和基层医疗机构将承担更多常见病、多发病的诊疗和康复任务，随着就诊率的提升，静脉药物治疗的数量也会不断增加。在目前医疗机构静配中心无法完全覆盖二级以下医院和基层医疗机构的情况下，保障其静脉药物治疗的质量和安全应是共享静配中心建设的主要目标，也是与深化医疗体制改革有机结合的重要切入点。

2. 破除目前医疗机构静配中心建设中存在的局限性

共享静配中心应努力破除医疗机构静配中心建设中存在的局限，与医疗机构静配中心形成优势互补，共同形成全方位、无死角的静脉药物治疗质量管控体系，推动静脉用药集中调配工作模式的扩展和下沉，促进各级医疗机构合理用药，切实保障人民群众的生命安全。

3. 共享静配中心有利于实现全方位的静脉用药质量管控

我国医疗机构静配中心建设大幅提升了医疗机构的成品输液质量，达到了预期的静脉用药质量管控目标，取得了明显的社会效益。但由于静配中心的建设和运营成本较高，且目前国内静配中心药物调配收费非常有限，导致静配中心建设无法在二级以下医院和基层医疗机构开展。没有静脉用药集中调配工作模式的实施场所，静脉用药质量管控也无法有效实施，病人面临更高的用药安全风险。

4. 共享静配中心可作为医疗机构静配中心的补充

即使对于拥有静配中心的医疗机构，共享静配中心仍然具有重要意义。第一，共享静配中心可以作为医疗机构静配中心调配能力的补充，当医疗机构的实际用药需求超过了自身静配中心的调配能力时，可以采购共享静配中心提供的成品输液以维持静脉用药的正常供应。第二，个体化精准用药的转变是今后药学服务的发展方向，未来医疗机构静配中心会更多地介入临床治疗，也会承担越来越多个体化用药的设计、调配和监测，共享静配中心可以分摊一部分传统的药物调配，将医疗机构静配中心宝贵的药学人才解放出来，投入更能体现药学专业技术的工作中去。第三，共享静配中心可以作为应急预案，在医疗机构静配中心进行扩建、改造或升级时，维持全院静脉用药的正常供应。

共享静配中心的特点是共享服务模式。共享静配中心不隶属于任何单一的医疗机构，其场地、设施、设备、人员和物流成本也不由任何单一的医疗机构来承担，共享静配中心将"提供高品质成品输液"作为一项药学专业技术服务，提供给没有能力独立建设静配中心的医疗机构，这将大大降低这些医疗机构获取高品质成品输液的一次性投入成本和运营成本。

5. 共享静配中心有利于静配中心人才队伍的建设

由于一些客观因素，我国静配中心普遍面临着人才队伍建设的困难，共享静配中心建设预计可以从以下几个方面缓解这项难题。第一，共享静配中心的本质是静脉用药集中调配模式的拓展延伸，是一种全新的医疗共享服务模式，在符合我国深化医疗体制改革和探索完善药学类医疗服务价格的政策背景下，新模式下的药物调配收费应能充分反映药学专业技术的价值，并推动医疗机构静配中心药物调配收费的变革。第二，共享静配中心在实现对原本分散在各个医疗机构静脉用药的集中调配后，可以极大地减缓这些医疗机构对静配中心人才的需求。第三，共享静配中心作为专业性、规模性、高强度和高要求从事静脉用药集中调配的场所，可以成为理想的静配中心人员实践和培养平台，为医疗机构储备一批具有从业经验的人才队伍。第四，由于规模性和高要求的工作特点，自动化和信息化设备可以在共享静配中心大规模运用，它们不但能极大地降低人员的劳动强度，也有利于改变以往对静配中心"劳动密集型"的固有印象，提高静配中心工作的吸引力。

6. 借鉴医疗机构静配中心建设中的成功经验

虽然共享静配中心与医疗机构静配中心的工作和运营模式可能有所不同，但是两者的最高原则是一致的，即保障静脉用药调配的安全和质量。我国在建设医疗机构静配中心时积累了许多成功经验，这些经验可以在共享静配中心的探索建设中起到重要作用，其中最有代表性的是坚持药师负责制和从规范和指南中吸取经验。

二、共享静脉用药调配中心应仍然坚持药师负责制

我国医疗机构静配中心在建设初始就特别强调要充分发挥药师的专业技术作用，坚持药师负责制是提高成品输液质量、促进合理用药的关键。药师掌握应用型专业知识和实践能力，通过审方等工作形式，拦截用药错误和预防（或减轻）输液不良反应。根据上海药学会的一项调查研究，坚持药师负责制后，静脉用药集中调配中，医师用药错误由约 4% 下降至不足 0.01%，不规范用药医嘱由 10.7%～19.1% 下降至 0.05%～0.13%；落实用药医嘱审核、防范用药错误后，成品输液合格率由 85% 提升至 100%。由此可见，药师在静配中心中起着至关重要的作用。

共享静配中心除了承担与医疗机构静配中心类似的工作职能，还承担成品输液的物流运输，这种物流运输一般是在院外进行的，有长距离和长时间的特点。因此成品输液的无菌度和药物稳定性是共享静配中心必须要重视和保障的内容，其中影响药物稳定性的因素包括但不限于 pH 值、溶媒组成改变、缓冲容量、离子作用、直接反应、电解质盐作用和聚合反应等，这些关于药物的论证工作恰是药师的专业工作。

因此，无论是从具体业务的角度出发，还是从作为静脉用药调配体系的一个环节出发，共享静配中心应当与医疗机构静配中心一样，应由药师对静脉用药调配的安全和质量负责。

三、共享静脉用药调配中心可参考现有的规范（或指南）

在国外，以外包调配设施为代表的共享静配中心在 20 世纪 80 年代开始建设时，不但没有关于静配中心建设的规范和指南，也没有关于静脉用药调配的

规范和指南，这导致外包调配设施在建设初期发生了许多问题，甚至发生了数起造成病人丧命的严重事故。这些血淋淋的教训，促使《美国药典》797 章无菌用药调配、美国 FDA 503A 和 FDA 503B 等相关规范出台。

而我国静配中心从建设之初就以"起好头、迈好步"为目标，实行"标准化、规范化、同质化"的建设，相关政策性法规相继发布，如 2010 年 4 月发布《静脉用药集中调配质量管理规范》、2010 年 12 月发布《二、三级综合医院药学部门基本标准（试行）》和经修订后于 2011 年 1 月颁发《医疗机构药事管理规定》等，对我国静配中心建设具有重要意义。我国医疗机构多数静配中心项目设计、建筑装修、设计面积和仪器设备逐步规范化，多数静配中心建立了较适宜的工作和管理制度，多数静配中心运行良好且作用显著。

因此，我国共享静配中心在探索初期应发挥已有的经验优势，在建筑设计、工程控制、仪器设备、人员职责、制度设计、调配技术规范等诸多方面可参考现有的规范。但同时，也需要认识到共享静配中心和医疗机构静配中心的模式差异，共享静配中心需要更严格和更全面的规范。

四、共享静脉用药调配中心探索的主要方向

（一）充分认识和评估共享静脉用药调配中心可能存在的风险

风险是一种不确定事件或者条件，一旦发生会对项目目标产生积极或消极的影响，风险具有客观性、不确定性、损失性、可变性和可测性的特点。共享静配中心运行中存在的风险取决于其独特的工作特点和性质。与医疗机构静配中心不同，共享静配中心的服务对象不限于单个医疗机构，而可能是多个医疗机构。在这种情况下，如果共享静配中心出现了安全或质量问题，其覆盖的服务范围都可能被影响，这将对公共卫生安全造成巨大威胁。美国 FDA 识别和评估了以下几个导致事故发生的风险因素，并根据这些风险因素改进了对外包调配设施的监管要求。

（1）与医疗机构的信息对接系统（订单系统）设置不合理，不能完整、按时和准确地接收医嘱，且缺乏反馈和更正机制。

（2）人员缺乏对共享静配中心风险的认识，缺乏规范化培训及药学、临床和全科知识，不能对医嘱进行有效审核；缺乏无菌操作的意识，或没有进行无菌操作的相关验证。

（3）没有根据专业建立质量控制计划，没有制订或实施完整的设备、设

施、操作和流程的验证程序，无法保证过程的同质化和质量。

（4）没有或缺乏药物稳定性、热源、无菌性检测程序，以及留样、放行政策和质量改进计划。

（5）没有或缺乏对药物无菌性和稳定性的研究数据，没有对产品有效期进行定性和定量的验证。

所以，在我国共享静配中心探索初期应充分吸取国外的经验教训，充分认识和评估在我国医疗环境、地域特点和法规要求下，建设共享静配中心可能存在的风险，并提前根据这些风险制订质量管控标准，规避不良事件。

（二）共享静脉用药调配中心需要更高的质量管控标准

目前，全世界有关静脉用药调配的标准（或指南）大多是基于医疗机构静配中心制订的，但根据国外的实践经验，其可能并不适用于在共享静配中心中进行的规模化静脉用药调配，这主要有两个原因：第一，虽然这些标准描述了对质量管控的要求，以及对调配人员的期望和标准操作程序，但在执行层面一般是由药师根据个人专业知识进行判断，这种自由裁量权有时会导致质量缺乏一致性。第二，这些标准通常对质量结果进行了规定，但一个在质量上完全合格的成品输液，未必在调配过程上都是符合要求的，因为它的调配过程可能存在偏差，这些偏差在调配量较少时可能不会出现问题，但在调配量达到一定级别时就会从"量变"转为"质变"，引发潜在的安全风险。因此适用于医疗机构静配中心的标准宜作为参考和底线，共享静配中心需要更高的质量管控标准。

国外共享静配中心的质量管控标准一般借鉴了大规模药品生产的要求，如在美国 FDA 503B 的要求中，所有的外包调配设施都应当满足针对药品生产商的动态良好生产规范（cGMP），表 9-3-1 对比了适用于医疗机构静配中心的标准（《美国药典》797 章）和适用于外包调配设施的要求（cGMP）之间关于质量管控的差异，可以看出 cGMP 的要求对过程控制、实时检测、预防错误和动态管理非常重视，检验和监控贯穿无菌调配的每个环节。事实上，cGMP还将检验和监控的程序、步骤和方法都规定得非常详尽，这在《美国药典》797 章中是完全没有的，造成这些差异的原因在于：cGMP 是为了保障大规模药品生产的安全性，其重点在于构建全过程的质量要求和问题预防的措施。在cGMP 对质量的认识里，质量只有成为贯穿整个生产过程中的一种行为规范，才能消除生产过程中的可变性和保证过程的真实性。为此，cGMP 对质量的要求从不是一个明确的定义或固定的步骤，而是一个根据实际情况调整的动态流程。

表 9-3-1　cGMP 与《美国药典》797 章的质量管控要求差异

质量管控要求	cGMP	《美国药典》797 章
无菌洁净气流的烟雾验证	是	是
无菌原料的身份测试	是	否
稳定性和有效期测定要求	是	否
批次放行的无菌测试要求	是	有限
清洁和消毒验证	是	否
动态洁净空气粒子计数	是	否
无菌消毒剂要求	是	仅异丙醇
生产环境中的环境监测	是（空气、地面、人员）	否
环境监测的频率	每日（空气、地面、人员）	每年 2 次 地面常规监测 人员每年 1~2 次
无菌装备和服饰	全套	只有无菌手套
预留样品要求	是	否

因此，在我国共享静配中心的探索过程中，在充分识别和评估共享静配中心风险的基础上，还应意识到两种静配中心之间的模式差异。需要根据我国的实际情况，探索适用于共享静配中心的质量管控标准。

（三）充分考虑共享静脉用药调配中心的智能化和自动化建设

近年来，随着医疗机构静配中心在国内的广泛开展，静配中心的管理和运作日趋智能化和自动化，部分传统的人工操作已逐步被计算机代替，如自动审方系统、智能摆药系统、智能配药机器人、自动分拣系统和自动运送系统等，实现了医嘱的自动审核、智能化摆药与贴签、智能化加药混合调配和全过程的追溯，节省了人力的同时也减少了用药错误的发生，保证了静脉用药调配的安全和质量。

对医疗机构静配中心来说，智能化和自动化建设可能存在一定的局限性。以静配中心工作的核心——加药混合调配为例，目前国内外已有多个医疗机构采用智能配药机器人来代替人工进行调配工作，与人工操作相比，机器人调配具有明显的优势，如充分保障人员职业安全、更高的成品输液质量和精准度、调配过程的高度标准化和一致性、精确完整的数字一体化影像文字记录等。但机器人的前期投入成本较高，一些医疗机构在静配中心药物调配收费有限的情况下也无力承担。并且对自动化设备来说，长时间运行才能实现使用的最大化和最优的投资回报，而多数已经使用智能配药机器人的医疗机构并没有如此多的调配量，机器人在头几个小时完成当天调配任务后，往往处于等待临时医嘱或停机清洁的状态。

对共享静配中心来说，其建设特点就是信息和物品的高度集中化，这种集中化的程度会远超医疗机构静配中心。高度集中后会汇集大量的医嘱，依靠人工操作很难在预定时间内保质保量地完成。但是，足够多的调配量却给了智能化和自动化系统充足的发展空间，智能化和自动化系统可以提高其整体周转效率，并充分保障调配安全和质量，长时间运行也可以使成本效益达到最大化。并且在适用于共享静配中心模式的质量管控体系中，过程控制、实时监测、预防错误和动态管理是核心要求，这也正是智能化和自动化建设的目的。以智能配药机器人为例，它们整合了机器视觉、传感器、称重天平等技术手段，对调配安全和质量实现了实时监测、预警和纠错，完全满足共享静配中心的质量管控特点。

共享静配中心的智能化和自动化建设也为医疗机构带来了显著的效益，例如，采用共享静配中心服务可让医疗机构无需付出高成本就能获得更高品质的成品输液，更重要的是，智能化和自动化系统实现了对静配中心工作质量管控的实时化、数据化和可视化，这可使医疗机构不受人工操作质控成效难以评估的限制，将自己的质量管控体系延伸到异地共享静配中心中，实时审查或直接介入其无菌调配的全过程。以智能调配机器人为例，共享静配中心使用它们后，医疗机构不但可在接收成品输液前就远程通过视觉图片、传感数据和称重结果等信息完成实时复核，还能在前期直接参与对方机器人质量控制程序的参数设定，从源头保证其采购的成品输液的安全和质量。

第四节　静脉用药调配中心集约化管理思考

静配中心集约化管理充分体现了集约化管理的各项优点，包括医嘱审核集约化管理、药品调配使用集约化管理、耗材使用集约化管理、药品调配操作集约化管理。

一、医院集约化管理的现状

(一)集约化的定义和要素

集约化是出自经济领域的专业术语,可理解为"集合要素优势、节约生产成本",是一种提高单位效益的方式。

集约化指在社会经济活动中,在同一经济范围内,通过经营要素质量的提高、要素含量的增加、要素投入的集中及要素组合方式的调整来增进效益的经营方式。本意是指在最充分利用一切资源的基础上,更集中合理地运用现代管理与技术,充分发挥人力资源的积极效应,以提高工作效益和效率。

(二)集约化管理的定义及实施措施

集约化的"集"就是指集中,集合人力、物力、财力、管理等生产要素,进行统一配置;集约化的"约"是指在集中、统一配置生产要素的过程中,以节俭、约束、高效为价值取向,从而降低成本、实现高效管理,进而使企业集中核心力量,获得可持续竞争的优势。

加强集约化管理的措施常有以下几个方面。

(1)以业务流程改革为核心,实现科学的集约化。业务流程是每个业务单体的生命线,只有从业务流程改革着手,通过辨识、分解、评估业务流程中各个环节,对不必要的环节进行删除、压缩、整合、外包的改革,把各部门或岗位的生产要素按自然的方式加以重新组合,才能从根本上消除多余的成本支出,实现每个业务最佳的集约化经营效果。

(2)创造性地使用信息技术,缩小管理时空,增强应变能力,使集约化经营取得突破性进展。信息技术的真正价值在于它创造了新的时空观念,创造了新的工作方式和新的经营规则,从而给各业务集约化管理带来了新的机会。但目前我们除了实现机器代替手工操作外,业务程序和办事的方式并没有多少改变,应充分利用信息技术翻新业务流程,从而挖掘出集约化管理的最大潜力。

(3)进行机构或岗位合理整合。任何经营实体的经营目的是实现质量最优化和效益最大化。

(4)优化要素配置,提高运营回报。通过运营要素的集中调整和重新组合来提高人均效益,并最终增加总效益,这是集约化管理的重心所在。

(5)顺应环境需求,不断发展运营内涵。

（三）医院集约化管理的现状

当前国有非营利医院面临诸多困难，尤其在运行机制和管理上，问题较为突出。国有非营利医院不仅要担负社会责任，满足病人健康服务需求，还要在激烈的市场经济下合理运营以获取一定的经济效益来保证自身的生存和发展。国有非营利医院的管理改革迫在眉睫。集约化管理是一种新型的营利理念，通过整合各种管理因素，统一优化配置资源，降低成本，实现高效运行，可作为国有非营利医院实现改革的重要手段。以国有非营利医院的管理现状为出发点，通过探索内部管理机制和外部运营环境，准确界定国有非营利医院的性质和地位，对管理现状与问题进行有针对性的分析，建立院内虚拟供求关系，开展有效的奖励政策，充分降低运营成本，显著提高医疗机构服务质量，快速提升医院的综合效益。因此，充分运用集约化管理模式是国有非营利医院实现可持续发展的重要方法。

二、静脉用药调配中心是医院集约化管理方式的一个环节

2010 年 4 月 24 日，卫生部发布《静脉用药集中调配质量管理规范》（卫办医政发〔2010〕62 号），该规范对医疗机构静脉用药调配安全进行了详细的规定，其中对"静脉用药集中调配"进行如下定义：静脉用药集中调配，是指医疗机构药学部门根据医师处方或用药医嘱，经药师进行适宜性审核，由药学专业技术人员按照无菌操作要求，在洁净环境下对静脉用药进行加药混合调配，使其成为可供临床直接静脉输注使用的成品输液操作过程。

因此，根据《静脉用药集中调配质量管理规范》要求，将静脉用药属于药学管理范畴的相关工作进行集约化管理，将分散在各临床护理单元和临床科室的静脉用药医嘱审核、调剂、调配、用药前的储存管理等工作集中在药学部，实现了资源由分散、非专业向集中、专业化的管理。

因此，静脉用药集中调配是医院实行集约化管理的具体表现和重要环节。

三、静脉用药调配中心实现了静脉用药调配集约化管理

（一）临床科室静脉用药调配

由药学部按科调配每个临床科室次日用药后，送达临床科室，临床科室按

床位进行药品分类准备，护理人员在病人使用前在治疗室进行静脉用药的调配，调配完成后在病人床旁给病人用药。这种静脉用药调配管理方式是历史延续的方法。这种管理方式的优缺点如下。

优点：护理人员能够及时根据病人的情况确定药品调配时间，药品能够即配即用。

缺点：操作人员的调配安全防护问题、调配药品的操作环境问题、调配药品空气污染问题、退药后药品储存问题、药学审核问题等。

（二）静脉用药集中调配管理

优点：解决了药品调配过程中的医嘱审核问题，解决了调配操作人员职业防护问题，杜绝了药品调配中的污染风险。

缺点：因物流运输和送药局限，对即配即用、抢救用药的静脉用药无法集中调配；增加静配中心向临床科室的送药总时间。

（三）静脉用药调配中心是医院集约化管理运用到静脉用药管理方法的体现

1. 医嘱审核管理

医疗机构通过医院前置处方审核对住院病人的处方进行全方位审核后，静配中心就静脉用药调配相溶性、调配浓度、调配溶媒、组内调配混和顺序、组间药物相互作用、组间药品的用药顺序、全肠外营养液的各项参数评估等各项药物审核的内容进行全维度审核。对静配中心药师的药学审核工作进行集中管理，能最大限度地消除用药安全审核风险，提高药学人员工作的深度和集中度。

2. 调配风险管理

静脉用药调配的风险主要来自三方面：医嘱的药学审核，调配全过程药学技术审核；调配环境的安全性；调配全流程的可控性。前面已详细讨论了医嘱集中药学审核，其保障了静脉用药的处方安全性。药品环境的要素包括环境空气、操作调配过程药品处理、调配用物品、调配操作人员。医嘱经过审核后，药品调配安全主要保证药物调配过程不受微生物污染、不受外来微粒污染、操作环境的温湿度不会影响药物性质，因此静配中心在合格的环境中由操作人员按规范操作，将有效杜绝药品调配过程的环境风险。调配操作人员因调配工作集中、调配培训全面而且能及时更新新进入院药物的学习，故技术能力扎实，静配中心从管理的核心——人员方面保障了中心运行的安全、稳定和高效。

四、静脉用药调配中心集约化可持续发展问题探讨

（一）静脉用药调配中心的药品管理问题

实行集约化模式之后，对于药品共用后的节约实行每日登记，登记内容包括药品品种、规格、数量等，以备可查。

（二）静脉用药调配中心的质量控制和感染控制问题

质量控制和感染控制从环境维护和调配安全规范操作方面加以控制。环境维护以常态化工作及日常监测为主，包括温度、湿度、压差等。调配安全规范操作主要是操作人员依据规范操作规程实行操作，成品输液规范核查，从而确保成品输液安全可控。

（三）静脉用药调配中心的成本效益问题

通过集中调配、统一管理，节约了人力、物力，提高了效率和效益。

（四）静脉用药调配中心的流程操作问题

未严格按照操作规程操作会导致质量控制风险和感染控制风险增加，如审方差错、排药差错、核对差错，以及成品调配结束后消杀操作不达标造成的洁净度不达标等。

综上所述，静配中心是静脉用药在医疗机构实现院内集约化管理的结果，通过集合人员管理、各物资管理、流程管理、质量管理等生产要求，统一调配，在实现安全有效、保证质量的基础上，节约人力和物资成本，提高药品管理效率，从而降低院内总体管理成本，提高管理效率，进而使医院集中核心力量，获得可持续竞争优势。

附录 静配工作相关名词解释

1. 静脉用药集中调配

医疗机构药学部门根据医师处方或用药医嘱，经药师进行适宜性审核，由药学专业技术人员按照无菌操作要求，在洁净环境下对静脉用药进行加药混合调配，使其成为可供临床直接静脉输注使用的成品输液的过程。

2. 静脉用药调配中心

静脉用药调配中心简称"静配中心"（Pharmacy Intravenous Admixture Service，PIVAS)，是医疗机构为患者提供静脉用药集中调配专业技术服务的部门。

3. 成品输液

按照医师处方或用药医嘱，经药师适宜性审核，并由药学专业技术人员通过无菌操作技术将一种或数种静脉用药品进行混合调配，可供临床直接用于病人静脉输注的药液。

4. 输液

又称大容量注射液，是指由静脉滴注输入体内的大剂量注射液，注射量从50 mL 至数千毫升。通常包装在玻璃或塑料的输液瓶或袋中，不含抑菌剂或防腐剂，使用时通过输液器调整滴速，持续而稳定地将药物输入体内。

5. 药物外渗

在静脉输液过程中，腐蚀性药液进入静脉管腔以外的周围组织。

6. 药物渗出

在静脉输液过程中，非腐蚀性药液进入静脉管腔以外的周围组织。

7. 输液反应

静脉输液时由致热源、药物、杂质、药液温度过低、药液浓度过高及输液速度过快等因素引起的反应。临床表现主要为发冷、寒战、面部和四肢发绀，继而发热，体温可达 41～42 ℃，可伴恶心、呕吐、头痛、头昏、烦躁不安、谵妄等，严重者可有昏迷、血压下降，出现休克和呼吸衰竭等症状而导致死亡。发热反应发生的早晚，视致热源进入机体内的量、致热源的性质及病人的个体耐受性而异。

8. 药品不良反应

按合格药品在正常用法用量下出现的与治疗目的无关的有害反应。

9. 药品群体不良事件

同一药品在使用过程中，在相对集中的时间、区域内，对一定数量人群的身体健康或者生命安全造成损害或者威胁，需要予以紧急处置的事件。

10. 毒性反应

在剂量过大或药物在体内蓄积过多时发生的危害性反应，一般比较严重。毒性反应一般是可以预知的，应该避免发生。

11. 药物过敏反应

药物（有时是杂质）作为抗原或半抗原刺激机体产生免疫反应引起生理功能障碍或组织损伤，称为药物过敏反应，药物过敏反应的发生与药物剂量无关或关系很小，在治疗量或极低剂量时都可发生，且不易预知。

12. 无菌操作技术

在医疗操作过程中，保持无菌物品、无菌区域不被污染，防止病原微生物入侵人体的一系列操作技术。

13. 危害药品

能产生职业暴露危险或者危害的药品，即具有遗传毒性、致癌性、致畸性，或对生育有损害作用及在低剂量下可产生严重的器官或其他方面毒性的药品，包括肿瘤化疗药品和细胞毒药品等。

14. 化学治疗

对病原微生物包括细菌和其他微生物、寄生虫及癌细胞所致疾病的药物治疗统称为化学治疗，简称"化疗"。化学治疗药物包括抗病原生物药物（抗菌药物、抗真菌药物、抗病毒药物、抗寄生虫药物）和抗肿瘤药物。

15. 抗生素

来自真菌、细菌或其他生物，干扰细菌生长繁殖过程中某些重要的结构与必需的生理生化过程的化合物。抗生素包括天然抗生素和在天然抗生素结构基础上改造得到的半合成抗生素。

16. 抗菌药物

具有抑制或杀灭病原菌能力的化学物质，包括存在于自然界中的抗生素和人工合成的化合物。

17. 抗生素后效应

将细菌暴露于高于最低抑菌浓度（Minimum Inhibitory Concentration，MIC）的某种抗菌药物后，在去除抗菌药物后的一段时间内，细菌繁殖不能恢复正常的现象。

18. 首次接触效应

抗菌药物在首次接触细菌时有强大的抗菌作用，再度接触或连续与细菌接触，并不明显增加或再次出现这种明显的效应，需要相隔相当长时间（数小时）以后才会起作用。

19. 肠外营养

通过胃肠道外途径，即经静脉为病人提供各种营养素，所有营养素完全经肠外获得的营养方式称为全肠外营养。

20. 肠外营养液

由碳水化合物、氨基酸、脂肪乳剂、水、维生素、电解质及微量元素等基本营养素组成，以提供病人每日所需的能量及各种营养物质，维持机体正常代谢，改善其营养状况。临床上在实施肠外营养支持时，为使输入的营养物质在体内获得更好的代谢、利用，宜将各种营养剂混合后输注，尤其是氨基酸应和能源物质同时输入体内，以利于前者合成蛋白质，避免作为供能物质。

21. 药物相互作用

某一种药物由于其他药物的存在而改变了药物原有的理化性质、体内过程或组织对药物的敏感性等，从而改变了药物效应。通常狭义的药物相互作用主要指药物与药物之间的相互作用。广义的药物相互作用除包括药物与药物之间的相互作用外，还包括药物与食物、烟酒、添加剂、内源性物质（如胆红素、激素、维生素、糖类、酶类、活性多肽和蛋白质）等之间的相互作用。

22. 配伍禁忌

又称为药剂学相互作用或体外药物相互作用，是指两种以上药物混合使用或药物制成制剂时，发生的体外相互作用，出现药物中和、水解、破坏失效等理化反应，这时可能发生浑浊、沉淀、产生气体及变色等外观异常的现象。

23. 灭菌

用物理或化学方法，消除或杀灭传播媒介上一切存活的微生物，包括细菌芽孢。

24. 消毒

用物理或化学方法，杀灭或消除传播媒介上的病原微生物，使其达到无害化的处理。

25. 手卫生

医务人员洗手、卫生手消毒和外科手消毒的总称。

26. 医疗废物

医疗卫生机构在医疗、预防、保健及其他相关活动中产生的具有直接或者间接感染性、毒性及其他危害性的废弃物。

27. 职业暴露

医务人员在从事诊疗、护理工作时，意外地被病人的血液、体液等物质污染，或被病人血液、体液等物质污染的针头、手术刀等锐器刺破皮肤，而有可能导致感染性疾病发生的意外事件。

28. 洁净度

空气所含尘埃量的程度，含尘量高则洁净度低，含尘量低则洁净度高。

29. 洁净间（室）

将一定空间范围之内空气中的微粒、有害空气、细菌等污染物排除，并将室内温度、洁净度、室内压力、气流速度与气流分布、噪声振动及照明、静电等控制在某一需求范围内而特别设计的房间。

30. 洁净区

空气悬浮粒子浓度受控的限定空间，它的建造和使用应减少空间内诱入、产生及滞留粒子。洁净区内其他有关参数如温度、湿度、压力等按要求进行控制。静配中心的洁净区包括一次更衣室、二次更衣室、洗衣洁具间、普通输液及肠外营养液调配间和抗生素及危害药品调配间。

31. 一次更衣室

简称"一更"，与非洁净控制区相连，是为进入二更做准备的区域，主要用于换鞋、洗手，净化级别为十万级。

32. 二次更衣室

简称"二更"，与一更和调配间相连，是为进入调配间做准备的区域，主要用于更换净化服，穿戴口罩、帽子、手套，净化级别为万级。

33. 洗衣洁具间

用于放置洗衣机、烘干机或洁净间使用的拖把等物品的区域，通常在一更中设置洗衣洁具区域或相邻独立房间设置洗衣洁具间，净化级别为十万级。

34. 抗生素和危害药品调配间

用于调配抗生素类和危害药品的洁净区域，净化级别为万级，配备有生物安全柜。

35. 生物安全柜

在抗生素和危害药品调配过程中，用于防止药物气溶胶散逸或药液溅出，从而保护调配人员安全的一种空气净化负压安全设备。

36. 水平层流台

用于调配普通药品和肠外营养液的一种设备，通过采用净化原理，使洁净工作台内区域达到局部百级操作环境，防止调配药品污染。

37. 普通输液和肠外营养液调配间

用于调配普通药品和肠外营养液的洁净区域，净化级别为万级，配备有水平层流台。

38. 初效过滤器

用于洁净间新风系统内新风的初级过滤装置，主要用于过滤 5 μm 以上的尘埃粒子及各种悬浮物。

39. 中效过滤器

用于洁净间新风系统内新风的中级过滤装置，主要用于过滤 1~5 μm 的颗粒灰尘及各种悬浮物。

40. 高效过滤器

在额定风量下，对粒径大于或等于 0.3 μm 粒子的捕集效率在 99.9％ 以上的空气过滤装置。

41. 送回风系统

静配空调系统的空气循环方式，即新风送入洁净间后，确保不少于 30％ 的空气排除到室外，另外 70％ 的空气循环使用，同时空调系统补充等量新风。

42. 送排风系统

空调系统的空气循环方式，又叫全新风系统。即新风送入洁净间后，100％的空气排出到室外，新风全部从室外采集，补充进入净化空调系统。

43. 传递窗（门）

静配中心为了阻断相邻空间空气对流用于传递药品、物品或医疗废物等而设计使用的辅助窗（门），主要有待配药品传递窗（门）、成品传递窗（门）及医疗废物传递窗（门）。

44. 非洁净控制区

除一更、二更、普通输液和肠外营养液调配间及抗生素和危害药品调配间外，其他组成静配中心的功能区域，包括但不限于以下区域：审方打签区、普通更衣区、摆药准备区、成品输液核对区、清洁间等。

45. 药品二级库房

静配中心用于储存药品和输液的区域，包括常温区、阴凉区和冷藏区。

46. 脱包区

静配中心用于药品和耗材脱去外包装的区域。

47. 普通更衣区

静配中心用于更换专用工作服及工作鞋的区域。

48. 审方打印区

静配中心用于接收和审核医嘱，进行药品调配排批和标签打印的区域。

49. 摆药准备区

静配中心按照输液标签内容或药品汇总单对需要调配的药物进行摆放准备的区域。

50. 成品输液核对区

静配中心用于核对成品输液和打包工作的区域。

51. 会议示教休息区

静配中心用于会议、人员培训、人员休息的区域。

52. 耗材存放区

静配中心用于存放耗材的区域。

53. 应急预案

静配中心建立的应急处置流程和处理措施，应对火灾、停电、危害药品溢出或破损、电脑网络故障或职业暴露等意外事故。静配中心工作人员应熟练掌握各项应急预案，确保应急预案的可行性。

54. 药物溢出

药物在调配或使用过程中意外溢出暴露于台面、地面或皮肤表面等环境中。

55. 气溶胶

由固体或液体小质点分散并悬浮在气体介质中形成的胶体分散体系，其分散相为固体或液体小质点，大小为 0.001~100 μm，分散介质为气体。

参考文献

布朗. 超越平衡计分卡：利用分析型指标改善商业智慧［M］. 北京：中国财政经济出版社，2010.

常晓云，苏玉成，李想，等. 静脉配置中心软件系统的应用［J］. 中国医疗设备，2019，34（2）.

车莎，李凌，邱玉芳，等. 基于信息化实现医院环境卫生学监测闭环管理及实践分析［J］. 中华医院感染学杂志，2019，29（8）.

陈洪卫. 区域医学检验中心发展现状及展望［J］. 国际检验医学杂志，2021，42（12）.

陈嘉曦. 静脉用药调配中心审方规则制定及实施效果分析［J］. 现代医药卫生，2019，35（18）.

陈禹. 共享医疗可行性有多高？［EB/OL］. （2018－2－27）［2021－11－04］. https://www.iyiou.com/analysis/2018022766827.

崔雪梅，刘佳. 规范化管理在静脉用药调配中心医院感染防控中的效果评价［J］. 甘肃医药，2020，39（12）.

丁亦凡，金岚. 自动分拣机在静脉用药调配中心中的应用［J］. 医药导报，2018，37（S1）.

丁志虎，胡光阔. 智能机器人在医院消毒作业中的应用［J］. 医学信息，2020，33（5）.

董卫华，岳媛，马娟鹃，等. 陕西省医疗机构静脉用药调配中心运行情况调研［J］. 中国医院药学杂志，2019，39（20）.

杜杨琨. 基于模块化的第三方医学影像中心发展模式研究［D］. 西安：西北大学，2019.

费莹，聂世姣，赵洪峰，等. 信息化软件在医院环境卫生学监测闭环管理中的作用［J］. 中华医院感染学杂志，2020，30（22）.

高广颖，赵晓雯，李月明. 医院会计与财务管理［M］. 北京：人民卫生出版社，2013.

高扬. Q医院临床科室绩效考核指标体系的构建研究［D］. 济南：山东大学，2020.

耿魁魁，徐文，魏泽元，等. 医疗机构静脉用药调配中心智能化发展现状与展望［J］. 中国医院用药评价与分析，2020，20（6）.

国家卫生部规划财务司. 医院财务与会计实务［M］. 北京：企业管理出版社，2012.

国家药典委员会. 中华人民共和国药典临床用药须知：2010年版. 化学药和生物制品卷［M］. 北京：中国医药科技出版社，2011.

韩睿. 基于深度学习的人脸识别系统［J］. 电子技术与软件工程，2019（10）.

何远. 临床医学检验中心发展面临的机遇和挑战［J］. 国际检验医学杂志，2020，41（13）.

侯梦薇，李倩，兰欣，等. 智能院感实时监控系统设计与实现［J］. 医学信息学杂志，2020，41（10）.

侯疏影，王振，史文秀，等. 全国63家"三甲"医院静脉用药调配中心对临床药师职能需求的调研［J］. 中国药房，2017，28（6）.

黄永刚，刘金禄，王蕾. 医院感染实时监测系统的实践与思考［J］. 中国数字医学，2017，12（4）.

蒋赛. 中国农业银行LY支行绩效考核体系的研究［D］. 长春：吉林大学，2020.

金岚，丁亦凡，张健，等. 智能自动化在降低静脉用药调配中心用药风险中的作用［J］. 儿科药学杂志，2019，25（11）.

卡普兰，诺顿. 平衡计分卡——化战略为行动［M］. 广州：广东经济出版社，2013.

李健，常黎明，廖传云，等. 智能静脉用药调配系统洁净度验证［J］. 中国药业，2022，31（10）.

李健，林洪，代国友，等. 四川省医院智能静脉用药配置设备使用现状调查［J］. 中国药业，2022，31（08）.

李健，许政坛，张志康，等. APAS-600型智能化自动配液机对药品配置残留量的控制验证［J］. 中国药业，2021，30（15）.

李婷. 基于平衡计分卡的 S 公司绩效管理体系研究［D］. 西安：西安石油大学，2020.

李曦柯，施荣华，许丹. 基于全面互联互通和深度智能化建设医院信息集成平台［J］. 计算技术与自动化，2016，35（2）.

李小娟. AS 银行零售客户经理绩效考核方案改进研究［D］. 西安：西安理工大学，2021.

梁爽. 公立医院绩效管理研究［D］. 通辽：内蒙古民族大学，2020.

林雪洁. 大数据时代企业人力资源管理及发展探寻［J］. 现代商业，2020（10）.

刘可欣，王曼曼，徐珽，等. PIVAS 药师培训教育体系的研究与探讨［J］. 卫生职业教育，2021，39（15）.

刘文生. 宁波病理中心：公立第三方的希冀与惆怅［J］. 中国医院院长，2019（9）.

刘盈，姜波，郭澄. 国内外药师参与整合门诊的文献分析［J］. 中国药房，2020，31（6）.

卢梦情，张婧，黄蓉，等. 医师对临床药学服务需求的国外测量方法介绍及经验借鉴［J］. 中国医院药学杂志，2020，40（15）.

吕海龙，孙昊. 新冠疫情对智能化机器人制造企业的启示［J］. 中国储运，2020（3）.

吕红梅，吴永佩. 我国静脉用药集中调配模式的创建与现状［J］. 中国药房，2021，32（6）.

米文杰，陈迹. 静脉用药集中调配基础知识问答［M］. 北京：人民卫生出版社，2016.

缪丽燕，包健安，沈国荣. 静脉用药集中调配实践与发展（第 1 版）［M］. 北京：人民卫生出版社，2020.

年华，马明华，徐熠，等. 中西医结合医院开展合理用药咨询门诊的实践与分析［J］. 中国药房，2018，29（4）.

庞秀英. 现代医院人力资源管理［M］. 天津：天津科学技术出版社，2013.

乔乐天. 建立静脉药物调配中心提升临床医疗服务质量［D］. 郑州：郑州大学，2017.

邱妮娜，孙兆荣，武夏明．基于 SWOT 分析法探讨静脉用药调配中心在医院的发展策略［J］．中国药业，2017，26（3）．

苏海岚．企业人力资源配置影响因素分析［J］．中小企业管理与科技（上旬刊），2017（12）．

苏祎．JD 医院员工绩效管理体系优化研究［D］．西安：西安石油大学，2020．

唐博．在变化中调整职业生涯规划［J］．中国大学生就业，2019（4）．

唐意，彭竹竹．静配中心绩效考核实践［J］．临床医药文献电子杂志，2020，7（53）．

万素馨，方伟，孙秋艳．"互联网＋医联体"一体化药学服务体系的构建及实践［J］．中国药房，2019，30（23）．

王冠元，刘婧琳，施琪，等．全程信息化管理在我院 PIVAS 的应用实践［J］．中国药房，2018，29（7）．

王红霞，钟菊英．建立医嘱审方系统构建合理用药管理体系［J］．中医药管理杂志，2021，29（4）．

王刘．职业化导向下医院管理人员的职业生涯规划路径［J］．人才资源开发，2020（21）．

王童超，杨悦．新医改形式下医院药剂科发展新思路［J］．临床医药文献电子杂志，2018，5（18）．

王喜丹，叶晓云，贺雯，等．改进升级静脉用药调配中心管理系统对工作质量和效率的影响研究［J］．中国医院用药评价与分析，2021，21（8）．

王珣．新医改背景下 F 医院优化绩效管理对策研究［D］．通辽：内蒙古民族大学，2020．

王仲萍，徐萌欣．临床药师参与静脉药物配置中心医嘱审核的重要意义［J］．临床合理用药，2021，14（1）．

王竹云，张文军，翟旸．自动化建设提升我院 PIVAS 药学服务质量［J］．天津药学，2020，32（3）．

韦里克，坎尼斯，孔茨．管理学［M］．北京：经济科学出版社，2011．

吴波．作业成本法在医院病种成本核算中的应用［J］．财务与会计，2017（12）．

吴圣洁，管燕．HIMSS 7 级评审标准下医院 PIVAS 信息化服务的应用实践［J］．中国医疗管理科学，2021，11（5）．

吴晓龙，何广宏，秦娜，等. 静脉用药集中调配中心建设与管理［M］. 北京：
人民卫生出版社，2016.

吴颖其，张圣雨，殷桐，等. 公立医院"国考"形势下临床药师绩效考核体系
的构建［J］. 中国药房，2021，32（18）.

吴永佩，蒋学华，蔡卫民，等. 临床药物治疗学（总论）［M］. 北京：人民卫
生出版社，2016.

吴永佩，颜青，张健. 全国静脉用药集中调配工作模式与验收管理培训教材
［M］. 北京：科学技术文献出版社，2016.

谢灵波，阙富昌，周本杰，等. 处方前置审核闭环管理模式的建立与应用
［J］. 今日药学，2021，31（7）.

熊安迪. 消毒配送机器人：以钢铁之躯阻断病毒传输通道［J］. 机器人产业，
2020（2）.

徐萍，阮列敏，戴微微，等. 新形势下浙江省静脉药物调配中心运行管理研究
［J］. 中国医院，2020，24（10）.

严定强，费中亚. TPN 处方自动化审核模式在静配中心的建立与应用［J］.
药学与临床研究，2020，28（2）.

严一凡. 基于积分制和目标责任制相结合的 A 公司绩效管理优化研究［D］.
南昌：南昌大学，2020.

杨宝峰. 药理学［M］. 8 版. 北京：人民卫生出版社，2013.

杨春松，杨亚亚，张伶俐，等. 我国 PIVAS 药（护）师科研培养现状及其影
响因素的调查分析［J］. 中国药房，2020，31（14）.

杨惠卿，王喻，洪顺福，等. PIVAS 培训体系的建设与应用效果［J］. 中医
药管理杂志，2020（16）.

杨清羽，冯霞，李宁，等. 静脉用药调配中心工作流程优化与实践［J］. 药学
服务与研究，2018，18（5）.

杨文斌，耿洲，潘杰. 智能环境在线监测调控系统在 PIVAS 洁净室的应用
［J］. 中国现代应用药学，2021，38（14）.

杨亚熹，郭向群，曹建民，等. 基于调查基础上的静脉药物配置中心人才培养
思考［J］. 现代医药卫生，2019，35（1）.

杨义锋. HB 公司绩效管理存在问题及对策研究［D］. 广州：华南理工大
学，2020.

姚宏武，刘伯伟，索继江，等. 物联网技术在医院感染管理工作中的应用进展
[J]. 中华医院感染学杂志，2017，27（14）.

易松，谭东辉. 我院精细化绩效管理的实践与思考 [J]. 中国医院管理，
2018，38（12）.

于蓓. 日照港 W 公司绩效管理系统设计研究 [D]. 武汉：华中科技大
学，2015.

余红，刘银梅，杨惠英. 医院感染监测信息系统开发与应用 [J]. 医学信息学
杂志，2016，37（11）.

翟蕾，王建伟，刘丛丛. 探讨某院基于审方辅助系统的住院医嘱审核模式
[J]. 中国卫生产业，2020，17（10）.

张珏. 医学影像诊断中心独立设置下大型医院发展策略分析 [J]. 中国医院管
理，2017，37（11）.

张培林. 公立医院成本核算的理论与实践 [M]. 重庆：西南师范大学出版
社，2017.

张琪，董瑞. 中小企业如何有效实施绩效管理 [J]. 中国集体经济，2010
（30）.

张启超. 基于 TDABC 的 A 医院医技科室个人绩效管理改进研究 [D]. 泉州：
华侨大学，2020.

张甜甜. 静脉药物配置中心的感染管理对策 [J]. 养生保健指南，2021（7）.

张通. 人力资源管理中薪酬福利的应用 [J]. 现代企业，2019（6）.

张文忠. 基于员工胜任力培训体系的建立 [J]. 全国流通经济，2017（8）.

张幸国，胡丽娜. 临床药物治疗学各论（下册）[M]. 北京：人民卫生出版
社，2015.

张英. 医院人力资源管理 [M]. 北京：清华大学出版社，2017.

赵曙明，张敏，赵宜萱. 人力资源管理百年：演变与发展 [J]. 外国经济与管
理，2019，41（12）.

钟荣翠，李伟娟，成凤萍. 审方中心平台在医院的建立与应用 [J]. 北方药
学，2019，16（9）.

朱依谆，殷明. 药理学 [M]. 8 版. 北京：人民卫生出版社，2016.

CAPS. Centralized Admixture Pharmacy Services [EB/OL].（2020-10-1）
[2021-10-23]. http://www.capspharmacy.com.

Multistate Outbreak of Fungal Meningitis and Other Infections [EB/OL].
(2015—10—30) [2021—10—23]. http://www. cdc. gov/hai/outbreaks/
meningitis. html.

致　谢

　　喧嚣过后，一切归于宁静。在本书杀青的一刹那，我们几个主编掩卷后放下的不是轻松，而是沉甸甸的心情，因为心里装满了感激。

　　这本书虽只历半年，但我们省内同行接到编辑任务后就立即旁征博引，或邮件咨询，或查阅资料，或与智者为伴，让我们一路有信心编撰成书。

　　书稿形成后，我们诚惶诚恐的将征求意见稿送呈一些专家学者评阅，他们在百忙中抽时间反馈书面点评意见，给予了中肯的评价和热情鼓励，也指出了不少不足之处，本书诸多关键之处改进得益于这些帮助。特别鸣谢我们药学界的老前辈吴永佩先生，以及四川大学华西医院院长李为民教授为本书做序和写前言；医院药学静配元老张建中教授等为我们建议把关；以及四川大学出版社的段悟吾老师、唐飞老师、王心怡老师，正是他们对我们意图的精准把握，斟字酌句的反复推敲修改和严谨修正，才使本书达到文字表述准确精到。在此，向他们的大力支持和帮助表示衷心感谢！帮助过我们编委会的专家学者还有很多，感谢名单可能会很长，在这里一并表示感谢 。

　　虽然省内众多药学专家在医院药学专业领域内深耕多年，但对 20 世纪 90 年代末期才由药师实行的集中配置工作模式的认知还是有一定的局限性，由于自身能力和时间有限，文中纰漏在所难免，学术观点难免偏颇，数据也不尽详实，基于此再次恳请广大静配同行给我们提出建议和批评指正，以期再版或者修订时斧正。